U0783724

全国高等卫生职业教育
护理专业"十三五"规划教材

供护理、助产等专业使用

中医护理

主　编　孙治安　崔剑平　彭　静

副主编　安素红　周　兵　刘爱军　范文杰

编　者　（以姓氏笔画为序）

王　飞　武汉市中西医结合医院

刘爱军　安阳职业技术学院

安素红　邢台医学高等专科学校

孙治安　安阳职业技术学院

张　琪　乐山职业技术学院

范文杰　邢台医学高等专科学校

周　兵　乐山职业技术学院

胥靖域　乐山职业技术学院

顾三元　乐山职业技术学院

郭鹏飞　安阳职业技术学院

崔剑平　邢台医学高等专科学校

彭　静　乐山职业技术学院

华中科技大学出版社

http://www.hustp.com

中国·武汉

内 容 简 介

本书是全国高等卫生职业教育护理专业"十三五"规划教材。

本书共四个项目,包括中医护理的基本概貌、中医学基础理论、中医护理基本知识、中医护理基本技术。本书配套网络增值服务。

本书供护理、助产等专业使用。

图书在版编目(CIP)数据

中医护理/孙治安,崔剑平,彭静主编. —武汉:华中科技大学出版社,2019.1(2021.1重印)
全国高等卫生职业教育护理专业"十三五"规划教材
ISBN 978-7-5680-4288-8

Ⅰ. ①中… Ⅱ. ①孙… ②崔… ③彭… Ⅲ. ①中医学-护理学-高等职业教育-教材 Ⅳ. ①R248

中国版本图书馆 CIP 数据核字(2018)第 298345 号

中医护理
Zhongyi Huli

孙治安　崔剑平　彭　静　主编

策划编辑:周　琳
责任编辑:张　琴
封面设计:原色设计
责任校对:刘　竣
责任监印:周治超
出版发行:华中科技大学出版社(中国·武汉)　　电话:(027)81321913
　　　　　武汉市东湖新技术开发区华工科技园　　邮编:430223
录　　排:华中科技大学惠友文印中心
印　　刷:武汉市籍缘印刷厂
开　　本:787mm×1092mm　1/16
印　　张:14.75
字　　数:380千字
版　　次:2021年1月第1版第3次印刷
定　　价:39.00元

本书若有印装质量问题,请向出版社营销中心调换
全国免费服务热线:400-6679-118　竭诚为您服务
版权所有　侵权必究

全国高等卫生职业教育
护理专业"十三五"规划教材
编委会

委　员（按姓氏笔画排序）

于爱霞	周口职业技术学院	张　廷	呼伦贝尔职业技术学院
叶建中	荆楚理工学院	张红菱	武汉轻工大学
付晓东	周口职业技术学院	张国栋	湖北理工学院
冯　旗	天门职业学院	陈成林	呼伦贝尔职业技术学院
吕月桂	周口职业技术学院	武新雅	周口职业技术学院
刘　娟	宁夏医科大学	林建荣	湖北理工学院
刘　静	武汉民政职业学院	金庆跃	上海济光职业技术学院
刘玉华	呼伦贝尔职业技术学院	周一峰	上海济光职业技术学院
闫天杰	周口市卫生和计划生育委员会	周晓洁	新疆医科大学护理学院
孙治安	安阳职业技术学院	赵丽丽	北京城市学院
孙桂荣	北京卫生职业学院	赵其辉	湖南环境生物职业技术学院
阳　军	天门职业学院	姚水洪	衢州职业技术学院
李相中	安阳职业技术学院	桑末心	上海东海职业技术学院
肖少华	仙桃职业学院	喻格书	湖北理工学院
但　琼	武汉铁路职业技术学院	熊安锋	天门职业学院

总 序

随着我国经济的持续发展和教育体系、结构的重大调整，职业教育办学思想、培养目标随之发生了重大变化，人们对职业教育的认识也发生了本质性的转变。我国已将发展职业教育作为重要的国家战略之一，作为高等职业教育重要组成部分的高等卫生职业教育也取得了长足的发展，为国家输送了大批高素质技能型、应用型医疗卫生人才。

为了更好地顺应我国高等卫生职业教育教学与医疗卫生事业的新形势，贯彻落实《国家中长期教育改革和发展规划纲要（2010—2020 年）》中"以服务为宗旨，以就业为导向"的思想精神，以及国家《职业教育与继续教育 2017 年工作要点》的要求，充分发挥教材建设在提高人才培养质量中的基础性作用，同时，也为了配合教育部"十三五"规划教材建设，进一步提高教材质量，在认真、细致调研的基础上，在教育部高职高专医学类及相关医学类专业教学指导委员会专家和部分高职高专示范院校领导的指导下，我们组织了全国近 40 所高职高专医药院校的近300 位老师编写了这套以工作过程为导向的全国高等卫生职业教育护理专业"十三五"规划教材，并得到了参编院校的大力支持。

本套教材充分体现新一轮教学计划的特色，强调以就业为导向、以能力为本位、以岗位需求为标准的原则，按照技能型、服务型高素质劳动者的培养目标，坚持"五性"（思想性、科学性、先进性、启发性、适用性）和"三基"（基本理论、基本知识、基本技能）要求，着重突出以下编写特点：

（1）紧扣新专业目录、新教学计划和新教学大纲，科学、规范，具有鲜明的高等卫生职业教育特色。

（2）密切结合最新高等职业教育护理专业课程标准，紧密围绕执业资格标准和工作岗位需要，与护士执业资格考试相衔接。

（3）突出体现"工学结合"的人才培养模式，以及课程建设与教学改革的最新成果。

(4)基础课教材以"必需、够用"为原则,专业课程重点强调"针对性"和"适用性"。

(5)内容体系整体优化,注重相关教材内容的联系和衔接,避免遗漏和不必要的重复。

(6)探索案例式教学方法,倡导主动学习。

这套新一轮规划教材得到了各院校的大力支持和高度关注,它将为新时期高等卫生职业教育的发展做出贡献。我们衷心希望这套教材能在相关课程的教学中发挥积极作用,并得到读者的青睐。我们也相信这套教材在使用过程中,通过教学实践的检验和实际问题的解决,能不断得到改进、完善和提高。

全国高等卫生职业教育护理专业"十三五"规划教材
编写委员会

《中医护理》是全国高等卫生职业教育护理专业"十三五"规划教材,供护理、助产等专业使用。本教材遵循护理专业技能型人才成长规律,根据《国务院关于加快发展现代职业教育的决定》(国发〔2014〕19号)文件精神,"建立健全课程衔接体系","推进专业设置、专业课程内容与职业标准相衔接,推进中等和高等职业教育培养目标、专业设置、教学过程等方面的衔接,形成对接紧密、特色鲜明、动态调整的职业教育课程体系"。我们坚持教材内容与中等职业教育护理教学内容相衔接,为学生将来进入本科教育预留空间;坚持从城乡医疗卫生护理职业岗位能力需求出发,大力创新护理专业人才培养模式,突出护理专业基本理论、基本知识、基本技能的培养,力争实现高等护理职业教育与护理专业临床岗位技能标准的有机衔接。坚持教材的思想性、科学性、先进性、启发性、适用性的统一,及时把握城乡医疗卫生事业发展的新动态,坚持课堂教学与临床发展、岗位技能需求、执业资格考试接轨,高度重视实践教学环节,强化学生的实践能力和职业技能培养,努力缩短课堂教学与学生未来就业岗位的距离,为学生能就业、就好业奠定坚实基础。

本教材主要包括中医学基础理论、中医护理基本知识、中医护理基本技能等内容。在编写体例方面,每个项目设学习目标,每个任务设直通护考,正文内穿插护理应用、知识链接、考点提示模块。教材编写坚持深入浅出,循循善诱;既突出重点,层次分明;又要求逻辑严密,通俗易懂。力求使教材易教易学,进一步培养广大学生的中医护理临床思维习惯和能力,使广大学生寓学于乐,在学中练,在练中学,努力使广大护理专业学生成为乡村街道、城镇社区普及中医护理知识和技能的种子和桥梁。

在教材编写过程中,我们坚持以学生为主,立足社区,面向基层,以城乡医疗卫生事业发展和护理职业岗位能力需求为原则,以培养德才兼备的高素质护理技能型人才为目标,通过课堂教学,力求使学生能够适应城乡护理保健岗位需求，初步掌握中医护理基本知识和基本技能，能够运用中医学知识和技能护理临床常见病、多发病患者，为将来从事城乡医疗卫生服务奠定一定的知识与技能基础。教材编写为广大编者提供了学术交流与切磋教艺的平台，对锤炼一支医教融合、德才兼备、治学严谨、锐意创新、团结协作的高等护理专业教材建设队伍进行了有益的探索。

在此，我们衷心感谢安阳职业技术学院、邢台医学高等专科学校、乐山职业技术学院、武汉市中西医结合医院等单位的领导和教职员工对本教材的编写给予的关心和支持。由于时间紧迫，加之我们对护理专业发展和教材建设的把握尚不充分，故教材在内容和质量等方面还存在一定的不足。因此，在教材使用过程中，我们诚恳地希望广大护理专业的教师、护士、学生和专家学者给予批评指正，从而使护理专业教材建设走上一条更加宽广、健康的发展之路。

本书中方剂组成尽量与原方保持一致，但需关注国家重点保护野生药材的应用，此类药物在临床应用中应灵活处理，不可照搬照抄原方。

编　者

Contents

目　录

项目一　中医护理的基本概貌

学习目标

1. 掌握中医护理的基本概念。
2. 熟悉中医护理的发展历程,能概述中医护理的基本特点。

中医护理是以中医药理论为指导,结合预防、治疗、养生、保健、康复等各项医疗护理活动,对患者及老、弱、幼、孕、产、残加以照料,并施以独特的中医护理技术,以保护、维持、恢复人类健康的一门应用课程。

任务一　中医护理发展简史

在中国五千年的文明发展史中,中医药为保障中华民族的繁衍昌盛做出了巨大贡献。中医药学历经数千年的发展,并在同时代哲学思想、科学技术、社会经济文化等的影响和熏陶下,不仅是维护我国人民群众身心健康的重要保障,而且已成为造福全世界人民的文化遗产。中医护理作为中医药学的重要组成部分,伴随着中医同步发展,特别是进入清代之后,有关疾病观察、生活起居、饮食药物调理、情志调理,以及中医护理技术,已从只言片语逐步形成理论体系。中医护理专著的出版,标志着中医护理理论体系的成熟。

一、中医护理的萌芽

在原始社会时期,先人们为了生存,常常以植物和野兽为食物,以兽皮和树叶遮蔽身体,以满足人体的基本生理需求,从而产生了中医护理的萌芽。在生产活动和日常生活的漫长实践中,人们逐步积累了使用药物和医疗工具的经验。如《淮南子·修务训》曰:"神农……尝百草之滋味,水泉之甘苦,令民知所避就。"这是人们认识中药迈出的第一步。如《山海经·东山经》曰:"高氏之山,……其下多箴石"。说明新石器时代就已使用砭镰治疗疮疡病证。发展至商代,人们已经积累了比较丰富的医药知识和经验。如河南省安阳市小屯村出土的甲骨文,就有"疾自(鼻)、疾耳、疾齿、疾舌、疾足、疾止(指或趾)、疥、疟"等疾病的记载。周朝《周礼·天官》已经出现了最早的医事分工,并提出了"以五味、五谷、五药养其病"的理论,为中医护理的进一步发展奠定了一定基础。

二、中医护理的形成和发展

《五十二病方》是我国目前发现最早的一部医学著作,记载内、外、妇、儿、五官等各科疾病100多个,收载方剂280余首、药物240多种,并且记载了热熨等中医护理技术,标志着中医药学在理论和实践上达到了一个崭新的水平。

《黄帝内经》包括《素问》和《灵枢》两部分,共计18卷162篇,是我国现存最早、保存最完整的一部医学巨著。《黄帝内经》主要有整体观、阴阳平衡观、邪正斗争观、预防观,尤其是正邪学说,比19世纪英国南丁格尔提出的学说早2000余年,南丁格尔指出,只有患者的自身能力才能治愈伤病,在任何情况下,护理都是帮助患者,使其处于最佳状态,以便他的自身能力去更好地治疗他的疾病。《素问·上古天真论》曰,其知道者,法于阴阳,和于术数,饮食有节,起居有常,不妄作劳,故能形与神俱,而尽终其天年。二者的观点是一致的,对疾病的病因病机的认识已达到了较高的水平。《黄帝内经》记载了饮食起居调摄、情志护理、急症护理、用药护理、音乐疗法及其他护理技术,是中医药学理论体系形成的标志性著作。

汉朝是中医药学突飞猛进的发展时期,《难经》以问答释疑的方式讨论了81个医学理论难题,涵盖中医药学的生理、病理、脏腑、经络、诊法、治疗、腧穴、针法等内容,首创独取寸口和三部九候的诊脉方法,创立命门学说,首次提出奇经八脉名称,弥补了《黄帝内经》的不足,进一步丰富了中医药学理论体系。

东汉张仲景的《伤寒杂病论》,总结了东汉以前的医学成就,将医学理论与临床实践有机地结合起来,创造性地建立了六经辨证施治和脏腑辨证施治理论体系,首次记载了体外按压救治自缢者的医疗方法,如对自缢者应"一人以手按据胸上,数动之;……如此一炊顷,气从口出,呼吸眼开,而犹引按莫置,亦勿苦劳之"。从而成为全世界开展胸外按压抢救技术的典范,为后世中医医疗和护理的发展和壮大起到了承上启下的重要作用。

《神农本草经》收载药物365种,根据药性将其分为上、中、下三品,指出上品"为君,主养命以应天,无毒,多服久服不伤人";中品"为臣,主养性以应人,无毒有毒,斟酌其宜";下品"为佐使,主治病以应地,多毒,不可久服"。《神农本草经》是我国目前发现最早的中药学专著,其论述了药物的四气五味、主治功效、采集收藏、炮制加工、配伍使用等药物学知识和理论,为中药护理的全面发展奠定了理论基础。

两晋南北朝时期,是中医护理和专科护理开始全面发展的时期。晋朝王叔和的《脉经》是我国现存最早的脉学专著,该书论述了脉理学说,确定了24种脉象,将脉、证、护相结合,分析了各种杂病及妇女、小儿的脉证,改进了寸、关、尺的诊脉方法,在脉学发展史上具有里程碑性的意义,为中医护理观察病情提供了可靠的依据。葛洪编著的《肘后备急方》,记述用海藻治疗瘿病,是世界上最早运用含碘食物治疗和预防甲状腺疾病的记载;提出的用狂犬脑组织外敷伤口治疗狂犬咬伤,开创了用免疫法治疗狂犬病的先河;提出对黄疸患者的尿用白纸染尿法鉴别,成为现代实验诊断和病情观察的先驱。南齐医家龚庆宣编著的《刘涓子鬼遗方》是我国现存的第一部外科专著,主要记述了痈疽的鉴别诊断和治疗,载有内治、外治方剂140首,记载腹部开放性创伤、肠管脱出、纳入腹腔后的护理,指出"十日之内不可饱食,频食而宜少,勿使患者惊"。强调了外伤时饮食护理与情志护理的重要性,为外科护理的发展奠定了基础。徐之才的《逐月养胎法》对胎儿逐月发育叙述较为详尽,并提出了逐月养胎的方法与原则;主张孕妇应注意身体的养护,如避免过度疲劳和过重的体力劳动,但应适当地活动肢体,夜间应有充足的睡眠等;在饮食上,应针对怀孕早、中、后期等生理特点,以保证胎儿的生长发育所需的营养;强调孕妇要注重情志调节。孕妇应"静形体和心志",否则母体的精神心理变化均会影响胎儿的发育与后天的性格。徐氏虽然没有提出"围产期"的概念,但其所提出的逐月养胎措施,均与现代围产医学理念有相似之处,故仍然具有重要的借鉴意义。

隋代巢元方等编著的《诸病源候论》,是我国现存最早的病因病机、证候学专著,其比较全面系统地论述了内、外、妇、儿、五官、皮肤等各科的病因病机、诊断和防治,记载有外科肠吻合术后患者的饮食护理,如"当作研米粥饮之,二十余日,稍作强糜食之,百日后乃可进饭耳。饱食者,令人肠痛决漏"。该书在病情观察、急症护理、外科护理、妇科护理等方面都做出了重要贡献。唐代孙思邈的《备急千金要方》是我国最早的临床实用百科全书。该书以"人命之重,有贵千金,一方济之,德逾于此"而闻名,其记载的食动物肝脏治疗夜盲症,食牛羊乳治疗脚气病,食羊靥、鹿靥治疗瘿病等临床经验,至今仍有重要临床使用价值;其中葱管导尿术是世界上发现最早的导尿术,比1860年法国的橡胶管导尿术早1200多年。孙氏在妇产科护理、婴幼儿护理保健、饮食护理、预防养生保健、医德医风等方面都提出了独到见解,如在情志护理上提出"莫忧思、莫大怒、莫悲愁、莫大惧",在当代仍具有重要的医学意义。王焘的《外台秘要》共计40卷,分为1104门,载方6000余首;其最突出的贡献是对传染病的论述,如对伤寒、肺结核、疟疾、天花、霍乱等病情观察内容有较详尽的记载,进一步丰富了临床传染病的护理方法。孟诜的《食疗本草》是最早的药膳学专著,该书收载了许多动物脏器的食疗方法,藻菌类食品的医疗应用和妊、产妇应注意的饮食问题,提出一些食品可影响小儿的发育以及不适合小儿的食品,注明某些药物多食、久食易产生副作用,指出某些食品因长时间贮存而变质及加工时夹入杂质的危害,对后世药膳学和中医护理学的发展起到了重要的推动作用。

宋代王怀隐编著的《太平圣惠方》是一部官修中医方剂著作,载方16834首。其指出"若病在胸膈以上者,先食而后服药。病在心腹以下者,先服药而后食。病在四肢血脉者,宜空服而在旦。病在骨髓者,宜饱满而在夜"。从而说明当时服药护理的发展水平。儿科医家钱乙的《小儿药证直诀》强调小儿"脏腑柔弱,易虚易实,易寒易热"的生理病理特点,首创儿科五脏辨证体系,被誉为"儿科之圣";钱氏强调治疗热病患儿须以"浴体法"为辅助疗法,与当代护理学温水擦浴极为相似。南宋陈自明的《妇人大全良方》首倡"妇人以血为本"的学术观点,系统论述了妇科疾病的病因、证候、方药治疗及验案等,并且分设将护孕妇论、产前将护法、产后将护法及食忌、孕妇药忌等,分别论述妇女在孕、产期的饮食、药物护理,对后世中医妇科护理学的发展具有重要的影响。蒲虔贯所著的《保生要录》为当时较全面的生活护理专著。该书在衣着、进食、睡眠等方面均有较详细的论述,衣服厚薄欲得随时合度,是以夏时不得全薄,寒时不得极温。在"调肢体门"篇中指出,养生之人,欲血脉常行,如水之流,坐不欲至倦,行不欲至劳。这对当代中医护理的发展具有重要的借鉴意义。

金元时期,中医学术争鸣活跃,"金元四大家"各领风骚,有力地推动了中医药学发展。如张从正的《儒门事亲》认为,"病邪"是疾病发生发展的重要因素,在治疗上主张以祛邪为主,反对滥用补法,临证善用汗、吐、下三法,后世称为"攻下派";该书记载,脱肛,大肠热甚也,用酸浆水煎三、五沸,稍热溻洗三、五度,次以苦剂坚之,则愈。说明我国在此时已经有坐浴疗法。李东垣的《内外伤辨惑论》《脾胃论》等提出,内伤脾胃,百病由生,治疗用药以补脾胃为主,被誉为"补土派"。李氏特别重视饮食、劳倦、情志的护理,如"饮食不节则胃病,胃病则气短,精神少,而生大热"。从而进一步提出"安养心神调治脾胃论",为后世开展饮食护理指明了方向。朱丹溪著有《格致余论》《局方发挥》《丹溪心法》等,倡导"相火论",主张"阳常有余,阴常不足",治疗以养阴清热为主,后世称为"滋阴派"。朱氏倡导"养生"、"节欲"、"茹淡",明确指出

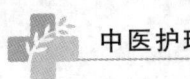

"纵欲则失血伤津,寡欲能养血生津"。其认为情志过极、色欲过度、饮食厚味者,常可引起"阳常有余,阴常不足"的病理变化,故对后世临床护理的发展起到了重要的指导作用。齐德之《外科精义》设"论将护忌慎法"专篇论述外科护理内容,如对患者探视的要求,"只合方便省问,不可久坐多言,劳倦患者"。对护理人员的基本素质提出了明确要求,"夫侍患者,宜须寿近中年,情性沉厚,勤谨耐烦,仁慈智惠"。这些论述对后世中医护理的发展具有重要的借鉴意义。忽思慧的《饮膳正要》是我国第一部论述营养学的专著,该书提出了养生避忌、妊娠食忌、乳母食忌、饮酒避忌及各种食谱,继承了我国古代食、养、医、护相结合的传统,对后世饮食护理的发展具有重要的借鉴意义。

三、中医护理的全面发展

明清时期中医名医辈出,学术思想发展迅速。明代李时珍编著的《本草纲目》,不仅总结了我国 16 世纪以前的药物学知识,而且还广泛介绍了植物学、动物学、矿物学、冶金学等多学科知识,全书收载药物 1892 种,描绘药物图谱 1160 幅,附方 11096 首,该书是我国乃至世界药物学发展史上的一座伟大丰碑。李时珍不仅诊治疾病,还为患者煎药、喂药,他为医护人员树立了无私奉献的榜样。朱棣编撰的《普济方》载方 61739 首,是当时收集方剂最多的一部方书;其中《新生将护法》详细记载了新生儿的护理方法,如用衣法、哺乳法、哺食法、浴儿法等,为儿科护理的发展进行了一定的探索。明末吴有性所著的《瘟疫论》首创"戾气"学说,是我国第一部论述传染病的专著,反映了 17 世纪传染病学的发展成就,其中的"论食"、"论饮"、"调理法"三篇护理专论,详细论述了瘟疫病的护理措施,进一步丰富了传染病护理理论。陈实功编著的《外科正宗》,总结了自唐至明历代外科学发展的成就,对痈疽的病源、诊断、调治等辨证施护进行了详细论述,如"疮愈之后,劳役太早,乃为羸症;入房太早,后必损寿;不避风寒,复生流毒"。对外科护理的发展做出了较大贡献。

清代瘟疫病的流行,进一步推动了中医护理的发展。叶天士的《温热论》,首倡"温邪上受,首先犯肺",创立了卫气营血辨证论治理论体系,被后世尊为温病学派的创始人;叶氏总结了对于温病察舌、验齿、辨斑疹等观察病情的方法,以及口腔护理,进一步推动了传染病护理的发展。《治疫全书》载,毋近患者床榻,染具秽污;毋凭死者尸棺,触其恶臭;毋食病菜;毋拾死人衣物。这说明当时已很重视传染病患者的隔离。汪绮石的《理虚元鉴》详细介绍了疗养饮食调护的重要性及四季防病知识。《随息居饮食谱》是饮食调养与护理的专书。钱襄编撰的《侍疾要语》,内容丰富,条理清晰,通俗易懂,是现存古代中医文献中最早的、较全面论述中医护理的专著。该书十分强调对患者的情志护理,如"患者性情每与平日迥异,为人子者本以养老为先";其次,该书对病室环境、陪护制度、探视制度、患者的卧位、人工喂养、压疮的防治等提出明确要求;再次,强调了夜班护理危重患者人员的职责,如"夜间侍奉者,非特夜不解衣,且亦不可暂时交睫,方能静听声息,知今宵较昨宵是增是减"。该书对现代护理仍有十分重要的启示作用。

四、中医护理的成熟期

1840 年中英鸦片战争以后,西方帝国主义列强的军事侵略和文化掠夺,使我国的中医药学遭到了前所未有的巨大摧残。在中医药学界仁人志士的不懈努力下,中医药学仍在内忧外困中艰难前行。吴师机于 1870 年刊行的《理瀹骈文》创立了数十余种中医外治法,同时也提供了许多简便的护理操作技术,如"水肿,捣葱一斤坐身下,水从小便出",进一步强化了中医护理的实用性。张锡纯的《医学衷中参西录》,立足中医,融汇西医,是 20 世纪初我国重要的临床综合性名著。张氏致力沟通中西医学,主张以中医为主体,取西医之长,补中医之短。他认为,欲求医学登峰造极,诚非沟通中西医不可。他主张师古而不泥古,参西而不背中。张氏对脏象学说和解剖生理的互证尤为重视,指出脑为元神,心为识神,心力衰竭与肾不纳气相通;脑充血与薄厥相近等。在临证护理方面,他讲究细致的观察和记录病情,建立完整的病历。在方药应用方面,张氏运用中西药相结合的方剂。1917年张氏在沈阳创建我国首家中医医院——立达中医院;1926年张氏创办天津国医函授学校,培养了大批中医后继人才。从此,中医护理走向了规范化、制度化的道路。

1949年中华人民共和国建立后,中医药学进入了一个新的发展时期。1954年,首先在北京成立中医研究院。1956年后,各省相继建立了中医学院。1958年,江苏省中医院编写《中医护理学》,创办了第一所中医护校,接着又编写了《辨证护理概要》。1959年,南京中医学院编写出版了第一部系统的护理专著《中医护理学》。但是,"文化大革命"的十年浩劫,使初见建设成效的中医护理学在技术队伍建设、人才培养、科学研究,尤其是古典医籍、学术思想等方面受到了沉重的打击。

1978年,随着党和国家改革开放政策的颁布实施,中医药事业迎来了光明灿烂的崭新春天。特别是全国高等院校招生考试恢复以后,各个层次的中医药教育如雨后春笋般地发展起来,为中医护理学的发展和中医护理人才的培养奠定了坚实的基础。20世纪80年代,各地相继成立中医护校,中医学院先后建立护理系。1999年,我国首届中医护理本科在广州中医药大学招生,从而揭开中医护理高等教育新的一页。近年来,我国抢救和整理了一批总结中医护理临床经验的古籍,大量整理和出版了各类中医药古典书籍、各种层次和版本的中医护理教材、各类中医护理学术期刊,以此培养和壮大了中医护理专业人才队伍,这标志着中医护理学发展到了一个新的水平。

中医护理发展历史悠久,源远流长,理论体系独具特色,临床护理和教学经验丰富,拥有广阔的发展前景。随着《中华人民共和国中医药法》的颁布实施,我们将在全面继承和挖掘中医药文化宝贵遗产的基础上,进一步解放思想,更新观念,开拓创新,去迎接古老中医护理学大发展的明媚春天,在深化医疗卫生体制改革发展的今天,使古老的中医护理学焕发出新的青春活力,为保障我国人民群众的身心健康做出更大的贡献。

(孙治安)

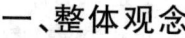

任务二　中医药学理论体系的基本特色

一、整体观念

中国古代哲学朴素的整体观念,是关于事物和现象的完整性、统一性和联系性的认识。中医学以阴阳五行学说为指导,阐明人体脏腑和体表各部组织、器官之间的协调完整性,并将人体看成是一个有机的整体;同时,认为四时气候、地域环境等因素对人体的生理、病理均产生相应的影响,从而阐述人体脏腑组织与外界环境的统一关系,既强调人体内部的统一性,又重视人体与外界环境的统一性,从而形成了独具特色的中医学的整体观念。中医学的整体观念贯穿于中医学生理、病理、诊法、辨证、治疗等整个理论体系之中,具有重要的指导意义。

(一) 人体是结构和机能相统一的整体观

从人体结构来看,人体是由脏腑器官构成的,并且脏腑器官在结构上是相互关联的,任何脏腑都是人体有机整体中的一个组成部分,都不能脱离开整体而独立存在。就生命物质而言,气、血、精、津、液是组成人体并维持人体生命活动的基本物质。它们均来源于脾胃所化生的精微物质,在气化过程中,相互转化,输布、运行于全身各脏腑器官,这种物质的同一性,保证了各脏腑器官机能活动的统一性。就机能活动而言,形体结构和生命物质的统一性,决定了机能活动的统一性,使各种不同的机能活动互根互用,密切联系。人体各个脏腑、组织器官都有各自的生理功能,这些不同的生理功能又都是整体机能活动的组成部分,从而决定了人体的整体统一性。

人体脏腑组织器官在结构上是不可分割的,在生理上是相互联系、相互制约的,在病理上是相互影响的。人体以五脏为中心,通过经络系统,把六腑、五体、五官、九窍、四肢百骸等全身组织器官有机地联系起来,构成一个表里相关、上下沟通、密切联系、协调共济的统一整体,并且通过精、气、神的作用来完成人体统一的机能活动,这就是人体内部各脏腑组织器官的统一整体观。

(二) 人体与外界环境相统一的整体观

中医学的整体观既强调人体内部环境的统一性,又注重人与外界环境的统一性。所谓外界环境是指人类赖以生存的自然环境和社会环境。中医学根据朴素的"天人合一"学说,提出了"人与天地相参"(《素问·咳论》)的天人一体观,强调"善言天者,必有验于人"的学术论断(《素问·举痛论》)。

1. 人与自然环境的统一性　人类生活在自然界之中,自然界存在着人类赖以生存的必要条件。自然界的运动变化又可以影响人体的生理和病理的变化。人类不仅能主动地适应自然,而且能主动地改造自然,从而保持人类的健康和生存,这就是人体与自然环境的统一性。

人禀天地之气而生存,天地阴阳二气为生命的产生提供了最适宜的环境,生命是自然发展到一定阶段的必然产物。故曰:"天食人以五气,地食人以五味"(《素问·六节脏象论》)。气是构成人体的基本物质,也是维持生命活动的物质基础。它经常处于不断自我更新和自我复制的新陈代谢过程中,从而形成了气化为形、形化为气的气化运动。升、降、出、入是气化运动的基本形式,故曰"非出、入则无以生、长、壮、老、已,非升、降则无以生、长、化、收、藏","出、入废则神机化灭,升、降息则气立孤危"(《素问·六微旨大论》)。

人的生理活动随着自然界的运动和自然条件的变化而发生变化。季节气候对人体的生理和病理具有重要的影响。"人能应四时者,天地为之父母"(《素问·宝命全形论》)。一年四时气候呈现出春温、夏热、秋燥、冬寒的节律性变化,因而人体也就相应地发生了适应性的变化。如在脉象上,"春日浮,如鱼之游在波;夏日在肤,泛泛乎万物有余;秋日下肤,蛰虫将去;冬日在骨,蛰虫周密,君子居室"(《素问·脉要精微论》)。天气炎热,则气血运行加速,腠理开疏,汗大泄;天气寒冷,则气血运行迟缓,腠理固密,汗不出,这充分地说明了四时气候变化对人体生理功能的影响。人类适应自然环境的能力是有一定限度的。如果气候剧变,超过了人体机能调节的限度,或者人体的调节机能失常,不能对自然变化做出相应性调节时,人体就会发生疾病。有些季节性的多发病或时令性的流行病有着明显的季节倾向,如"春善病鼽衄,仲夏善病胸胁,长夏善病洞泄寒中,秋善病风疟,冬善病痹厥"(《素问·金匮真言论》)。此外,某些慢性疾病,如痹证、哮喘等,往往在气候剧烈变化或季节更替时发作或加重。

昼夜晨昏对人体的影响。人体气血阴阳运动不仅随着季节气候的更替而变化,而且也随着昼夜的转换而发生变化。如"阳气者,一日而主外,平旦人气生,日中而阳气隆,日西而阳气已虚,气门乃闭"(《素问·生气通天论》)。在病理上,大多白天病情较轻,傍晚加重,夜间最重,呈现出周期性的起伏变化。故曰:"夫百病者,多以旦慧、昼安、夕加、夜甚。"(《灵枢·顺气一日分为四时篇》)

地理环境对人体的影响。地理环境包括地质水土、地域性气候和人文地理、风俗习惯等。在一定程度上,地理环境的差异影响人们的生理机能和心理活动。故"一州之气,生化寿夭不同"(《素问·五常政大论》)。一般而言,东南土地卑弱,气候多湿热,人体腠理多疏松,体格多瘦削;西北地处高原,气候多燥寒,人体腠理多致密,体格多壮实。一旦易地而居,环境突然改变,个体生理机能难以迅即发生适应性变化,初期会感到不适应,有的甚至会水土不服。总之,地域环境对人体生理、体质、病理等方面有重要的影响。

2. 人与社会的统一性 人的本质就是一切社会关系的总和。人既有自然属性,又有社会属性。人出生后成长的过程就是由生物人转变为社会人的过程。人生活在社会环境之中,社会角色、社会地位的不同,以及社会环境的变化,不仅影响人们的身心状态,而且影响疾病谱的构成。"大抵富贵之人多劳心,贫贱之人多劳力;富贵者膏粱自奉,贫贱者藜藿苟充;富贵者曲房广厦,贫贱者陋巷茅茨;劳心则中虚而筋柔骨脆,劳力则中实而骨劲筋强;膏粱自奉者脏腑恒娇,藜藿苟充者脏腑恒固;曲房广厦者玄府疏而六淫易客,茅茨陋巷者腠理密而外邪难干。故富贵之疾,宜于补正,贫贱之疾,易于攻邪"(《医宗必读·富贵贫贱治病有别论》)。太平之世多长寿,大灾之后必有大疫,这是朴素的社会医学思想。总之,中医学强调应"上知天文,下知地理,中知人事,可以长久,以教众庶,亦不疑殆"(《素问·著至教论》)。治病宜不失人情,"不知天、地、人者,不可以为医"(《医学源流论》)。

人对环境的适应能力:中医学的天人合一观强调人和自然有着共同的规律,人的生、长、壮、老、已受自然规律的制约,人的生理、病理也随着自然的变化而产生相应的变化。人应通过养生等手段,积极主动地适应自然,加强人性修养,建立健全的人格,与社会环境相统一。但是人的适应能力是有限的,一旦外界环境变化超越个体适应调节能力,人体不能对社会或自然环境的变化做出相应的调整,人就会发生病理变化而患病,如"贵脱势,虽不中邪,精神内伤,身必至败亡"(《素问·疏五过论》)。

(三) 整体观念的意义

中医学的整体观念,对于观察和探索人体及人体与外界环境的关系和临床诊治疾病,具有重要指导意义。

在诊断上,中医学强调对任何疾病所产生的症状,都不能孤立地看待,应该联系四时气候、地方水土、生活习惯、性情好恶、体质、年龄、性别、职业等因素,运用四诊的方法,全面了解病情,把疾病的病因、病位、性质及致病因素与机体相互作用的反应状态概括起来,才能做出正确的诊断。人体的局部与整体是辨证的统一,如舌通过经络直接或间接与五脏相通。故曰:"查诸脏腑图,脾、肝、肺、肾无不系根于心。核诸经络,考手足阴阳,无脉不通于舌,则知经络脏腑之病,不独伤寒发热有苔可验,即凡内伤杂证,也无一不呈其形、著其色于其舌"(《临证验舌法》）。可见舌相当于内脏的缩影。"四诊合参"、"审察内外"就是整体观念在诊断学上的具体体现。

在预防和治疗上，中医防治学强调人必须适应气候季节和昼夜阴阳变化，"春夏养阳，秋冬养阴"，方能保持健康，预防疾病。治病"必知天地阴阳，四时经纪"（《素问·疏五过论》）。否则，"治不法天之纪，不用地之理，则灾害至矣"（《素问·阴阳应象大论》）。故曰："凡治病不明岁气盛衰，人气虚实，而释邪攻正，实实虚虚，医之罪也；凡治病而逆四时，生长化收藏之气，所谓违天者不祥，医之罪也"（《医门法律》）。因此，治疗疾病必须着眼于全局，注意对整体的调节，避免"头痛医头，脚痛医脚"。这就是在整体观念指导下的正确治疗原则。

总之，中医治疗学强调治病要因时、因地、因人制宜，要从整体出发，全面了解和分析病情，不但要注重病变的局部情况、病变所在脏腑的病理变化，而且更要注重病变脏腑与其他脏腑的关系，把握整体阴阳气血失调的情况，并从协调整体阴阳、气血、脏腑关系出发，扶正祛邪，消除病邪对全身的影响，切断病邪在人体脏腑之间所造成的连锁病理反应，将局部病变置于整体考虑，从而达到消除病邪、治愈疾病的目的。

二、辨证施治（护）

辨证施治是中医学诊断和防治疾病的基本方法，是中医学理论体系的基本特点之一。中医学认为疾病的临床表现以症状、体征为基本组成要素。症状是疾病的个别表面现象，是患者的异常主观感觉或某些病态改变，如头痛、发热、咳嗽、恶心、呕吐等。可被觉察到的客观表现则称为体征，如舌苔、脉象等。广义的症状包括体征。证是中医学的特有概念，是中医学认识和治疗疾病的核心。证是对疾病处于某一阶段的各种临床表现，结合环境等因素进行分析、归纳和综合，从而对疾病的致病因素、病变部位、疾病的性质和发展趋势，以及机体的抗病反应能力等所做出的基本概括。如"脾阳虚证"，其病位在脾，病因是寒邪，病性为寒，病势属虚。证不是症状的简单相加，而是透过现象揭示的疾病本质。病（即疾病），是在致病因素的作用下，机体邪正交争，阴阳失调而出现的具有一定规律的演变过程。病是由证体现出来的，反映了疾病发生、发展、变化的基本规律。症、证、病三者既有联系又有区别，症只是疾病的个别表面现象，证则反映了疾病某个阶段的本质变化，它将症状与疾病联系起来，从而揭示了症与病之间的内在联系，而病则反映了病理变化的整个过程。

所谓辨证，就是将望、闻、问、切四诊收集的所有临床资料、症状和体征，通过分析、综合，辨清疾病的原因、性质、部位，以及邪正之间的关系，概括、判断为某种性质的证候。所谓论治，又称施治，就是根据辨证的结果，确定相应的治疗原则和方法。总之，辨证施治是在中医学理论指导下，对四诊所获得的资料进行分析综合，概括判断出证候，并以证为依据确立治疗原则和方法，付诸实施的过程。辨证施治的过程，就是认识疾病和解决疾病的过程。

在临床实践中，常用的辨证方法有八纲辨证、脏腑辨证、气血津液辨证、六经辨证、卫气营血辨证、三焦辨证、病因辨证等。这些辨证方法，虽有各自的特点，在不同疾病的诊断上各有侧重，但又是互相联系和互相补充的。因此，我们必须运用四诊对患者进行详细的临床观察，将人体在病邪作用下反映出来的一系列症状和体征，根据"辨证求因"的原则进行推理、判断，结合地理环境、时令、气候，以及患者的体质、性别、职业等情况具体分析，运用适当的辨证方法，最后确定治疗法则，选方遣药进行治疗。

考点提示　辨证施治的概念。

　　在辨证施治中,必须合理处理病与证的关系,既要辨病,又要辨证,而辨证更重于辨病。在疾病发展过程中,同一种疾病可出现不同的证候,要根据不同证候进行治疗。如温病的卫分证、气分证、营分证、血分证,就是温病过程中四个不同阶段的病理反映,应分别以解表、清气、清营、凉血等为治法,这就是所谓同病异治。在不同疾病的发展过程中,由于出现了性质相同的证候,因而可采用同一方法治疗,这就是异病同治。如久痢、脱肛、子宫下垂等是不同的疾病,在疾病发展过程中均可出现中气下陷证,都可以用升提中气的方法治疗。因此,中医治病不仅是着眼于"病"的异同,而且是着眼于"证"的区别。相同的证,用基本相同的治法;不同的证,用基本不同的治法。同样,这种针对疾病发展过程中不同证候而采用相应方法护理的原则,就是辨证施护的精神实质所在。

(孙治安)

直通护考

1. 下列哪本著作是中医四大经典之一?(　　)

A.《诸病源候论》　　　　　B.《丹溪心法》　　　　　　　C.《黄帝内经》

D.《脾胃论》　　　　　　　E.《外科正宗》

2. 我国现存最早的一部中药学著作是(　　)。

A.《本草纲目》　　　　　B.《新修本草》　　　　　　　C.《千金方》

D.《神农本草经》　　　　E.《蜀本草》

3. 中医护理的基本特征是(　　)。

A. 阴阳平衡　　　B. 五行生克　　　C. 整体观念　　　D. 治病求本　　　E. 调整阴阳

4. 下列何项是正确的?(　　)

A. 证是疾病的一个症状　　　　　　　　　B. 证是疾病的一个体征

C. 证是疾病某一阶段的外在表现　　　　　D. 证是疾病发展过程的一个阶段

E. 证是中医对疾病某一发展阶段性质的高度概括

项目二　中医学基础理论

学习目标

1. 掌握阴阳的相互关系、五行的相克相生。
2. 熟悉五脏六腑的基本功能,精、气、血、津液的主要作用。
3. 了解六淫及七情、饮食、劳逸失常的致病特点,中医基本病机特点,以及中医养生与治则、治法。

任务一　阴阳五行学说

一、阴阳学说

(一) 阴阳学说的基本概念

阴阳是对自然界相互关联的某些事物和现象对立双方属性的概括。阴阳最初是指日光的向和背,即面向日光的一面为阳,背向日光的一面为阴,后来引申为气候(冷、暖、寒、热)、方位(上、下、左右、内外)、光线(明、暗)、运动(动、静)等。古代哲学家发现自然界万事万物都存在正反两个方面,于是就以阴阳学说来解释其相互关系和动态发展变化的正反两个方面的规律。(表 2-1)

表 2-1　阴阳属性归类表

属性	空间	时间	温度	亮度	季节	事物的动态	生物
阳	天、上、左	上午、昼	温、热	明亮	春夏	动、向外、升、亢进、功能	雄性
阴	地、下、右	下午、夜	寒、冷	晦暗	秋冬	静、向内、降、衰退、物质	雌性

事物和现象的阴阳属性并不是绝对的,而是相对的。阴阳双方在一定条件下,互以对方为存在前提,是相比较而存在的,单一事物和现象是无法定阴阳的;二者在一定条件下,是可以发生相互转化的,即阴可以转化为阳,阳可以转化为阴,如黑夜转化为白昼,春夏转化为秋冬。阴阳具有无限可分性,即阴阳可以在一定条件下再分阴阳,也就是说在阴中有阴阳,阳中也有阴

阳。如白昼为阳,其中上午为阳中之阳,下午为阳中之阴;夜晚为阴,而前半夜为阴中之阴,后半夜为阴中之阳。

阴阳学说是中国古代哲学的辩证法,体现着中华民族特有的辩证思维精神。其哲理玄奥,影响深远,成为中华民族行为义理的原则。阴阳学说认为世界是物质性的整体,自然界一切事物不仅其内部存在着阴阳相互依存、相互对立的双方,而且阴阳双方在一定条件下均发生着变化。

中医学运用阴阳学说,阐述生命的起源和本质,人体的生理功能、病理变化,疾病的诊断和防治的根本规律,并将其贯穿于中医临床的理、法、方、药之中,形成了独具特色的中医学理论体系。因此,阴阳学说是中医学理论体系的重要组成部分,是理解和掌握中医学理论体系的一把金钥匙,是指导中医学理论和实践发展的哲学思想。

(二)阴阳的关系

1. 互根互用 互根指相互对立的事物之间的相互依存、相互依赖,任何一方都不能脱离另一方而单独存在。阴阳两个方面,既是互相对立的,又是互相依存的,双方互为存在的前提条件和依据,任何一方都以对方为自身存在的前提和条件。阴阳所代表的性质或状态,如天与地、上与下、动与静、寒与热、虚与实、散与聚等,不仅互相排斥,而且互为存在的条件。故《素问·生气通天论》曰:"阳根于阴,阴根于阳,无阴则阳无以生,无阳则阴无以化"。即阳蕴含于阴之中,阴蕴含于阳之内。

2. 对立制约 自然界的一切事物和现象都存在着互相对立的阴阳两个方面。阴阳的相互对立,主要表现在它们之间的互相制约、相互斗争上。如《素问·阴阳应象大论》曰:"天地者,万物之上下也;阴阳者,血气之男女也;左右者,阴阳之道路也;水火者,阴阳之征兆也,阴阳者,万物之能始也"。在自然界中,春、夏、秋、冬四季有温、热、凉、寒气候的变化,夏季本来是阳热盛,但夏至以后阴气却渐次以生,用以制约炎热的阳气;而冬季本来是阴寒盛,但冬至以后阳气却随之而复,用以制约严寒的阴。春夏之所以温热是因为春夏阳气上升抑制了寒凉之阴气,秋冬之所以寒冷是因为秋冬阴气上升抑制了温热之阳气的缘故。这是自然界阴阳相互制约、相互斗争的结果。

3. 消长平衡 所谓"消长"是说一方的增长,会削弱对方的力量,导致对方的相对不足,即"此长彼消"。阴阳双方在这种消长变化的运动中,维持着阴阳之间的相对平衡。在自然界中,四季气候的变化,春去夏来,秋去冬至,四季寒暑的更替,就是阴阳消长的过程。从冬至春及夏,寒气渐减,温热日增,气候则由寒逐渐变温变热,是"阴消阳长"的过程;由夏至秋及冬,热气渐消,寒气日增,气候则由热逐渐变凉变寒,则是"阳消阴长"的过程。这种正常的阴阳消长,反映了四季气候变化的一般规律。

4. 互相转化 阴阳转化是指阴阳对立的双方,在一定条件下可以向着各自相反的方向转化,即阴可转化为阳,阳也可以转化为阴。阴阳的对立统一包含着量变和质变。事物的发展变化,表现为由量变到质变,又由质变到量变的互变过程。如果说"阴阳消长"是一个量变过程,那么"阴阳转化"便是一个质变过程。

在人体生命活动过程中,无论在生理上或是病理变化上,均存在着阴阳消长和变化的统一。在疾病的发展过程中,在一定条件下,阴证(里证、寒证、虚证)可变化为阳证(表证、热证、实证),阳证也可变化为阴证等。如邪热壅肺的患者,表现为高热、面红、烦躁、脉数有力等,这是机体功能旺盛的表现,称之为阳证、热证、实证:但当疾病发展到严重阶段,由于热毒极重,大量耗伤人体正气,患者可突然出现面色苍白、四肢厥冷、精神萎靡、脉微欲绝等一系列阴寒之象。这是机体功能衰竭的表现,称之为阴证、寒证、虚证。这种病证的变化属于由阳转阴。又如咳喘患者,当出现咳嗽喘促、痰液稀白、口不渴、舌淡苔白、脉弦等脉证时,其证属寒(阴证)。常因重感外邪,寒邪外束,阳气闭郁而化热,反而出现咳喘息粗、咳痰黄稠、口渴、舌红苔黄、脉数之候,其证又属于热(阳证)。这种病证的变化,是由寒证转化为热证,即由阴转为阳。明确疾病的转化,不仅有助于认识病证演变的规律,而且对于确定相应的治疗原则有着重要的指导意义。

综上所述,阴阳之间的对立制约形式,要通过阴阳的消长来实现,阴阳消长又是阴阳转化的量变过程,阴阳互根互用是阴阳转化的内在依据,阴阳学说在中医护理中具有重要的理论意义。

(三)阴阳学说在中医护理中的应用

1. 阐明人体的组织结构 一般而言,人体上部属阳,下部属阴;外侧属阳,内侧属阴;体表属阳,内脏属阴;六腑属阳,五脏属阴。五脏之中,居于上部的心、肺属阳;居于下部的肝、肾属阴。每一脏腑也有阴阳之分,如心有心阴、心阳;肾有肾阴、肾阳等。以此类推,人体的各个组织器官均可概括为相对而相联系的阴阳两个方面。

2. 说明人体的生理功能 人体正常的生命活动,是相互对立、相互依存的阴阳双方保持着对立统一关系的结果。如属于阳的功能与属于阴的物质之间,就是阴阳对立统一关系的体现。人体的生理活动是以物质为基础的,没有物质的运动就无以产生功能,而功能活动的结果,又不断促进着物质的代谢。

3. 说明人体的病理变化 疾病的发生归结到一点是阴阳失调,其结果则引起机体的阴阳偏盛偏衰。

(1)阴阳偏盛:盛,指邪气盛。阴阳偏盛即阴邪或阳邪偏盛,是指属于阳或阴任何一方高于正常水平的病理状态。阳性为热,阴性为寒。因此,阳热之邪侵犯人体可出现发热、面红、脉数等热证,阴寒之邪侵犯人体可出现形寒、面白、脉迟等寒证,即"阳胜则热,阴胜则寒"。

(2)阴阳偏衰:衰,指正气虚。阴阳偏衰即阴虚或阳虚,是指属于阴或阳任何一方面正气低于正常水平的病理状态。而阴或阳任何一方的不足,必然导致另一方的相对亢盛,即"阳虚则寒、阴虚则热"。此外,由于阴阳互根,当阴阳任何一方虚损到一定程度时,也常可导致对方的不足,即所谓"阴损及阳、阳损及阴",最终导致"阴阳俱虚"。

4. 用于疾病的诊断

(1)阴阳是归纳四诊的首要方法。正确的诊断,首要在繁杂的四诊内容中分清阴阳两大属性,方能执简驭繁,抓住本质。如望诊色泽鲜明者属阳,晦暗者属阴;闻诊声音洪亮、呼吸气粗者属阳,语气低微、呼吸无力者属阴;问诊自觉发热恶热、渴喜冷饮者属阳,畏寒怕冷、不渴或渴喜热饮者属阴;切诊浮、数有力之脉属阳,沉、迟无力之脉属阴。

(2)阴阳是辨证的总纲。临床上常用的"阴、阳、表、里、寒、热、虚、实"八纲辨证,是各种辨证的纲领,而阴阳又是其中的总纲,统领其他六纲,即表、热、实属阳,里、寒、虚属阴。

5. 用于疾病的治疗和预防

(1)确定疾病的治疗原则:治疗的根本原则就是调整阴阳,补偏救弊,恢复阴阳的相对平衡状态。针对疾病的阴阳偏盛偏衰状况,采取"实则泻之"、"虚则补之"的治疗原则。

(2)归纳药物的性能:根据药物四气(性)、五味、升降沉浮等性能划分其阴阳属性。如药物的"四气"中,温、热属阳;寒、凉属阴。"五味"中,辛、甘、淡属阳;酸、苦、咸属阴。"升降沉浮"中,具有上升发散作用的属阳,具有下降收敛作用的属阴。临床治疗时,依据药物的阴阳属性来调整机体的阴阳偏盛偏衰。

（3）指导疾病的预防：养护正气的根本法则即使人体内部的阴阳变化与天地自然之间的阴阳变化协调一致,也就是说善于调理阴阳,是预防摄生的根本。

二、五行学说

（一）五行学说的基本概念

五行,即木、火、土、金、水五种物质的运动变化。五行学说,即古人运用木、火、土、金、水五种物质的属性,来归类自然界的事物或现象,以及相互关系和运动变化规律的学说。

（二）五行的特性

五行的特性,是古人在长期的生产和生活实践中,对木、火、土、金、水五种物质的特性进行抽象分析而确立的事物属性,是古代用以研究事物之间相互联系的基本原则。因此,五行的特性,虽然来自木、火、土、金、水,但实际上已经超越了木、火、土、金、水具体物质的本身,而是作为事物属性的抽象概念来应用。因此,具有更加广泛的意义。

1. 木的特性　"木曰曲直"。曲,屈也;曲直,即指树木的枝条具有生长、柔和、能伸的特性,引申为凡具有生长、升发、条达、舒畅性质或作用的事物,均归属于木。

2. 火的特性　"火曰炎上"。炎,具燃烧热烈之意;上,指上升;炎上是指火具有温热、升腾、明亮、化物的特性。引申为具有温热、向上的特性或作用的事物,均归属于火。

3. 土的特性　"土爱嫁穑"。爱通曰;稼,指种植谷物;穑指收获谷物。引申为具有生化、承载、受纳性质或作用的事物,均归属于土。

4. 金的特性　"金曰从革"。从,由也;革,即变革。从革,即说明金的产生是通过变革而产生的。金具有质地沉重之性,且常用于杀戮,引申为凡具收敛、肃杀、下降、清洁性质或作用的事物,均归属于金。

5. 水的特性　"水曰润下"。润,即滋润、濡润;下指下行,向下。润下乃指水滋润下行的特性,引申为具有寒凉、滋润、下行性质或作用的事物,皆归属于水。

> 📝 **考点提示**　五行的特性是什么?

（三）五行学说的基本内容

1. 事物的五行分类　事物的五行分类是将自然界千变万化的复杂事物,归纳为木、火、土、金、水五大类。对人体来说,可以将人体的各种组织和功能,归纳为以五脏为中心的五个生理、病理系统,以便更好地揭示中医学的整体观念。自然界和人体某些有关事物或现象的五行归属归类表见表2-2。

2. 五行的生克乘侮　五行学说主要是以五行的相生、相克制化来说明事物和现象之间的平衡协调关系,同时又以相乘、相侮来解释事物和现象失调的异常变化。

（1）五行的生克和制化:相生,是指五行之间具有促进、助长和资生的作用;相克,是指五行之间具有抑制和制约的作用。正常情况下,五行之间相互促进、相互制约,维持平衡协调关系,即五行的制化关系。

表 2-2　五行属性归类表

自然界							五行	人体						
五音	五味	五色	五化	五气	五方	五季		五脏	五腑	五官	五体	五志	五液	五脉
角	酸	青	生	风	东	春	木	肝	胆	目	筋	怒	泪	弦
徵	苦	赤	长	暑	南	夏	火	心	小肠	舌	脉	喜	汗	洪
宫	甘	黄	化	湿	中	长夏	土	脾	胃	口	肉	思	涎	缓
商	辛	白	收	燥	西	秋	金	肺	大肠	鼻	皮	悲	涕	浮
羽	咸	黑	藏	寒	北	冬	水	肾	膀胱	耳	骨	恐	唾	沉

五行相生的次序是:木生火、火生土、土生金、金生水、水生木。在相生的关系下,任何一行都有"生我"和"我生"两方面的关系。五行相克的次序是:木克土、土克水、水克火、火克金、金克木。在相克的关系中,任何一行都有"克我"和"我克"两方面的关系。见图 2-1。

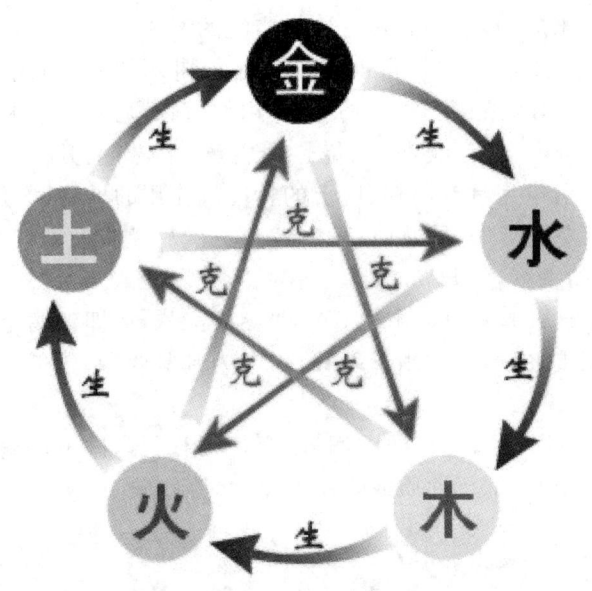

图 2-1　五行相生相克示意图

五行学说就是将相生和相克的关系结合起来,以说明事物之间互相资生和互相制约的关系,达到整体调节作用,以防止其太过或不及,从而维持事物的协调和平衡,这种相生相克关系的调节作用,又被称为"五行制化"。

(2)五行的乘侮:乘侮是五行之间正常的生克制化关系遭到破坏后而出现的异常现象。

①相乘:即以强凌弱或乘虚侵袭。相乘是指五行中的某一行对被其克制的一行克制太过,超出正常限度的异常相克状态。因而相乘的次序与相克的次序是一致的,表现为木乘土、土乘水、水乘火、火乘金、金乘木。引起相乘的原因主要有两个方面:一是五行中的某一行本身过于强盛,因而对其克制的一行而克制太过,导致被克一行的虚弱,如木气亢盛,过度克制土,导致土的不足,即为"木乘土";二是五行中某一行过于虚弱(不及),难以抵御其"所不胜"一行的正常限度的克制,而更加虚弱。相乘与相克在次序上是相同的,但是相克是五行之间正常的制约关系,而相乘是五行之间的异常制约现象。在人体,相克是生理现象,相乘是病理现象。

②相侮:侮为欺侮、欺凌之义。相侮是指五行中的某一行本身太过,使原来克它的一行,不

仅不能去制约它,反而被它所克制,即反克,又称反侮。五行相侮的次序与相克、相乘的方向相反,即木侮金、金侮火、火侮水、水侮土、土侮木。引起相侮的原因也有两个方面:一是五行中的某一行本身过于强盛,因而使其"所不胜"的一行不仅不能克制它,反而受到它的反向克制,如金克木,但木气过度亢盛,导致金不仅不能克木,反而被木所克制,即为"木侮金";二是五行中某一行过于虚弱(不及),不仅不能制约其"所胜"一行,反而受到其"所胜"一行的反向克制,而更加虚弱。

(四)五行学说的应用

五行学说在临床上的应用,主要以五行的特性和生克乘侮的规律,具体地分析研究人体各脏腑组织器官的功能及相互关系,解释人体病理机制,并指导临床诊断和治疗。

1. 说明五脏的生理功能特点

(1)说明五脏的生理功能:五行学说将人体的脏腑组织分别归属于五行,以五行的特性来说明五脏的生理功能。木有生长升发、舒畅条达的特性,肝喜条达而恶抑郁,故以肝属"木"。火有温热的特性,心阳具有温煦作用,故以心属"火"。土有生化万物的特性,脾主运化水谷,为气血生化之源,故以脾属"土"。金有清肃、收敛的特性,肺有肃降的作用,故以肺属"金"。水具有滋润、下行的特性,肾主水,肾阴有滋养全身的作用,故以肾属"水"。

(2)说明五脏之间的生理联系:五脏的功能活动不是孤立的,而是互相联系的。运用五行学说的生克制化规律说明脏腑之间的生理联系。以五行相生说明五脏之间的资生关系,如水生木,肾生肝,肾藏精以滋养肝血;木生火,肝生心,肝藏血以济心;火生土,心生脾,以心阳之温热以温煦脾土;土生金,脾生肺,脾化生水谷精微以充养肺金;金生水,肺生肾,肺气肃降以助肾精。

以五行相克说明五脏之间的制约关系,如金克木,肺克肝,肺气清肃下降,可制约肝气的升发太过;木克土,肝克脾,肝气条达,可以疏泄脾土的壅滞;土克水,脾克肾,脾主运化水湿,可以防止肾水的泛滥;水克火,肾克心,肾水上济于心,可以制止心火的亢盛;火克金,心克肺,心火之阳热,可制约肺金的肃降太过。五脏的生理功能是多样的,其相互间的关系也是复杂的。五行的特性和生克规律并不能完全说明五脏的所有功能和复杂的生理联系。因此,在研究五脏的生理功能及其相互关系时,我们应在五行相生相克理论的基础上,不断完善五脏的生理功能理论。

(3)诠释五脏与自然环境的关系:五行学说,既将人体的脏腑、形体、官窍、情志等归属于五行,构成以五脏为中心的五个生理、病理系统,又将自然环境中的五方、五时、五气、五化、五味、五色等与人体的五脏联系起来,建立了以人体五脏为中心的天人合一的五行系统。如以肝为例,"东方生风,风生木,木生酸,酸生肝,肝生筋……肝主目"(《素问·阴阳应象大论》)。这样就把自然界的东方、春季、风气、酸味等,通过五行的"木"与人体的肝、胆、筋、目等联系起来,构成了联系人体内外的"木系统",从而体现了"天人相应"的整体观念。

2. 说明五脏的病理变化　中医学运用五行学说的生克乘侮理论,说明人体病理状况下五脏之间的相互影响,即本脏之病可以传至他脏,他脏疾病也可以传至本脏,这种病理上的相互影响称之为传变。脏腑间的传变,可分为相生关系的传变和相克关系的传变。

(1)相生关系的传变:包括"母病及子"和"子病犯母"两个方面。

①母病及子:指疾病传变次序从母脏传及子脏,如水生木,水为木之母;肾属水,肝属木,故肾为肝之母,肾病及肝即为母脏传及子脏,称之为母病及子。

②子病犯母:指疾病传变次序从子脏传及母脏,如木生火,火为木之子;心属火,肝属木,故

心为肝之子,心病及肝即为子脏传及母脏,称之为子病犯母。一般认为,按相生规律传变时,母病及子病情较轻,子病犯母病情较重。

(2)相克关系的传变:包括"相乘"与"相侮"两个方面的传变。相乘,是指相克太过为病,以肝木和脾土为例,相乘传变有"木旺乘土"和"土虚木乘"两种情况。相侮,又称反侮,即反向克制为病,如"木火刑金"、"金虚反侮"。一般认为,按相克规律传变时,相乘传变病情较重,而相侮传变病情较轻。

在脏腑病理变化过程中,五脏病理变化的相互传变,在临床上并不能完全用五行的生克规律来诠释。因为疾病的发展变化,与受邪的性质、患者禀赋的强弱密切相关。所以疾病的五脏传变次序,并不完全符合五行的生克规律,切不可生搬硬套,应根据具体病情加以分析,灵活应用五行学说的原理。

3. 指导疾病的诊断　人体脏腑功能活动及其相互关系的异常变化,可以从患者的面色、声音、口味、脉象等方面反映出来。五脏六腑及五色、五味、五志等都可归属于五行,而五行中同一行的事物之间有着一定的联系,故某一行的脏腑发生病变时,可影响到同行中的其他方面。所以临床对望、闻、问、切四诊所收集的资料,可根据五行的隶属关系及其生克乘侮的变化规律,以确定五脏病变的部位,推断病情进展和判断疾病的预后。

(1)确定五脏病变部位:五行学说以事物的五行属性归类和生克乘侮规律确定五脏的病变部位,包括以本脏所主之色、味、脉来诊断本脏之病,以及以他脏所主之色、味、脉来确定五脏相兼病变。如面见青色,喜食酸味,脉见弦象,其病多在肝;面见赤色,口味苦,脉洪,可诊断为心火亢盛;脾虚的患者,面见青色,为木来乘土;心脏病患者面见黑色,为水来克火等。

(2)推断病情的轻重顺逆:古人还根据五行生克关系从色脉来判断病情的顺逆,色脉相合,其病顺;若色脉不符,得克则死,得生则生。如肝病色青见弦脉,为色脉相合,其病顺;若不得弦脉反见浮脉,则属克己之脉(金克木),为逆;若得沉脉则为生我之脉(水生木),为顺。疾病的表现是千变万化的,所以在临床的实际应用中,对于疾病的诊断及预后的推断,必须坚持"四诊合参"的原则,而非机械地单凭面色或脉象一种表现,更不要拘泥于色脉之间的"相生"或"相克"关系。

4. 指导疾病的治疗

(1)指导临床用药:不同的药物有不同的颜色与气味。色有青、赤、黄、白、黑等"五色",味有酸、苦、甘、辛、咸等"五味"。根据五行归属理论,青色、酸味入肝;赤色、苦味入心;黄色、甘味入脾;白色、辛味入肺;黑色、咸味入肾。如白芍、山茱萸味酸入肝经以补肝,黄连味苦入心经以泻心火,白术色黄味甘以补益脾气,石膏色白味辛入肺经以清肺热,玄参、熟地色黑味咸入肾经以滋养肾阴等。但这是用药的基本原则,临床用药除应注意药物的色、味外,还应结合药物的四气(寒、热、温、凉)和升降浮沉等用药理论综合分析,辨证用药。

(2)指导控制疾病的传变:一脏患病,可以波及他脏而致疾病发生传变。因此,在治疗时,除对本脏病进行治疗外,同时还要根据五行的生克乘侮规律,来调整其他脏腑功能的太过和不及,以控制其进一步的传变。《金匮要略》指出:"见肝之病,知肝传脾,当先实脾。"就是说,肝病时,如肝气太过,木旺则克脾土,根据木乘土的规律,治疗时就要健补脾胃,以防肝病传脾。

(3)确定治法:

①根据相生规律确定治法:运用母子相生规律来治疗疾病,其基本治疗原则是"补母"与"泻子",即"虚则补其母,实则泻其子"。虚则补其母,主要适用于母子关系的虚证,重点是补母。常用方法有滋水涵木法、培土生金法、金水相生法、益火补土法等。实则泻其子,主要适用

于母子关系的实证,重点是泻子,如肝经火盛证泻心法、心火亢盛证泻胃法等。

滋水涵木法:滋水涵木法是滋养肾阴以涵养肝阴的方法,又称滋养肝肾法、乙癸同源法。适用于肾阴亏损而致的肝阴不足,甚者肝阳偏亢之证。表现为头目眩晕,眼干目涩,耳鸣颧红,口干,五心烦热,腰膝酸软,男子遗精,女子月经不调,舌红苔少,脉细弦数等。

益火补土法:益火补土法是以温肾阳而补脾阳的一种方法,又称温肾健脾法,适用于肾阳虚弱而致脾阳不振之证。表现为畏寒,四肢不温,纳减腹胀,泄泻,浮肿等。就五行生克关系而言,心属火、脾属土,火不生土应当是心火不生脾土。但是,临床上所说的"火不生土"多指命门之火(肾阳)不能温煦脾土的脾肾阳虚之证,一般少指心火与脾阳的关系。

培土生金法:培土生金法是用补脾气而益肺气的方法,又称补养脾肺法,适用于脾胃虚弱,不能滋养肺脏而出现的肺虚脾弱之证。该证表现为久咳不已,痰多清稀,或痰少而黏,食欲减退,大便溏薄,四肢乏力,舌淡脉弱等。

金水相生法:金水相生法是滋养肺肾阴虚的一种治疗方法,又称补肺滋肾法。金水相生是肺肾同治的方法,有"金能生水,水能润金之妙"(《时病论》)。适用于肺虚不能输布津液以滋肾,或肾阴不足,精气不能上滋于肺,而致肺肾阴虚者,表现为咳嗽气逆,干咳或咳血,声音嘶哑,骨蒸潮热,口干,盗汗,遗精,腰酸腿软,身体消瘦,舌红苔少,脉细数等。

②根据相克规律确定治法:相克异常有相乘和相侮两种病理变化。虽然有相克太过、相克不及和反克等情况,但可归纳为"强"、"弱"两个方面。克者为强,表现为机能亢进;被克者属弱,表现为机能衰退,因此治疗时采用"抑强"与"扶弱"的法则。抑强用于相克太过,扶弱用于相克不及。临床上一方面采取抑强扶弱的手段,并侧重制其强盛,使弱者易于恢复;另一方面预先加强被克者的力量,以防止病情的发展。

抑木扶土法:抑木扶土法是指肝气横逆,犯胃克脾,出现肝脾不调、肝胃不和之证,称为木旺克土,以疏肝、平肝为主,以疏肝健脾药治疗肝旺脾虚的方法。如疏肝健脾法、平肝和胃法、调理肝脾法等,临床表现为胸闷胁胀,不思饮食,腹胀肠鸣,大便或秘或溏,脘痞腹痛,嗳气,矢气等。

培土制水法:是用温运脾阳或温肾健脾药以治疗水湿停聚为病的方法,又称温肾健脾法。适用于脾虚不运、水湿泛滥而致水肿胀满之候。若肾阳虚衰,不能温煦脾阳,则肾不主水,脾不制水,水湿不化,常见于水肿证,这是水反克土。治当温肾为主,兼顾健脾。如以脾虚为主,则重在温运脾阳;若以肾虚为主,则重在温阳利水,实际上是脾肾同治法。

佐金平木法:是清肃肺气以抑制肝木的一种治疗方法,又称泻肝清肺法。临床上多用于肝火偏盛,影响肺气清肃之证,又称"木火刑金"。表现为胁痛,口苦,咳嗽,痰中带血,急躁烦闷,脉弦数等。

泻南补北法:即泻心火滋肾水,又称滋阴降火法。适用于肾阴不足、心火偏旺证,或称水火不济、心肾不交之证。该证表现为腰膝酸痛,心烦失眠,遗精等。因心主火,火属南方;肾主水,水属北方,故称本法为泻南补北法。但必须指出,肾为水火之脏,肾阴虚亦能使相火偏亢,出现梦遗、耳鸣、喉痛、咽干等,也称水不制火,这种属于一脏本身水火阴阳的偏盛偏衰,不能与五行生克的水不克火相提并论。

(4)指导中医情志疗法:情志疗法主要用于情志疾病。情志生于五脏,五脏之间有着生克关系,所以情志之间也存在着生克关系。因此,在临床上可用情志的相互制约关系来达到治疗的目的。由于在生理上人的情志变化有着相互抑制的作用,在病理上和内脏有密切关系。如怒伤肝,悲胜怒(金克木);喜伤心,恐胜喜(水克火);思伤脾,怒胜思(木克土)。即所谓以情胜情,历代医家积累了丰富的临床经验,对现代精神心理疾病的治疗具有重要的借鉴意义。

(5)指导针灸取穴:针灸学将手足十二经四肢末端的穴位分属于井、荥、输、经、合,这五种穴位分属于木、火、土、金、水。临床根据不同的病情,以五行生克乘侮规律进行选穴治疗,均可取得良好的疗效。因此,在临床上,正确地掌握五行生克规律,对于辨证选穴治疗疾病具有重要意义。

由此可见,临床上依据五行生克规律治疗疾病,确有重要的实用价值。但是,并非所有的疾病都可用五行生克规律来治疗,不要机械地生搬硬套。在临床上既要正确地掌握五行生克的规律,又要根据具体病情辨证施治。

（胥靖域）

任务二　藏象学说

一、概述

(一)藏象的概念

"藏"通"脏",亦是指藏于体内的内脏;"象"是指内脏的生理活动和病理变化反映于外的征象。"藏象"即是指藏于体内的脏腑所反映在外的生理和病理表现。藏象学说,是研究人体各脏腑的生理功能、病理变化及其相互关系的学说,是中医理论体系的核心,是辨证论治的基础,对指导临床实践具有重要意义。

(二)脏腑的概念

脏腑是人体内脏的总称。中医学按照脏腑的结构和生理功能特点,可分为脏、腑、奇恒之腑三类。脏,即肝、心、脾、肺、肾,合称为五脏;腑,即胆、胃、小肠、大肠、膀胱、三焦,合称为六腑;奇恒之腑,即脑、髓、骨、脉、胆、女子胞。五脏多为实质性脏器,其共同生理特点是化生和贮藏精气;六腑多为中空性器官,其共同生理特点是受盛和传化水谷;奇恒之腑是形态似腑,功能似脏,有贮藏精气的作用,故名奇恒之腑。五脏、六腑及奇恒之腑的比较见表2-3。

表 2-3　五脏、六腑及奇恒之府的比较

	五脏	六腑	奇恒之府
脏腑名称	心、肝、脾、肺、肾	胆、胃、小肠、大肠、膀胱、三焦	脑、髓、骨、脉、胆、女子胞
形态特点	实体性器官	空腔性器官	形多中空,类似于腑
功能特点	藏精气(化生和贮藏精气)	传化物(受纳和传导水谷)	内藏精气,类似于脏
运动特点	藏而不泻,满而不实	泻而不藏,实而不满	似脏非脏,似腑非腑

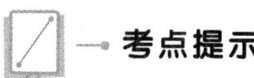

考点提示　　五脏六腑的内容是什么？各自有什么功能特点？

二、五脏

（一）心

心居胸腔之内，两肺之间，膈膜之上，其形圆而下尖，形如倒垂之莲蕊，外有心包卫护。心在五行属火，阴阳属性为"阳中之阳"，与自然界夏季相通应。心的生理功能为主血脉及主藏神，故《黄帝内经》称其为"君主之官"、"五脏六腑之大主"、"生之本"。

1. 心的生理功能

（1）主血脉：心主血脉，是指心有推动血液在脉中运行以营养全身的作用。心主血脉包括心主血和心主脉两个方面。首先，心主血是指行血以输送营养物质，二是心要参与血液的生成。心行血的动力主要依赖于心气的推动，水谷精微经脾胃运化输布至心，经心火（阳）的"化赤"作用，变成红色的血液，以发挥其濡养作用。其次，心主脉是指心气推动和调控心脏的搏动和脉管的舒缩，使脉道通利，血流通畅。由此可见，心气充沛，血液充盈，脉道通利是正常血液循环必备的三个条件，若以上任何一个因素出现了异常，均可导致心主血脉的功能异常，而使血液运行失常。综上所述，心、脉、血三者构成了相对统一的系统，在这个系统中，心起着主导作用。

护理应用　　2-1　心主血脉的生理与病理表现

（2）主藏神：又称主神明。心主神志，主要是指心有主管和调控人的精神、意识、思维活动和整个生命活动的作用。人体之神，有广义和狭义之分。广义的神，泛指整个人生命活动的外在表现，包括面色、眼神、言语、意识、肢体活动姿态等。狭义的神，是指人的精神、意识、思维活动。心所藏之神，既有广义也有狭义之神。具体体现在两个方面：一是主司精神意识思维。心主管人的整个精神、心理活动，尤其是对人的精神、意识、思维、睡眠等具体的心神活动过程起着调控作用。二是主宰整个生命活动。心为人的生命活动的主宰，五脏六腑必须在心的主导下，才能进行统一协调的生理活动，从而维持整个人体生命活动的正常进行。

知识链接　　2-1　心主神志的中西医学理论基础

心主血脉与心藏神的功能是相辅相成，密不可分的。心之所以具有藏神的生理功能，是因为血液是神志活动的物质基础；而心主血脉也受心神的主宰，只有心神清明，才能调控心血的正常运行。

心藏神的生理功能正常，则精神振奋，神志清晰，思维敏捷，反应灵敏，睡眠安稳。若心藏神的功能异常，不仅可以出现精神、意识、思维活动的异常，如失眠、多梦、神志不宁，甚至谵妄，或反应迟钝、精神萎靡，甚则昏迷、不省人事等，而且还可以影响其他脏腑的功能活动，甚至危及生命。

2．心的生理联属

（1）心合小肠：心与小肠以经络相互联属，构成表里关系。

（2）在体合脉，其华在面：脉，指脉管，是血液运行的通道。脉的生理功能有两个方面：一是气血运行的通道；二是运载水谷精微，滋养全身。这些功能全赖于心气的作用。脉管靠血液来充盈，脉管的搏动靠心气来鼓动，故脉搏的强弱、快慢、节律反映心气的盛衰，且与心搏保持一致。若心气充沛，则脉象均匀和缓有力。若心气不足，则脉象虚弱无力；若脉道瘀阻，血运不畅，则脉律不齐，可见涩、结、代脉。

其华在面，是指心的生理功能是否正常，以及气血的盛衰，可以从面部的色泽变化反映出来。由于头面部的血脉极为丰富，当心气旺盛，血脉充盈时，则面部红润光泽。若心气血不足，则可见面色淡白、晦滞；心血瘀阻，则面色青紫；心火亢盛，则面部红赤等。

（3）开窍于舌：舌为心之外候，又有"舌为心之苗"之说。舌体脉络丰富，舌体得到心之气血濡养，则表现为舌体红活荣润，柔软灵活自如，故能发挥其司味觉、表语言的功能。若心有病变，也可反映于舌。如心的阳气不足，则舌质淡白胖嫩；心的阴血不足，则舌质红绛瘦瘪；心火上炎，则舌尖红，甚则口舌生疮；心血瘀阻，则舌质暗紫或有瘀斑；心神失常，则可见舌强语謇或失语等。

（4）在志为喜：志，是指情志活动；喜，是一种喜悦、愉快的情绪和心境。适度的喜乐，有助于血流的畅通和心主血脉的功能正常。若过喜、暴喜，则可损伤心神，轻者可致心气涣散，表现为注意力不集中；重者可致神志异常，而见神志错乱、喜笑不休，甚或累及五脏。

（5）在液为汗：汗是阳气蒸迫津液从毛窍排出的水液，故中医有"阳加于阴谓之汗"之说。由于汗为津液所化生，而血液、津液和营气均来源于饮食水谷，故称"血汗同源"。而血又为心所主，故有"汗为心之液"之说。由于心、血、汗三者在生理上密切联系，在病理上相互影响。故当心发生病变，可表现为异常的出汗。

附：心包络

心包是心脏外面的包膜，上面附有脉络，是气血运行之通路，合称心包络，简称心包。心包有保护心脏，代心受邪的功用。若外邪侵袭于心，则心包常先受邪，以防止邪气直接侵犯到心，发生生命危险。外感热病出现的神昏谵语等，常称为"热入心包"证，痰浊引起的神志异常，称为"痰蒙心包"或"痰迷心窍"证。故在临床护理上应该高度重视。

（二）肺

肺居胸腔，位高近君，左右各一，犹如宰辅，故称为"相傅之官"，又因其覆盖诸脏，亦称为"华盖"。肺在五行属金，阴阳属性为"阳中之阴"，与自然界秋气相通应。肺叶娇嫩，上通鼻窍，外合皮毛，易受外邪侵袭，又名"娇脏"。

1．肺的生理功能

（1）肺主气、司呼吸：肺主气，是指肺有主持人体之气的功能。包括主呼吸之气和主一身之气两个方面。

①主呼吸之气：又称肺司呼吸，是指肺为体内外气体交换的场所，具有吐故纳新的作用。

肺通过呼吸运动,吸入自然界的清气,呼出体内的浊气,实现了体内外气体的交换,促进气的生成,调节气的升降出入运动,保证人体新陈代谢的正常进行。肺司呼吸正常,则呼吸调匀,气息平和;否则,可见胸闷、咳嗽、喘促、气短等呼吸不利之象。

②主一身之气:是指肺有主持和调节全身之气的作用,即肺通过呼吸而参与气的生成和气机调节的作用。一是参与气的生成,尤其是宗气的生成。宗气属后天之气,是依靠肺吸入的自然清气与脾运化产生的水谷精气结合而成,积于胸中,通过肺的作用,出入于咽喉以司呼吸,贯注心脉以行气血,并通过心脉周流全身。肺的呼吸功能正常与否直接影响宗气的生成,同时影响一身之气的盛衰。二是调畅全身气机。肺有节律的一呼一吸活动,带动全身之气的升降出入运动,对人体气机起到重要的调节作用。而气机调畅与否,又影响着气能否正常发挥其生理功能,进而影响着整个人体的生命活动。

(2)肺主宣发肃降:"宣发",即宣散、升发的意思,是指肺向上升发和向外布散有利于卫气和津液至全身,散发浊气和剩余水分于体外的作用。肺的宣发功能主要表现在三个方面:一是将脾上输的水谷精微和津液布散全身;二是宣发卫气外合皮毛,开阖腠理,调节汗液排泄,维持体温恒定;三是呼出体内浊气。如若肺气失于宣发,则会出现呼吸不畅、胸闷咳喘、恶寒无汗等。

"肃降",即清肃、下降之意,是指肺气有向内清肃和向下通降维持呼吸道洁净的作用。肺的肃降功能表现在三个方面:一是吸入自然界清气;二是肃清呼吸道异物;三是向下布散清气、津液、水谷精微。肺通过肃降运动,一方面将水谷精微和清气等输送到人体各处,供体内各脏腑组织所用;另一方面将代谢后的水液不断下输到肾,在肾的气化作用下生成尿液而下输膀胱,排出体外。若肺失肃降,则可导致肺气上逆,而出现呼吸表浅或短促、咳喘等表现。

肺的宣发与肃降相辅相成,是呼吸运动的两个方面,宣发有利于肃降,肃降促进宣发。若肺气失于宣发肃降,则可影响肺的通调水道的功能,致使水液代谢失常,从而引发水液的停聚而生痰成饮,甚则水湿泛溢肌肤而成水肿等病变。所以临床治疗水液输布失常所致的痰饮和水肿等,常用"宣肺化痰"或"宣肺利水"之法。

(3)肺主行水:又称通调水道,是指肺对水液的输布和排泄有疏通和调节的作用。肺的这一作用,是通过肺气的宣发和肃降来实现的。肺通过宣发,将水液布散于体表和人体上部,并促进代谢后的水液以汗的形式、呼出之气的形式排出体外。肺通过肃降将水液布散于体内各处,促进代谢后的水液下输到肾,转化为尿液经膀胱排出。肺促进水液在体内正常输布、运行和排泄的作用,对维持人体水液代谢的平衡具有重要作用,故有"肺为水之上源"之说。

(4)肺朝百脉、主治节:肺朝百脉,是指全身的血液均通过血脉汇聚于肺,通过肺的呼吸运动,吐故纳新,进行清浊交换,然后将富含清气的血液再输送到全身的作用。肺朝百脉的生理作用是助心行血。全身的血和脉虽统属于心,心气是血液在脉中运行的基本动力,但还需肺的协助与配合。这是因为肺司呼吸,主一身之气,调节着全身的气机,气行则血行,血液的正常运行也有赖于肺气的敷布与调节,肺有助心行血的作用。若肺气充足,宣降正常,呼吸调匀,气机调畅,则血行正常。否则,肺气虚弱,肺失宣肃,致使呼吸不利,气机不畅,常可影响心主血脉的功能,出现血行障碍,而见胸闷、心悸、唇舌青紫等。同时心气不足,心血运行不畅也可影响肺,出现咳嗽、气喘、气短等。

"治节",即治理和调节。肺的治节作用,实际上是对肺的整个生理功能的高度概括,主要体现在四个方面:一是调节呼吸功能;二是治理和调节全身的气机运动;三是辅助心脏,推动和调节血液的运行;四是治理和调节津液的输布、运行和排泄等。

2. 肺的生理联属

（1）肺合大肠：肺通过与大肠的相互经络联系络属构成表里关系。

（2）在体合皮，其华在毛：皮毛，包括皮肤、毫毛、汗腺等组织，为一身之表，依赖卫气和津液的温润滋养。肺与皮毛有三方面的密切联系。一是皮毛作为最外层的屏障具有保护机体、抵御外邪的作用。二是皮毛汗腺的开合与肺司呼吸密切相关，起到调节津液代谢、恒定体温和辅助呼吸等功能。三是肺气宣发输布卫气和津液润泽全身皮毛。肺的生理功能正常，则皮毛致密有光泽，抵御外邪侵袭的能力亦较强；若肺气虚弱，肌表失于温养，则卫表不固，抵御外邪侵袭的能力低下，可出现多汗、易于感冒，或皮毛憔悴枯槁等现象。

（3）开窍于鼻：鼻是肺对外的门户，为气体出入的通道。肺开窍于鼻是指鼻的通气和嗅觉功能，主要依靠肺气宣降的作用才能正常发挥。肺气通利，则呼吸畅顺，嗅觉灵敏；外邪犯肺，肺气不利，则见鼻塞、流涕、嗅觉不灵；邪热壅肺，常见鼻流浊涕，甚至鼻翼扇动等。由于"鼻为肺之窍"，故外邪袭肺，常以鼻为通道。

（4）在志为忧（悲）：忧与悲都是消极不良的情感表现，二者对机体的影响相似，都对肺产生不良影响。因肺主气，过度悲忧易耗伤肺气，出现呼吸不利、气短、音哑、干咳、咯血等。

（5）在液为涕：涕由鼻腔所分泌，有润泽、清洁鼻腔之功。涕由肺之阴液所化，故涕为肺之液。当肺阴充足时，则能上濡于鼻，使涕液的分泌适度，濡养鼻腔。否则，当肺出现病变时，每可见涕液的异常。如肺为风寒所袭，则鼻流清涕；肺热壅盛，则涕液黄稠；肺为燥邪所伤，则鼻干无涕。

（三）脾

脾位于中焦，在膈之下，左季肋的深部，附于胃的背侧左上方。在五行属土，阴阳属性为"阴中之至阴"，与自然界长夏相通应。脾胃同居中焦，是人体消化吸收营养物质并输布精微的主要脏器，《黄帝内经》称为"仓廪之官"。

1. 脾的生理功能

（1）脾主运化：运，转运输送；化，消化吸收。脾主运化，是指脾具有把水谷化为精微，并将精微物质吸收转输至全身的生理功能。脾的运化包括运化水谷和运化水液两个方面。

①运化水谷：是指脾对饮食物的消化、吸收和输布作用。饮食入胃后，主要在胃和小肠内进行消化，但必须依赖于脾的运化功能，才能完成。运化过程分为三个阶段：一是消化，即帮助胃的"腐熟"和小肠的"化物"而分解成水谷精微和糟粕；二是吸收，即帮助胃肠吸收水谷精微；三是输布，即依赖于脾的转输和散精功能，才能把水谷精微上输于肺，经肺的宣发与肃降使水谷精微得以输布至全身。而水谷精微，又是维持人体生命活动所需营养物质的主要来源，也是生成气血的主要物质基础，故有"脾为后天之本，气血生化之源"之说。因此，脾的运化功能正常（脾气健运），才能为化生精、气、血、津液提供足够的养料，使机体组织得到充分的营养。若脾的运化功能减退（脾失健运），则机体的消化吸收功能失常，可出现食欲不振、腹胀、便溏、倦怠乏力等。

②运化水液：也称"运化水湿"，是指脾具有吸收、输布水液，调节水液代谢，防止水液在体内停滞的作用。脾既可帮助胃肠吸收水液，又可以把水液转输、布散至全身而发挥滋养和濡润作用；同时，又有助于把各组织器官利用后的多余水液及时转输至肺和肾，化为汗和尿排出体外，从而防止了水湿浊液在体内的停滞贮留。

（2）主升清：升，即上升；清，指水谷精微等营养物质。脾主升清的作用主要体现在两个方面：一是指脾具有将水谷精微等营养物质向上输至心肺头目，以发挥其濡养作用；二是有升提内脏,防止其下垂的作用。

护理应用   2-2 脾脏功能以升为用

（3）主统血:统,指统摄、控制之意。脾主统血,是指脾具有统摄、控制血液在脉中正常运行,防止溢出脉外的功能。若脾不统血则表现为各种出血症,如便血、尿血、崩漏、鼻衄等。

2. 脾的生理联属

（1）脾合胃:脾与胃同属中焦,以膜相连,经络相互联属,构成表里关系。

（2）在体合肉,主四肢:脾为气血生化之源,全身的肌肉都需要依靠脾所运化的水谷精微来营养,才能使肌肉发达,丰满健壮,活动有力。人体的四肢,同样需要脾运化的水谷精微濡养,以维持正常的生理活动。

（3）开窍于口,其华在唇:脾开窍于口,是指饮食口味与脾运化功能有密切关系。脾的经脉"连舌本,散舌下"。舌又主司味觉,因此食欲和口味都可以反映脾的运化功能正常与否。脾为气血生化之源,所以口唇的色泽是否荣润,不仅是全身气血状况的反映,也是脾运化水谷精微功能状态的反映。

（4）脾志为思:思是人体精神、思维活动的一种状态。一般来说,思考、思虑是人体一种正常的生理活动状态;但思虑过度或所思不遂等,就会影响气的升降出入,而致气机郁结,脾的运化升清功能失常,而出现不思饮食、脘腹胀闷、头晕失眠等。

（5）在液为涎:涎为口津,为唾液中较清稀的部分,有润泽口腔,帮助吞咽和消化食物的作用。在正常情况下,涎液上行于口,但不溢于口外。若脾胃不和,则涎液分泌剧增,而发生口涎自出;脾不生津,则出现口干咽燥等。

（四）肝

肝位于腹部,横膈之下,右胁之内。在五行属木,阴阳属性为"阴中之阳",与自然界春气相通应。肝的生理特性是主升、主动,喜条达而恶抑郁,故称为"刚脏",且有"体阴而用阳"的生理特点,《黄帝内经》将其喻为"将军之官"。

1. 肝的生理功能

（1）肝主疏泄:疏,即疏通;泄,即宣泄。肝主疏泄,是指肝对人体气机有疏散宣泄,使之畅达的作用。具体表现在以下五个方面:

①调畅气机:肝性主升主动,有助于全身气机的调畅,从而促使气血和调,经脉通利,脏腑器官的功能活动健旺与协调。若肝的疏泄失常,常表现为两个方面:一是疏泄不及,而致气行不畅,气机郁结,出现胸胁、两乳或少腹等胀痛不适,甚则刺痛或肿块,称之为"肝气郁结"。二是疏泄太过,即肝气的升发太过,出现头目胀痛、面红目赤、烦躁易怒等,形成"肝气上逆"的病理变化。

②调节情志:情志活动,由心所主,但与肝的疏泄功能密切相关。肝脏通过调节气机而调理气血,进而调畅人的情志。肝的疏泄正常,则气机调畅,气血和调,心情舒畅;肝的疏泄功能减退,则肝气郁结,心情郁闷;肝升泄太过,则急躁易怒。反之,持久的情志异常,亦影响肝的疏泄功能,而致肝气郁结,或疏泄太过的病理变化。

③促进消化:肝的疏泄有助于脾升胃降和胆汁的分泌、排泄,以维持正常的消化、吸收功

能。若肝失疏泄，可出现肝胃不和、肝脾不调等消化功能的异常。

④促进血液运行和水液输布：肝的疏泄功能可调畅气机，使血液运行通畅而无瘀滞，肺之通调水道，脾之运化水湿，肾之蒸化水液功能健旺，三焦水道通畅，则无聚湿生痰之患。

⑤调节生殖功能：肝主疏泄，可通过调理冲任二脉和精室来调节生殖功能。

（2）肝主藏血：是指肝有贮藏血液、调节血量及防止出血的功能。当人体处于安静状态时，机体对血液的需求减少，部分血液就回流到肝脏并贮藏起来；当人体处于活动状态时，机体的血液需要量增加，肝内的血液可被运送到全身，供给各组织器官的需要；肝还有收摄血液，主持凝血，防止出血的功能。

2. 肝的生理联属

（1）肝合胆：胆附于肝，肝胆通过经络的相互络属构成表里关系。

（2）在体合筋，其华在爪：筋，即筋膜，有连接和约束骨节、肌肉，主持运动等功能。在五脏中，肝与筋关系最为密切，这是因为全身筋膜有赖于肝血的滋养。若肝血充盛，筋膜得养，则筋力强健，运动自如，且能耐受疲劳。若肝血不足，筋膜失养，则表现为四肢无力、动作迟缓、手足震颤、肢体麻木、抽搐拘挛、屈伸不利等。爪，即爪甲，包括指甲和趾甲，乃筋之延续，故称"爪为筋之余"。肝血充盛，则爪甲红润，坚韧明亮；肝血不足，则爪甲软薄，色泽枯槁，甚则变形、脆裂等。

（3）开窍于目：肝的经脉上连目系，"肝气通于目"，目能视物，有赖于肝血的濡养。故肝的功能正常与否，可表现在目的病变上。如肝的阴血不足，则两目干涩、视物不清或夜盲等；肝火上炎，则目赤肿痛；肝阳上亢，则头晕目眩；肝风内动，则两目上视等。故临床上治疗目疾，常从肝而治。

（4）在志为怒：怒对机体的主要影响为"怒则气上"。若突然大怒，或经常发怒，势必造成肝的阳气升发太过，故曰"大怒伤肝"。反之，肝的阴血不足，肝的阳气相对亢盛，则稍有刺激，极易发怒。

（5）在液为泪：肝开窍于目，泪为目液，故肝在液为泪。泪有濡养、滋润眼睛的功能，为肝血、肝精所化。如肝经风热时，则可见目眵增多、迎风流泪等；如肝血不足时，泪液分泌减少，则出现两目干涩等病变。

（五）肾

肾位于腰部脊柱两侧，左右各一，故称"腰者，肾之府。"五行属水，阴阳属性为"阴中之阴"，与自然界冬气相通应。

1. 肾的生理功能

（1）肾藏精，主生长、发育与生殖：肾藏精，是指肾具有贮存和封藏精气的作用。肾所藏之精包括"先天之精"和"后天之精"。"先天之精"是禀受于父母的生殖之精，与生俱来，是构成胚胎的原始物质。所以称"肾为先天之本"。"后天之精"来源于饮食所化生的精微物质，用以营养脏腑，维持人体生命活动，所余部分藏之于肾。

肾藏精，精能化气，肾精所化之气称为肾气。肾中精气的生理作用：一是促进机体生长、发育与生殖。若肾中精气不足，可见小儿生长发育迟缓，成人生殖机能减退或早衰；二是促进脏腑功能活动。肾中精气分为肾阴、肾阳两个方面：对各脏腑组织起滋润作用的称为肾阴；对各脏腑组织起温煦、生化作用的称为肾阳。肾阴与肾阳，又称元阴与元阳、真阴与真阳，是五脏阴阳的根本。

（2）肾主水：是指肾具有主持和调节人体水液代谢的功能。在正常情况下，水液通过胃的受纳,脾的运化,肺的宣降,肾的气化,三焦的决渎,膀胱的开合等共同作用,清者布于脏腑组织,浊者化为汗和尿液排出体外。所有水液的代谢过程均有赖于肾的气化作用。肾的气化功能表现在三个方面:一是蒸腾气化,升清降浊;二是推动并调节整个水液代谢的过程;三是肾主开阖,即排泄代谢后的废液,又保存机体所需要的水分。因此,肾是维持水液代谢平衡的重要脏器。若肾主水功能失调,气化失司,则会引起水液代谢紊乱,表现出尿液排泄障碍,出现少尿、水肿,或尿频、量多等。

(3)肾主纳气:纳,即受纳、摄纳之意。肾主纳气,是指肾具有摄纳肺吸入之清气,防止呼吸浅表的功能。肾主纳气,就是肾的封藏作用在呼吸运动中的具体体现。若肾的纳气功能减退,摄纳无权,呼吸表浅,可出现动则气喘,呼多吸少等表现,临床上称为"肾不纳气"。所以说"肺为气之主","肾为气之根"。

2. 肾的生理联属

(1)肾合膀胱:肾下通膀胱,两经相互络属,构成表里关系。

(2)在体合骨,生髓通脑,其华在发:肾藏精,精生髓,髓养骨。脑为髓海,髓海得养,脑的发育健全,表现为头聪目明,思维敏捷;骨得髓养,则坚强有力。否则,肾中精气亏虚,则生髓不足,不仅可见头晕耳鸣、健忘、思维迟钝,还可出现骨骼软弱无力,甚至发育不良。"齿乃骨之余"。齿是骨的延续,均赖肾中精气充养。肾中精气充沛,则"齿牙完坚";肾中精气不足,则齿浮易动,甚至脱落。毛发的生长与脱落、润泽与枯槁可反映肾中精气的盈亏。肾精足则血旺,毛发黑而润泽。若肾中精气衰弱,则头发转白、枯槁且易脱落等。

(3)开窍于耳及二阴:肾开窍于耳,是指耳的听觉功能依赖于肾中精气的充养。老年人由于肾中精气虚衰,故多听力减退。二阴,指前阴和后阴。前阴有排尿和生殖的功能,后阴有排泄粪便的作用。

(4)在志为恐:恐与肾的关系密切。"恐则气下",是指人在恐惧的状态,气不得升而反降,可导致大小便失禁等。

(5)在液为唾:唾为口津,指唾液中较稠厚的部分,能润泽口腔,并参与食物的搅拌而下咽。唾由肾精所化,咽之有滋养肾精之功,故善养生者,常以吞咽唾液的方法以保养肾精。而多唾或久唾,易耗伤肾精。

附:命门

命门,有生命的根本之意。"命门"首见于《黄帝内经》,系指眼睛。如《灵枢·根结篇》曰:"太阳根于至阴,结于命门。命门者,目也。"尽管历代医家对命门的认识不同,争议颇多,但归纳起来不外两个方面:一是命门与肾的关系密切;二是命门是人体生命的根本。"肾为先天之本",所以命门之火,即指肾阳;命门之水,即指肾阴。临床上补命门之火,就是温补肾阳。故提出命门,无非是强调肾中阴阳的重要性。

 考点提示　　五脏的各自生理功能及生理联属各是什么?

五脏内容归纳见表2-4。

表 2-4　五脏归纳

		心	肺	脾	肝	肾
职能比喻		君主之官	相傅之官	仓廪之官	将军之官	作强之官
阴阳属性		阳中之阳	阳中之阴	阴中之至阴	阴中之阳	阴中之阴
五行属性		火	金	土	木	水
季节属性		夏季	秋季	长夏季节	春季	冬季
生理联系	藏	神	气	营	血	精
	体	脉	皮	肉	筋	骨
	窍	舌	鼻	口	目	耳,二阴
	液	汗	涕	涎	泪	唾
	志	喜	忧(悲)	思	怒	恐
	华	面	毛	唇	爪	发
神		神	魄	意	魄	志
腑		小肠	大肠	胃	胆	膀胱

三、六腑

(一) 小肠

小肠位于腹中,上通于胃,下连大肠,包括西医学的十二指肠、空肠、回肠。其主要功能为受盛化物和泌别清浊,《黄帝内经》称为"受盛之官"。

1. 受盛化物　受盛,是接受、以器盛物之意。化物,即变化、消化食物之意。指小肠接受从胃传来的初步消化的食物,并将其进一步消化。

2. 泌别清浊　指小肠将消化后形成的水谷精微和食物残渣分开,并将水谷精微吸收,食物残渣则下传至大肠。由于小肠所吸收的水谷精微多呈液态。因此,小肠在吸收水谷精微的同时,也吸收了大量的水液,故有"小肠主液"之说。因此,人体大便的干湿和尿量的多少与小肠主液的功能密切相关。

(二) 大肠

大肠位于腹腔,上端与小肠相接,下端紧接肛门,是一个管道器官。其主要功能为传化糟粕,《黄帝内经》称为"传导之官"。

大肠接受小肠泌别清浊后剩下的食物残渣,再吸收其中多余的水液形成粪便,经肛门排出体外。在传导过程中对部分水分再吸收,故有"大肠主津"之说。大肠功能失调,主要表现为传导失常和粪便的改变。

(三) 胃

胃位于上腹部,上连食管,下接小肠。胃的上口为贲门,下口为幽门。胃分为上、中、下三部,上部称上脘,包括贲门;中部称中脘,即胃体部分;下部称下脘,包括幽门。其主要功能是受纳、腐熟水谷,《黄帝内经》称为"水谷之海"、"太仓"。

1. 主受纳、腐熟水谷　受纳,是接受和容纳的意思。腐熟,是饮食物经胃初步消化,形成食糜的意思。胃主受纳、腐熟水谷,是指胃有接受、容纳饮食物并对饮食物进行初步消化的作用。饮食入口,经食管下达容纳于胃,在胃中阳气的作用下,经过胃的初步消化而形成易于吸收的食糜。胃对食物的消化,须在脾的运化功能协助下才能完成,使食物进一步消化和吸收。胃的这种功能称为"胃气"。历代医家非常重视胃气,因为脏腑功能的盛衰主要取决于胃气的强弱。如胃气强,则食欲旺盛,食易消化;胃气弱,则纳呆、食少、脘胀、消化不良。

护理应用　　2-3　胃气的临床表现

2. 主通降　通降,是指胃气以通畅下降为顺。这一特点,不仅体现于胃能将初步消化后的食物向下送至小肠,以利于在小肠内进一步的消化吸收;还包括小肠将食物残渣下输于大肠,以及大肠排泄糟粕的功能。因此,胃主通降正常,则为保证整个消化系统功能正常提供重要条件。若胃失通降,不仅影响食欲,而且"浊气在上",在上可引起口臭;在中可见脘腹胀闷或疼痛等;在下可见大便秘结。若胃气上逆,可见嗳气、恶心、呕吐、呃逆等。

（四）胆

胆为六腑之一,又属于奇恒之腑,附于肝之右叶下,呈中空的囊状器官。其主要功能为贮存排泄胆汁、主决断。《黄帝内经》称为"中正之官"。

1. 贮存和排泄胆汁　中医学认为胆汁由肝之精气所化,贮存于胆,根据消化需要适时施泄于小肠,起到帮助消化的作用。而胆汁的化生与排泄全赖于肝的疏泄功能来控制和调节。若肝主疏泄正常,则胆汁分泌排泄畅达,脾胃消化功能正常。若肝失疏泄,导致胆汁分泌排泄不利,从而影响脾胃的运化功能,则出现胁下胀满疼痛、腹胀、纳少、便溏等;若肝胆气逆,则胆汁外溢,可见口苦、呕吐黄绿水及黄疸等。

2. 主决断　胆主决断,是指胆具有判断事物,并做出决定的作用。中医理论认为肝主谋虑,胆主决断,肝胆必须相互配合,才能进行正常的思维活动。故胆气虚者,常易惊善恐,遇事不决,失眠多梦等。

（五）膀胱

膀胱位于下腹部,上通过输尿管与肾相通,下连尿道,开口于前阴。其主要功能为贮尿和排尿。津液经肾的气化生成尿液,下注膀胱。膀胱内尿液充盈至一定程度时,可自主地排出体外。《黄帝内经》称为"州都之官"。

（六）三焦

三焦是上、中、下三焦的总称,为六腑之一。在人体脏腑中三焦最大,有"孤腑"之称。从部位来划分,膈肌以上为上焦,包括心、肺;膈肌以下、脐以上为中焦,包括脾、胃和肝、胆;脐以下为下焦,包括肾、膀胱、小肠、大肠。三焦与心包相表里。其主要功能为运行元气和水液,《黄帝内经》称三焦为"决渎之官"。

1. 通行元气　三焦是元气通行的道路,是人体之气升降出入的通道,亦是气化的场所。元气是人体最根本之气,是生命活动的原动力,所以说:"三焦者,气之所终始也。"

2. 运行水谷、水液　三焦是人体水液升降出入的通路,有疏通水道,运行水谷、水液,协助输布精微,排泄废物的作用。体内的水液代谢主要是在肺、脾、肾等脏腑的协同作用下完成的,但必须以三焦为通道,才能正常地升、降、出、入。

三焦的各个部位有其各自的功能特点。如上焦主宣发,敷布水谷精气于周身,若雾露之溉,故称"上焦如雾";中焦主消化、吸收并输布水谷精微,化气生血,如酿酒发酵,故称"中焦如沤";下焦主泌别清浊,排泄糟粕和尿液,有如水浊不断向下疏通,向外排泄,故称"下焦如渎"。

六腑内容归纳见表2-5。

表2-5　六腑归纳表

项目	胆	胃	小肠	大肠	膀胱	三焦
职能比喻	中正之官	仓廪之官	受盛之官	传导之官	州都之官	决渎之官
合脏	肝	脾	心	肺	肾	心包
生理功能	1. 贮藏排泄胆汁 2. 主决断	1. 受纳水谷 2. 腐熟水谷	1. 受盛之物 2. 泌别清浊 3. 主液	1. 传导糟粕 2. 主津	1. 贮藏尿液 2. 排泄尿液	1. 通行元气 2. 运行水液 3. 运行水谷
生理特性	胆主升发 胆汁宜降	主通降 喜润恶燥	升清降浊	以通为用 以降为顺	气化、开阖	上焦如雾 中焦如沤 下焦为渎
病理变化	胆气上逆 胆汁外溢 胆怯不宁	食欲异常 消化失常 胃气不和	消化吸收障碍 二便失常	大便异常	小便失常	水液潴留

四、奇恒之腑

奇恒之腑,包括脑、髓、骨、脉、胆、女子胞。髓、骨、脉、胆前已论述,在此仅对脑、女子胞予以介绍。

(一) 脑

脑居颅内,由髓汇集而成。故《黄帝内经》称"脑为髓之海"。

1. 主持精神活动　脑是汇聚精髓而主神明的处所。中医学既强调心主神明,又重视脑主精神活动的功能。脑主精神活动正常,则精力充沛、思维敏捷、记忆力强。脑髓不充,则出现精神萎靡,反应迟钝,健忘等。

2. 主感觉运动　"脑为元神之腑"是说人的视、听、言、行、动等本能与脑密切相关。脑主感觉运动的功能正常,则视物清晰、听力聪颖、嗅觉灵敏、言语清晰、肢体灵活;反之,则可出现视物不清、听觉失聪、嗅觉不灵、感觉迟钝、运动迟缓、言语謇涩等。

(二) 女子胞

女子胞,又称胞宫,位于小腹正中,下口与阴道相连,是女子孕育胎儿的器官。

1. 主司月经　月经来源于女子胞。女子"二七而天癸至,任脉通,太冲脉盛,月事以时下,故有子"(《素问·上古天真论》)。"天癸"是由肾中精气所化生的一种促进人体生殖机能成熟的物质。在天癸的作用下,胞宫发育完善,任脉通,冲脉气血充盛,月经应时来潮。所以说,女子胞是女子发育成熟后,主持月经的主要器官。

2. 孕育胎儿　月经正常来潮后,女子胞就具有生殖和养育胎儿的能力。女子受孕以后,胎儿在母体子宫中发育,女子胞就聚集气血以养胎,成为容纳胎儿和孕育胎儿的重要器官,直至十月怀胎期满分娩。故《类经·藏象类》曰："阴阳交媾,胎孕乃凝,所藏之处,名曰子宫"。

五、脏腑之间的关系

(一) 脏与脏之间的关系

五脏一体观,是中医藏象学的主要特点。五脏之间既相互协同,又相互制约,以维持五脏之间的动态平衡。五脏在五行生克乘侮关系的基础上,还有生理功能及病理变化的相互影响。

1. 心与肺 主要是气和血的关系。心主血,肺主气,二者相互配合,以保证气血正常运行。血的循行依赖气的推动,气的输布又需血的运载。所以说"气为血之帅,血为气之母"。若肺气虚弱,宗气不足,运血无力,则见胸痛、心悸、唇青、舌紫等;若心血不畅,亦会影响肺的宣降,出现咳嗽、喘促、胸闷等。

2. 心与脾 主要表现在血液的生成和运行两个方面。心主血,脾为气血化生之源,又能统血。脾气健运,血有所生,血在脉中循行,又赖以心气推动和脾气统摄,而不至于血行脉外;心行血于脾,则脾运健旺。在病理上,若心血不足,则脾失所养,脾虚化血不足,统血无力,可致心血亏虚,最终出现心脾两虚,表现为心悸、失眠多梦、食少、腹胀、便溏等。

3. 心与肝 主要表现在血液循行和神志活动两方面。心主血,肝藏血,全身血流充沛,则肝有所藏,心有所主,二者相互为用,以维持血液正常生理活动。心主神志,肝主疏泄而调节情志,心肝协作,共同维持神志活动的正常。故病理上可有心肝血虚之证,出现心悸、失眠、视物昏花、月经量少等,亦可有心神不安、急躁易怒、头晕目赤等心肝火旺之证。

4. 心与肾 心在上属火,肾居下属水。生理状态下,心火必须下降于肾,使肾水不寒;肾水必须上济于心,使心火不亢。这种阴阳相交、水火相济的协调关系,称为"心肾相交"、"水火既济"。若这种平衡协调关系失调,则出现心烦、失眠多梦、遗精等心肾不交证。此外,心主血藏神,肾藏精生髓,精是神的物质基础,神是精的外在表现,精血之间可相互资生转化,所有肾精亏损和心血不足可互为因果。

5. 肺与脾 主要体现在气的生成和津液代谢两方面。肺主气,脾生气,只有肺脾两脏协调配合,才能保证气的生成充沛和运行正常。肺主通调水道,脾主运化水湿,肺脾(胃)通力合作以维持水液正常代谢。病理上,脾失健运,水液停滞,聚而成痰,影响肺的宣降,可见咳嗽、哮喘、咳痰、胸闷等。故有"脾为生痰之源,肺为贮痰之器"之论。反之,肺病日久亦可导致脾虚,出现食少、腹胀、便溏、水肿等。

6. 肺与肝 主要体现在气机升降的相互协调方面。肺气以肃降为顺,肝气以升发为和,共同维持气机升降的平衡协调。若肝升发太过,肺肃降不及,导致气火上逆,可见咳嗽、咯血等"木火刑金"之象。反之,若肺失清肃可致肝失疏泄,出现咳嗽、胸胁胀痛、头晕目眩等。

7. 肺与肾 主要表现在水液代谢和呼吸运动及肺肾之阴相互滋养方面。

(1)水液代谢:肾为水脏,肺为水之上源。肺主宣降,通调水道,使在上之水津宣降有度。肾主水,水液通过肾阳的气化,使清者升,浊者降入膀胱变成尿液。如此肺肾协作,共同维持水液代谢正常。若肺失宣降,通调失职累及于肾,可见水肿、尿少等;肾不主水累及于肺,可见水肿、气喘、胸部满闷等。

(2)呼吸运动:肺司呼吸,肾主纳气,肾气充足,才能助肺吸气和降气,故曰:"肺为气之主,肾为气之根。"若肾气不足或肺虚久咳伤肾,均可出现呼多吸少,动则气喘等肾不纳气的表现。

(3)肺肾之阴相互滋养:肾阴为诸阴之本,肾阴充沛,可上行滋养肺阴;肺阴充足,金能生水,可下输于肾,故有"金水相生"之说。临床上常可见肺肾阴虚并见,出现潮热盗汗,腰酸腿软、梦遗精滑、干咳音哑等。

8. 肝与脾　主要表现在对血液的调控和消化方面。肝主藏血,脾主生血,脾气健旺,生血有源,则肝有所藏,调节有度。肝能凝血,脾主统血,两脏协同,共同维持血液在脉管中正常运行。肝主疏泄,可促进脾的运化;脾气健运,气血化源充足,则肝血充盈,从而保证肝气条达。若肝失疏泄,木不疏土,可见精神抑郁、胸胁胀满、纳呆、腹胀、腹痛、溏泄等。反之,脾病也可影响肝,如脾失健运,水湿内停,蕴而化热,湿热郁蒸肝胆,可形成黄疸、胸胁胀痛等。

9. 肝与肾　主要体现在精血同源和藏泄相济两方面。肝藏血,肾藏精,精血可以互相转化。故有"肝肾同源"、"精血同源"之说。在生理上,肝主疏泄,肾主封藏,两者共同维持女子月经、男子排精的生理功能。在病理上,若藏泄失调,可见女子月经不调、男子排精异常等病证。若肾阴不足,不能滋养肝阴,阴不制阳而致肝阳上亢,可见头痛目眩,烦躁易怒之症。或者肝火妄动,下劫肾阴,而致肝肾阴虚,两脏互损,而并见烦热盗汗、男子遗精、女子月经不调等肝肾阴虚之证。

10. 脾与肾　主要表现在先、后天相互资助与水液代谢相互协调方面。脾为后天之本,肾为先天之本。先天温养后天,后天滋养先天。脾主运化水湿,肾主水液代谢,脾气运化有赖肾气蒸腾、温煦,肾水输布又赖脾气脾阳协助,即所谓"土能制水"。若肾阳不足,不能温煦脾阳,或脾阳虚久,损及于肾,均可导致脾肾阳虚,而见水肿、少尿、腹部冷痛、便溏腹泻,甚或五更泄等。

(二) 脏与腑之间的关系

脏与腑的关系是脏腑阴阳表里配合关系。脏为阴,腑为阳;脏为里,腑为表。一阴一阳,一里一表相互配合,并由经络相互络属,从而构成脏腑之间的表里关系。

1. 心与小肠　通过经络相互络属构成表里关系。生理上,心阳(火)下布,温煦小肠,有利于小肠"受盛化物"、"泌清别浊"的功能发挥。病理上,如心火炽盛,循经下移小肠可见少尿、尿赤、尿痛、尿急、尿频、排尿灼热等小肠实热证。反之,小肠有热,也可循经上炎,出现心烦、舌赤、口疮等。

2. 肺与大肠　通过经络相互络属构成表里关系。其体现在肺气肃降与大肠传导之间相互为用的关系上。肺气的肃降可促进大肠的传导;大肠的传导有利于肺的肃降。若肺失肃降,津不下达,可见大便秘结;若大肠壅滞不通,又可引起肺气不利,出现咳、喘等。

3. 脾与胃　通过经络相互络属构成表里关系。在生理上,脾主运化,胃主受纳;脾主升清,胃主降浊;脾为湿土属阴,喜燥而恶湿;胃为燥土属阳,喜润而恶燥。两者纳运协调,升降相因,燥湿相济,阴阳相合,共同完成饮食物的消化、吸收以及水谷精气的输布。脾胃合称"后天之本"、"气血生化之源"。病理上常相互影响,如脾运失职,可影响胃的受纳与和降,出现纳呆、恶心、呕吐、脘胀。反之,胃失和降,又会影响脾的运化与升清,而见腹胀、泄泻等。

4. 肝与胆　通过经络相互络属构成表里关系。肝为刚脏,主疏泄,其气主升;胆为清腑,藏胆汁,胆汁宜降。同时,肝的疏泄,调畅气机,促进胆囊排泄胆汁;胆汁排泄通畅,又有利于肝之疏泄。病理上肝胆常相互影响,如出现肝胆火旺、肝胆湿热证等。

5. 肾与膀胱　通过经络相互络属构成表里关系。肾主生成尿液,膀胱贮尿和排尿,膀胱的气化作用取决于肾气的盛衰,依赖于肾气的固摄。肾气充足,则固摄有权,膀胱开合有度,水液代谢正常。若肾气不足,气化失常,膀胱开合失度,可见小便失禁、尿频、遗尿,或小便不利,甚则癃闭。

（三）腑与腑之间的关系

六腑以"传化物"为共同生理特点。六腑之间的关系,主要体现于饮食物的消化、吸收和排泄过程中的相互联系和密切配合。

生理上,饮食入胃,经胃的腐熟和初步消化,下传于小肠,小肠受盛胃下移的食糜,再进一步消化,泌别清浊。清者为精微物质,经脾的转输以营养全身,浊者为剩余的水液和食物残渣,由小肠排入大肠而成糟粕,经大肠的燥化和传导,形成粪便,由肛门排出体外。小肠主液,大肠主津,吸收的水液经脾的转输,肺的宣降下达于肾,再经肾的气化,水液形成尿液渗入膀胱,及时排出体外。在饮食物的消化过程中,还有赖于胆汁的排泄以助消化。三焦是水谷传化的道路,更重要的是三焦的气化、推动和支持传化功能的正常进行。因此,人体对饮食物的消化、吸收和排泄,是由六腑分工合作共同完成的。病理上,六腑是相互影响的。胃有实热,消灼津液,可使大便燥结,大肠传导不利。反之,肠燥便秘,腑气不通,亦可影响胃气通降,而见恶心、呕吐、口臭等胃气上逆证。若胆火炽盛,也可犯胃,使胃失和降,出现吞酸、嗳气、呕吐苦水。

（张　琪）

任务三　精、气、血、津液学说

一、精

（一）精的含义

精有广义和狭义之分。广义之精泛指构成人体和维持人体生命活动的精微物质,包括先天之精、水谷之精、生殖之精、脏腑之精和血、津液、髓等;狭义之精是指肾所藏生殖之精,是禀受于父母而贮藏于肾,具有生殖繁衍功能的精微物质。

（二）精的来源

精来源于先天,由后天充养,所以有先天之精和后天之精之分。先天之精禀受于父母,又称"生殖之精",是构成脏腑组织的原始生命物质。后天之精来源于饮食水谷,又称"水谷之精",是脾胃运化的水谷之精和五脏六腑之精。

（三）精的生理功能

1. 繁衍生命　生殖之精是生命的原始物质,具有生殖繁衍的作用。男子二八天癸至,精气溢泻;女子二七天癸至,月事以时下。男女具备了生殖的能力,此时若男女媾精,阴阳和调,则"以母为基,以父为楯"（《灵枢·天年》）,胎孕方成。精是繁衍生命的物质基础,肾精充足,则生殖功能强。若肾精不足,则生殖功能障碍。故补肾填精是临床治疗不孕不育等生殖功能障碍的重要方法之一。

2. 生长发育　人出生之后,从婴儿至青年生长的成熟时期,均依赖肾精的充养。随着肾中精气的盛衰变化,人体则呈现出生、长、壮、老、已的生命运动规律。如果肾精不足,则出现小儿生长发育迟缓或障碍,以及成人早衰等病理变化。因此,临床上常以滋补肾精来治疗小儿五迟、五软等生长发育障碍和防止成人早衰。

3. 濡润脏腑 精是人体脏腑组织器官赖以滋润濡养的精华物质。人以水谷为本,饮食物经脾胃消化吸收,转化为水谷精微。水谷精微输布到五脏六腑等全身各组织器官之中,起着滋养作用,以维持人体的生理活动,其剩余部分归藏于肾,贮以备用。同时,先天之精给后天之精的化生以活力资助,先、后天之精是维持人体生命活动的基本物质。若先天不足或后天失调,肾精化生不足,则各脏腑组织器官失养,人体则呈现虚弱及衰竭状态,抗病力弱,易发生疾病。

4. 生髓化血 肾藏精,精生髓,髓充脑。肾精充盛,脑海充盈,则思维敏捷,目明耳聪,延年益寿。若肾精亏虚,不能生髓充脑,髓海不足,则出现头晕耳鸣、两眼昏花、智力减退、健忘等。故防治小儿智力障碍或老年性痴呆多从补益肾精着手。

肾精生髓,充养骨骼。肾精充盛,骨骼得养而坚固有力,运动自如;反之,肾精不足,骨髓空虚,骨骼失养,小儿则出现囟门迟闭,骨软无力,老年人则常发生骨质疏松、脆弱,易于骨折等病理变化。

精生髓,髓藏骨中,骨髓可以生血。精足则骨髓充,血液生化有源,故有"精血同源"之说。水谷之精是血液化生的物质基础,脏腑之精也不断地融合于血中以发挥化血作用。精化血理论,是补益精髓法治疗血虚之证的理论依据。

二、气

气是构成人体和维持人体生命活动的基本物质,具有运动的属性。

(一) 气的生成与运行

1. 气的来源 主要有三方面:一是来源于父母的先天之精气;二是来源于饮食物的营养物质,即水谷之精气;三是来源于自然界的清气。气的生成,有赖于全身各个脏腑的综合协调作用,其中与肾、脾、胃和肺的生理功能密切相关,通过肾、脾、胃、肺等脏腑的共同作用,将先天之精气、水谷之精气和自然界清气结合而生成人体之气。

2. 气的运动 气在人体内的运动称为气机。气运动的基本形式是升、降、出、入。如肺的呼吸功能,呼气体现了"出"和"升"的运动,吸气体现了"入"和"降"的运动。气的运动协调平衡称为"气机调畅"。若气机不畅,则出现气滞、气逆等病理现象。

(二) 气的功能

1. 推动作用 人体的生长发育,各脏腑经络的生理活动,血液的生成与运行,津液的输布和排泄,都依赖气的激发促进。若气的推动作用减弱,可见生长发育迟缓或早衰,脏腑经络功能减退等。

2. 温煦作用 气的温煦作用维持着人体正常的体温,脏腑经络等组织器官的生理活动,血和津液的运行等。若温煦作用减退,可出现畏寒肢冷、四肢不温、血运迟缓等寒象。

3. 防御作用 气具有护卫肌表,防御外邪入侵和祛邪外出的作用。若气的防御功能减退,则易受邪而发病。如《素问·评热病论》曰:"邪之所凑,其气必虚。"

4. 固摄作用 气有统摄控制血、精、津液等,防止其无故流失的作用。若固摄功能减退,可出现出血、自汗、遗尿、崩漏等病证。

5. 气化作用 气化是指通过气的运动而产生的各种变化。气化是指精、气、血、津液的新陈代谢及其相互转化。若气化功能失常,就会影响到气、血、津液的新陈代谢、饮食物的消化吸收,以及汗液、尿液和粪便等的排泄。

上述气的五种功能,只有它们密切配合,相互为用,才能保持人体正常的生命活动。

（三）气的分类

1. 元气　元气是人体生命活动的原动力,由肾中精气所化生,依赖于后天水谷之精的培育,其盛衰与肾、脾胃功能密切相关。主要功能是推动人体的生长发育,温煦激发脏腑经络等组织器官的生理活动。元气充沛,则人体健壮而少病;若元气不足,则身体虚弱,易致各种疾病。

2. 宗气　由肺吸入的自然界清气和脾胃运化生成的水谷精气结合而成。宗气聚于胸中,主要功能:一是走息道而司呼吸;二是贯心脉以行气血。故凡语言、声音、呼吸的强弱,气血运行正常与否,均与宗气的盛衰有关。

3. 营气　由脾胃运化的水谷精微所化生,是水谷精微中富有营养的物质。它分布于脉管之中,主要功能是化生血液和营养周身。营气与血同行于脉中,有着不可分割的密切关系,故常"营血"并称。

4. 卫气　由脾胃运化的水谷精微中慓疾滑利的部分组成,运行于脉外。主要功能:一是护卫肌表,抵御外邪入侵;二是控制肌腠开合、汗液排泄,维持体温恒定;三是温养脏腑,润泽皮毛等。卫气属于阳气的一部分,故有"卫阳"之称。

三、血

血是运行于脉管中的富有营养的红色液体,是构成人体和维持人体生命活动的基本物质。

（一）血的生成

血液的主要来源:脾胃运化的水谷精微,化为营气,经过肺的作用,贯注心脉而化为血液。肾集五脏六腑之精而藏之,精能生髓,髓能生血,精髓也是化生血液的基本物质。所以血是以水谷精微、精髓为主要物质基础,以营气和津液为构成成分。血的生成主要与脾胃、心、肺、肝、肾等脏有关。

（二）血的功能

血具有营养和滋润全身的生理功能。血的濡养功能,可以从面色、肌肉、皮肤、毛发等方面反映出来。如面色红润、肌肉丰满壮实等;若血的濡养功能减弱,可引起全身或局部血虚的病理变化,出现头晕目眩、面色无华、毛发干枯、肌肤干燥、四肢麻木等。血是神志活动的主要物质基础,血液旺盛则精神充沛,思维敏捷;血虚则见失眠、健忘、多梦等。

（三）血的循行

血在脉管中正常运行主要依赖于气的推动和固摄作用。气的推动作用是血液运行的动力,依赖于心主血、肺主气和肝主疏泄的功能;固摄作用可保证血液不外溢,主要依赖于脾统血和肝藏血的功能。这两种作用的协调平衡,维持着血液的正常运行。

四、津液

津液是人体各种正常水液的总称。清稀者为津,分布于皮肤、肌肉和孔窍等部位;稠浊者为液,灌注于骨节、脑、髓、脏腑等组织器官。二者可相互转化,故统称为"津液"。

（一）津液的生成、输布与排泄

津液的生成、输布和排泄是一个复杂的生理过程,如《素问·经脉别论》曰:"饮入于胃,游溢精气,上输于脾,脾气散精,上归于肺,通调水道,下输膀胱,水精四布,五经并行"。这是对津液的生成、输布和排泄过程的简要说明。由此可见,津液来源于饮食水谷,通过胃肠的消化吸收,脾的运化,上送到肺,由肺的宣降、通调水道,再由肾的气化蒸腾、升清降浊,以三焦为通道,随着气的升降出入,布散于全身而环流不息。将多余的水液,气化成汗液与尿液排出体外,以维护人体水液代谢平衡。因此,不论是气的病变还是各脏腑的功能失调,尤其是肺、脾、肾三脏的失调,均可导致津液生成不足或津液代谢障碍的病变。

(二)津液的功能

津液的功能主要是滋润濡养和化生血液。即润泽皮毛肌肤,滋养脏腑经脉,充养骨髓脑髓,润滑眼、鼻、口等孔窍和滑利关节;津液渗入血脉内可化生血液;津液在其自身的代谢过程中,能将代谢产物以尿、汗等形式排出体外。

五、精、气、血、津液的关系

精、气、血、津液都是构成人体和维持人体生命活动的基本物质,均有赖于脾胃化生的水谷精微生成。在生理上,它们之间既存在着相互依存、相互促进、相互转化的关系,又存在着相互制约的关系。

(一)气与血的关系

气属阳,主动,主温煦;血属阴,主静,主濡润,这是气和血在属性及生理功能上的差异。然而,气与血都来源于脾胃化生的水谷精微和肾中精气,两者在生成、输布等方面密切相关。气和血的关系可概括为"气为血之帅"和"血为气之母"。

1. 气能生血 气能生血的含义有两个方面:一是血液的生成是通过气的运动变化完成的。气的运动变化功能强盛,脏腑功能亦强盛,则血液化生充足;反之,则血液化生不足。二是气为化生血液的基本物质之一,如营气是血液的重要组成部分。故在临床上治疗血虚证时,常配合补气药物,达补气以生血之效。

2. 气能行血 指气的推动作用是血液运行的动力。血属阴而主静,血不能自行,血的运行有赖于气的推动。故临床治疗血行失常病证时,常分别配伍补气、行气和降气、升提等药物,即是气能行血理论的实际应用。

3. 气能摄血 指气具有统摄血液,使之正常循行于脉管之中而不溢于脉外的作用。若气不摄血,则见各种出血病证。临床上常采用健脾补气的方法治疗气不摄血证。

4. 血能载气 指气依赖于血液的运载而布达全身。因气的活力很强,易于逸脱,故必须依附于血,即所谓"血为气之母"、"血为气之宅"。所以在临床上,每见大出血时,气亦随血而外脱,形成气随血脱之证候。

(二)气与津液的关系

气属阳,津液属阴,其属性不同。津液的生成、输布和排泄,有赖于气的推动、固摄作用和气的升降出入运动,而气在体内的存在及运动变化也离不开津液的运载和滋润。气和津液的关系具体表现在气能生津、行津、摄津和津能化气、津能载气等方面。

1. 气能生津 指气是津液生成的物质基础和动力。气能通过运动以激发和推动脾胃的功能活动,使中焦脾胃之气旺盛,化生津液,使人体津液充盛。所以说气能生津,气盛则津足,气衰则津少。

2. 气能行津 指气的运动是津液输布和排泄的动力。人体内津液的输布及其化为汗、尿等排出体外,全赖气的升降出入运动。若气的推动作用减弱,气化无力,或气机不利,气化受阻,均可导致"气不行水",津液的输布代谢障碍,产生水、湿、痰、饮停聚的病理变化。所以说气行则水行,气滞则水滞。临床上"治痰先治气"、"治湿兼理脾"的方法,就是气能行津理论的具体应用。

3. 气能摄津　指气的固摄作用控制着津液的排泄。若气的固摄作用减弱,则体内的津液无故流失,如出现自汗、尿崩等。临床上则用补气摄津的方法治疗。

4. 津能载气　指津液是气的载体之一。若因汗、吐、下太过,导致津液大量流失,则气亦随津液而外脱,出现"气随液脱"之危候。

(三) 气与精的关系

1. 气可摄精　指气对精具有封藏和控制以防止无故丢失的作用。气摄精,就是肾气的封藏作用。若肾气亏虚,则表现为早泄、滑精、遗精、生殖功能低下等。

2. 气化为精　指精的生成有赖于气的运动及气化功能。精有先天之精和后天之精,先天之精依靠于肾气的生化,后天之精依靠于脾气的滋长,生化不止,源源不断。

3. 精能化气　精是化生气的物质基础。《类经》曰:"精化为气,元气由精而化也。"精藏于肾,可化生为肾之元气,元气为诸气之本,以促进人体的生长、发育和生殖,并推动和调节全身脏腑的功能活动。水谷之精化生营气和卫气,水谷之精和自然界清气结合生成宗气。精盈则气盛,精少则气衰,故失精之人,则见气短、神疲乏力等。

(四) 血与精的关系

血和精都来源于水谷精微,精可化血,血能生精,故常谓"精血同源"。在病理上,精与血的病变亦常相互影响。如肾精亏损,可导致肝血不足;反之,肝血不足,也可引起肾精亏损。

(五) 血与津液的关系

血和津液都来源于水谷精微,均有滋润与濡养作用,均属于阴,故两者相互作用,互相补充,共同完成滋养人体的作用,故有"津血同源"之说。

(六) 精与津液的关系

精与津液均属于阴,肾藏精而主水,肾精为诸阴之本。如肾阴精亏损,则阴液生化无源而亏虚。中焦化生津液,通过三焦气化输布全身,濡养脏腑,稠厚部分注入肾中,化为肾精,故津液枯竭可影响精的生成。因此,精与津液在生理上相互为用,在病理上相互影响。

(彭　静)

任务四　病因病机

在生理状态下,人体的脏腑、经络及精、气、血、津液之间,维持着相对的动态平衡。当这种动态平衡遭到破坏时,人体就会发生疾病。引起疾病的原因就是病因。病机是疾病发生、发展及其转归的机理。疾病的发生、发展及转归,取决于人体正常生理功能与各种致病因素之间斗争的胜负。

一、病因

中医学一般将病因分为外感病因、内伤病因、病理产物病因和其他病因四类。主要包括六淫、疠气、情志内伤、饮食失宜、劳逸过度、外伤、虫兽伤、痰饮、瘀血等。

（一）外感病因

一般从肌表、口鼻侵入人体的病因称为外感病因，主要包括六淫、疠气等。

1. 六淫 风、寒、暑、湿、燥、火六种外感病邪统称六淫。在正常气候条件下，风、寒、暑、湿、燥、火称为六气，是人体赖以生存的外界环境，人体通过自身的生理活动与六气的变化相适应。但是，当六气异常变化，超过了人体适应的限度，出现六气太过或不及，非其时而有其气，如春天应暖而反寒，秋天应凉而反热等；以及气候变化过于急骤，如暴冷、暴热等，则可导致疾病的发生。六气转化为致病因素称为"六淫"。

六淫致病具有明显的季节性。如春季多风病，夏季多暑病，长夏多湿病，秋季多燥病，冬季多寒病等。但是，气候变化是非常复杂的，人体的易感性也各有特点，故夏季也可有寒病，冬季也可有热症。

六淫致病常与居住区域环境密切相关。如：西北高原地区多寒病、燥病，东南沿海地区多湿病、温病；久居潮湿环境多湿病，高温环境易患火热病。六淫既可单独侵袭人体发病，如寒邪直中脏腑而致泄泻；又可两邪相兼同时侵犯人体而致病，如风邪与热邪相兼致病。在疾病发展过程中，六淫邪气不仅可以互相影响，而且在一定条件下，其病理表现可发生转化，如寒邪可郁而化热，暑湿日久可化燥伤阴，六淫之邪皆可从热化火等。这种转化与机体的体质密切相关。六淫致病多从肌表、口鼻侵犯人体而发病。如风寒多伤于肌表，温邪自口鼻而入，故将六淫所致疾病称为外感病。

（1）风：风为春季的主气，但四时皆有。故春季多为风邪致病，但其他季节亦可发生。

风为阳邪，其性开泄，易袭阳位。风邪常侵犯人体的头部、肺脏、肌表等部位，易使腠理疏泄而开张。如风邪袭表，腠理开泄，可见汗出、恶风等症；风邪循经上扰则头痛；风邪犯肺则可出现鼻塞、咽痒、咳嗽等症状。

风性善行而数变。风邪致病，病位游移，行无定处。如风痹证，又称为"行痹"，四肢关节疼痛，游移不定。风邪致病具有发病急、变化多、传变快的特点。如荨麻疹的皮疹，具有瘙痒时作、皮疹发无定处、此起彼伏、时隐时现等特征。又如小儿风水证，不仅有表证，而且短时间内可出现头面一身俱肿、小便短少等。故《素问·风论》曰："风者，善行而数变。"风性主动。如风邪入侵，常表现为眩晕、震颤、四肢抽搐、角弓反张、两目上视等症状。

风为百病之长。其一是指风邪常兼他邪伤人，为外邪致病的先导。如寒、湿、燥、热邪，常依附于风邪而侵犯人体，而形成外感风寒、风湿、风燥、风热等证。其二是指风邪袭人致病最多。风邪四季皆有，故发病机会多；风邪侵入，表里内外，脏腑筋骨，无所不至，可发生多种病证。

护理应用 2-4 风为百病之长

（2）寒：寒为冬季的主气，也可见于其他季节。

寒为阴邪，易伤阳气。如寒邪袭表，卫阳被遏，可见恶寒；寒邪直中太阴，损伤脾阳，则见脘腹冷痛、呕吐、腹泻等症；寒邪直中少阴，心肾之阳受损，患者可出现恶寒蜷卧、手足厥冷、下利清谷、精神萎靡、脉微细等症。

寒性凝滞主痛。凝滞即凝结、阻滞不通之意。人体阳气有温煦、推动气血正常运行的功能。寒邪侵犯人体则损伤阳气，往往使经脉气血凝结阻滞，不通则痛，从而出现各种疼痛的症状。

寒性收引。收引即收缩牵引之意。在临床上，寒邪侵袭肌表，腠理闭塞，卫阳阻遏，不得宣泄，可见恶寒发热，无汗。若寒侵经络及关节，则筋脉、经络收缩拘急，可见筋脉、关节屈伸不利，拘挛疼痛等症。

（3）暑：暑为夏季主气，夏至以后、立秋之前为暑邪致病季节。

暑为阳邪，其性炎热。暑邪伤人多出现阳热病证，如高热、面赤、目红、心烦、脉洪大等。

暑性升散，易伤津耗气。暑邪侵袭人体，可致腠理开泄而多汗。如汗出过多，其一耗伤津液，其二气随津泄，导致津气两虚，甚至气随津脱。故患者可出现口渴喜饮、尿赤短少、气短乏力等，甚则突然昏倒、不省人事的阳气暴脱之危证。

暑多挟湿。暑邪常挟湿邪侵犯人体，暑邪发病可出现发热、烦渴、四肢困倦、胸闷、呕吐、大便溏而不爽等症。

（4）湿：湿为长夏季节的主气，四季皆见。

湿为阴邪，易阻滞气机，损伤阳气。如湿阻胸膈，气机不畅则胸闷；湿困脾胃，升降不利则脘腹痞胀、大便不爽；湿停下焦，气机不调则小便短涩。湿邪入侵易损伤人体阳气，脾脏喜燥而恶湿，故湿邪侵犯常先困脾，湿困脾阳，脾失运化，水湿停聚，发为泄泻、小便短少、水肿等症。

湿性重浊。如湿邪袭表，湿浊困遏清阳，则见周身困重，四肢倦怠，头重如裹。又如湿邪留滞经络关节形成湿邪偏盛的痹证，称为"着痹"，则见关节疼痛，酸楚重着。湿邪为病，导致排泄物和分泌物等秽浊不清。如湿邪上犯头面，则见面垢、眵多；湿滞大肠，则大便溏泄，下痢脓血；湿浊下注，则小便浑浊，妇女带下过多；湿邪浸淫肌肤，则见湿疹、滋水淋漓不断等。

湿性黏滞。其一是症状的黏滞性。如湿滞大肠，腑气不利，则大便黏腻不爽；湿滞膀胱，气化不利，则小便涩滞不畅；以及分泌物黏腻和舌苔黏腻等。其二是病程的缠绵性。湿邪致病常起病缓慢，多反复发作，时起时伏，缠绵难愈，病程绵长。

湿性趋下，易袭阴位。如水湿所致浮肿，多以下肢明显；湿邪下注多致淋浊、泻痢、妇女带下等。

（5）燥：为秋季的主气，也可见于其他季节。初秋常燥与热邪相合侵犯人体，病多温燥；深秋多燥与寒邪相合侵犯人体，病多凉燥。

燥性干涩，易伤津液。燥邪侵犯人体，易损伤人体津液，出现口干唇燥、鼻咽干燥、皮肤干燥甚则皲裂、毛发干枯不荣、小便短少、大便干结等。

燥易伤肺。肺为娇脏，喜润而恶燥。肺开窍于鼻，外合皮毛。燥邪伤人，最易伤肺，使肺阴受损，宣降失司，甚则损伤肺络，从而出现干咳少痰，或痰黏难咳，或喘息胸痛，或痰中带血。由于肺与大肠相表里，燥邪损伤大肠，致大肠传导失司，则出现大便干燥不畅等症。

（6）火：火盛于夏季，一年四季火热皆可为患。

火为阳邪，其性炎上。火热之邪伤人，常表现高热、恶热、肌肤灼热、面红目赤、烦渴汗出、小便短赤、脉洪数等。又因火邪升腾炎上，故心火上炎则口舌生疮糜烂；胃火上扰则牙龈肿痛、口臭;肝火上炎则目赤肿痛、头晕头痛等。

火易耗伤津液。火热之邪为病,不仅有热象表现,而且有口渴喜冷饮、咽干舌燥、小便短赤、大便燥结等耗伤津液之症。津液耗伤则致分泌物、排泄物变黄变稠,如鼻涕黄稠,目眵黄浊,小便黄浊,疮疡脓水黄稠,带下黄赤等。

火易生风动血。其一是火热邪气致病,多发病急骤,传变迅速。其二是易于生风。火热之邪侵犯,往往燔灼肝经,劫耗津血,使筋脉失于濡养,而致肝风内动,称为"热极生内"。风火相煽,临床常表现为高热、神昏谵语、四肢抽搐、两目上视、颈项强直、角弓反张等。其三是易于动血。火热之邪伤人,可使血行加速,甚则迫血妄行,而致吐血、衄血、皮肤发斑、妇女月经过多、崩漏等各种出血症。

火易致肿疡。火热之邪气入血,结聚于局部,进而败血腐肉,形成痈肿疮疡,出现局部红、肿、热、痛,甚至化脓溃烂等。

 考点提示　　六淫包括什么?

2. 疠气　是一类具有强烈传染性的外邪。在中医文献中有"瘟疫"、"疫毒"、"异气"、"毒气"等名称。疠气主要从口鼻侵袭人体,或随饮食入里,或蚊叮虫咬而发病,还可因接触感染而致病。

疠气致病具有发病急骤、病情危重、症状相似、传染性强、易于流行等特点。

知识链接　　2-2　疠气与西医病原学

(二) 内伤病因

内伤病因一般是指来自人体内部的致病因素。主要包括情志内伤、劳逸过度、饮食失宜等。

1. 情志内伤　在生理情况下,喜、怒、忧、思、悲、恐、惊是人体正常的七种情志变化,称为七情。七情是人体对客观事物和现象所做出的相应情感反应,一般不会使人发病。只有当突然的、强烈的或持久的不良情志刺激,如暴怒、狂喜、过悲、大惊、猝恐、思虑过度、过度忧愁等,超过了人体心理承受和调节能力,从而引起人体脏腑气血功能紊乱,才会导致疾病的发生。此时的七情则成为致病因素。

(1) 直接伤及内脏:七情致病与五脏的功能密切相关。如:心主喜,过喜则伤心;肝主怒,过怒则伤肝;脾主思,过思则伤脾;肺主忧,过忧则伤肺;肾主恐,过恐则伤肾。因为,人是统一的有机整体,情志致病不仅影响某个脏腑,而且导致人体出现一系列的病理变化。心为五脏六腑之大主,精神之所舍,如七情太过首先伤及心神,然后影响其他脏腑,而引起疾病,所以心在七情致病中起着主导作用。

心主血而藏神;脾主运化,为气血生化之源;肝藏血而主疏泄,为气机升降出入之枢纽。在临床上七情致病,以损伤心、肝、脾三脏多见。

(2) 影响脏腑气机:怒则气上,喜则气缓,悲则气消,恐则气下,惊则气乱,思则气结。

(3) 影响病情变化:一般来说,良性的或积极的情志变化,有利于病情的恢复。而剧烈的、负面的情绪波动,则能加重病情。

2. 劳逸过度　　正常的劳动与休息,是维持人体健康的必要条件。若长期过劳或过逸,则可能成为致病因素而使人发病。

(1)劳累过度:包括劳力过度、劳神过度和房劳过度。劳力过度,主要是指持久地从事繁重或超负荷的体力劳作而积劳成疾。可出现少气懒言、体倦神疲、喘息汗出等。劳神过度,主要是指过度思虑,或长期过度用脑而积劳成疾。如劳神过度,则耗伤心血,以致心神失养而出现心悸、健忘、失眠、多梦;脾失健运而出现纳少、腹胀、便溏、消瘦等。房劳过度,主要是指房事不节,恣意妄为,或手淫过度,或妇女早婚多育等,耗伤肾精而出现腰膝酸软、眩晕耳鸣、精神萎靡、阳痿、早泄、痛经、闭经等。

(2)安逸过度:指体力或脑力的过度安逸。体力过逸易使人体气血瘀滞,脾胃运化功能减弱,而出现纳差、神疲乏力、精神不振、肢体软弱,或肥胖臃肿、动则心悸、气喘及自汗等症。脑力过逸可使人体脏腑经络功能失调,精气神衰退,出现健忘、失眠、反应迟钝、精神萎靡等。

3. 饮食失宜　　指饮食摄入失度导致疾病发生。其包括饮食不节、饮食不洁和饮食偏嗜。

(1)饮食不节:指人体暴饮暴食或进食饥饱无常。在正常的生理状况下,人体的饮食量是由年龄、性别、体质、工种等因素而决定的。如长期摄食不足,气血化源不足,可出现面色不华、心悸气短、全身乏力等症;正气虚弱,抗邪无力则继发他证。如长期摄食过量或暴饮暴食,损伤脾胃,运化无力,则致饮食阻滞,出现脘腹胀满、嗳腐吞酸、厌食、呕吐泄泻等症;目前,营养过剩、体重超标的肥胖症已成为多种疾病的发病因素。如饥饱失常,亦可致脾胃损伤。疾病初愈,脾胃尚虚,若饮食过量或进食不易消化的食物,常可引起疾病复发。

(2)饮食不洁:指饮食不清洁、不卫生,或进食陈腐变质或有毒的食物。如饮食不洁可引起多种胃肠道疾病,出现腹痛、吐泻、痢疾等,以及蛔虫病、蛲虫病、寸白虫病等寄生虫病。若进食腐败变质或有毒的食物,可致食物中毒,常出现剧烈腹痛、吐泻,严重者可出现昏迷或死亡。

(3)饮食偏嗜:指饮食结构不合理,过度偏嗜某种食物或口味,导致人体必需的营养缺乏而发病。若饮食偏嗜,或过寒过热,或口味偏嗜,可致人体营养缺乏而发病。

(三)病理产物病因

在疾病过程中,由于病理变化而形成的病理产物,又可成为新的发病因素,称为继发性病因。常见有痰饮、瘀血等。

1. 痰饮　　痰饮是由于人体水液代谢障碍所形成的病理产物。痰饮包括痰和饮,两者同源而异流。就形质而言,稠浊者为痰,清稀者为饮。通常情况下,痰与饮并不截然分开,统称为"痰饮"。

(1)阻滞气机,阻碍气血:痰饮既可阻滞气机,影响脏腑气机的升降,又可流注经络,阻碍气血的运行。如痰饮停留于肺,使肺失宣降,可出现胸闷、咳嗽、喘促等症;痰饮困阻中焦脾胃,则可见脘腹胀满、恶心呕吐、大便溏泄等。痰浊流注经络,易使经络阻滞,气血不畅,出现肢体麻木、屈伸不利,甚至半身不遂等。若痰饮结聚于局部,则形成痰核、瘰疬,或阴疽流痰等。

(2)影响水液代谢:痰饮作为病理产物可影响肺、脾、肾的功能,进一步加重水液代谢障碍。如寒饮阻肺,肺失宣降,可致水道失调;痰饮阻脾,可致水湿失运;饮停下焦,阻遏肾阳,可致水失气化等。

(3)蒙蔽神明:痰饮为浊物,蒙蔽清窍,可扰乱心神。如:痰迷心窍可见胸闷心悸、或呆或癫;痰火扰神则见失眠、易怒、喜笑不休,甚则发狂等症。

(4)致病广泛,变幻多端:痰饮可随气的升降,内而脏腑,外至筋骨皮肉,无所不至,故有

"百病皆由痰作祟"、"怪病多痰"之说。

（5）病情复杂，病程缠绵：痰饮重浊黏滞，其致病多具病情复杂、病程缠绵、治疗困难等特点。

2. 瘀血　瘀血是指体内血液运行障碍，血液聚集而形成的病理产物。瘀血又可成为多种疾病的致病因素。

（1）阻滞气机：瘀血不仅失去濡养作用，而且阻滞气的运行，故有"血瘀必兼气滞"之说。血瘀则致气滞，气滞又可进一步加重血瘀，故常形成血瘀气滞、气滞血瘀的恶性循环。

（2）阻碍血脉运行：瘀血可致局部和全身的血运不畅，使脏腑功能发生障碍。如瘀阻心脉，可致心悸、胸痹、心痛；瘀积于肝，可致胁痛、黄疸、癥积；瘀阻胞宫，可致月经不调、痛经、闭经等。

（3）阻碍新血化生：瘀血可影响气血的运行，使脏腑失于濡养，影响新血的化生，故有"瘀血不去，新血不生"之说。瘀血患者可出现肌肤甲错、毛发不荣等。

（4）病位固定，病证繁多：瘀血停滞于人体脏腑组织，多病位固定。临床上可出现刺痛固定、局部肿块、出血、皮肤色紫、脉涩等。

（四）其他病因

其他病因包括先天因素、外伤、虫兽伤、药物失当等。

1. 先天因素　指先天禀赋不足或胎儿孕育及分娩时所形成的致病因素。如近亲婚配，或孕期情志刺激，或难产创伤，可出现先天性心脏病、唇腭裂、多指（趾）、色盲、癫痫、痴呆等。

2. 外伤　主要指跌打损伤、持重努伤、撞击伤、金刃伤、烧烫伤、冻伤、雷击、溺水、化学灼伤等。

3. 虫兽伤　包括毒蛇咬伤，昆虫螫伤，猛兽、狂犬及其他家畜咬伤等。

4. 药物失当　是指药物应用不当而引起的一类疾病，此时药物亦成为致病因素。药物的毒副作用、药物炮制不当，或医生使用不当，或患者误用，均可引起疾病的发生。

二、病机

中医学认为病机是疾病发生、发展、变化的机制。从整体来说，病机主要有邪正盛衰、阴阳失调、气血津液失调等病机变化的一般规律。

（一）邪正盛衰

邪正盛衰是在疾病过程中，机体的抗病能力与病邪之间相互斗争中所发生的盛衰变化。邪正斗争决定疾病的发生、发展和转归，而且也影响病证的虚实变化。因此，疾病的发展过程，就是邪正双方斗争的过程，也是正邪双方虚实变化的过程。

1. 邪正盛衰与虚实变化　在疾病的发展变化过程中，正气和邪气之间的斗争，可导致体内邪正的消长盛衰，表现出虚实病理变化。故有"邪气盛则实，精气夺则虚"之说。

（1）实证与虚证：

①实：是指邪气盛而正气未虚，以邪气盛为矛盾的主要方面。发病后，邪气亢盛，正气不虚，尚足以同邪气相抗衡，临床表现为亢盛有余的实证。实证有外感六淫或痰饮、食积、瘀血等病邪滞留不解的表现。由于邪气虽盛，但正气未伤，还能奋起与邪气斗争，表现出一系列以亢奋、有余、不通为特征的病理变化。这种病机变化多见于疾病的初期和中期，或由于痰、食、水、饮、瘀血等滞留于体内引起的疾病。

②虚:是指正气不足,抗病能力减弱,以正气不足为矛盾主要方面的一种病理变化。其表现为体质素虚,或疾病后期,或大病久病之后,气血不足,伤阴损阳,导致正气虚弱,正气对病邪虽然还在抗争,但已显示出严重不足,难以出现较剧烈的病理反应。所以,临床上出现一系列的虚损不足的证候。虚证必有脏腑机能衰退的特殊表现,一般见于疾病的后期和慢性疾病过程中。如大汗、大吐、大出血等耗伤人体气血津液、阴阳,均会导致正气虚弱,出现阴阳气血虚损之证。如崩漏,由于大出血,同时伴有面色苍白或萎黄、神疲乏力、心悸、气短、舌淡、脉细等,称为"脾不统血"。就邪正关系而言,心脾生理功能低下,既有脾虚之证,又有心血不足之候,属虚证。

(2)虚实错杂:包括虚中夹实和实中夹虚两种病理变化。在疾病过程中,邪正的消长盛衰,不仅可以产生单纯的虚或实的病理变化,而且由于疾病的失治或误治,以致病邪久留,损伤了人体的正气;或因正气本虚,无力驱邪外出,而致水湿、痰饮、瘀血等病理产物的凝结阻滞,往往可以形成虚实同时存在的虚中夹实、实中夹虚等虚实错杂的病理变化。

①虚中夹实:指以虚为主,又兼夹实的病理变化。如脾阳不振之水肿,脾阳不振,运化无权,为虚候;水湿停聚,发为浮肿为实,上述病理变化以虚为主,实居其次。

②实中夹虚:以实为主,兼见虚候的一种病理变化。如外感热病在发展过程中,常见实热伤津之象,临床表现为高热、汗出、便秘、舌红、脉数,又兼口渴、尿短赤等邪热伤津之证,病本为实为热,津伤源于实热,而属于虚,此为实中夹虚。分析虚实错杂的病机,应根据邪正之孰缓孰急,虚实之孰多孰少,确定虚实之主次。

(3)虚实转化:疾病发生过程中,邪正双方力量的对比在一定条件下经常发生变化,因而疾病也常发生由实转虚,因虚致实的病理变化。

①由实转虚,是指疾病在发展过程中,邪气盛,正气不衰,由于误治、失治,病情迁延,虽然邪气渐去,但人体的正气、脏腑的生理功能受到损伤,因而疾病的病理变化由实转虚。如外感性疾病,疾病初期多属于实,如表寒证或表热证等,由于治疗不及时或治疗不当,护理失宜,或年高体弱,抗病能力较弱,从而病情迁延不愈,正气日损,可逐渐形成形体消瘦、纳呆食少、面色不华、气短乏力等肺脾功能衰减之虚象,这是由实转虚。

②因虚致实,是指由于正气本虚,脏腑生理功能低下,导致气、血、水等不能正常运行,产生了气滞、瘀血、痰饮、水湿等实邪停留体内。此时,虽然邪实存在,但正气亦不足,脏腑亦衰,故谓因虚致实。如肾阳虚衰,不能主水,而形成的阳虚水停之候,既有肾脏温化功能减退的虚象,又有水液停留体内的邪实之象,这种水湿泛滥乃由肾阳不足,气化失常所致,故称为因虚致实。实际上,因虚致实是正气不足、邪气亢盛的一种虚实错杂的病理变化。

(4)虚实真假:在特殊情况下,临床上往往出现与疾病本质不符的假象,因而有"至虚有盛候"的真虚假实和"大实有羸状"的真实假虚的病理变化。虽然假象是由疾病的本质所决定的,是疾病本质的表现,但它并不如真象那样更直接地反映疾病的本质,往往把疾病的本质掩盖起来。因此,分析病机的虚实变化,必须透过现象看本质,全面地分析疾病的现象,才能准确把握疾病的虚实性质。

①真虚假实,虚是病理变化的本质,而实则是假象。如正气虚弱患者,因脏腑虚衰,气血不足,有时出现"实"的表现。一方面可见纳呆食少、疲乏无力、舌胖嫩苔润、脉虚无力等正气虚弱的表现,同时又见腹满、腹胀、腹痛等一些"实"的症状。但其腹虽满,却有时减轻,不似实证之腹满不减或减不足言;腹虽胀,但有时缓和,不若实证之常急不缓;腹虽痛,但喜按,与实证之腹痛拒按不同。所以,病机本质为虚,实为假象,即真虚假实。

②真实假虚，病机本质为实，虚则为假象。如热结肠胃、痰食壅滞、湿热内蕴、大积大聚等出现一些"虚"的假象。热结肠胃、里热炽盛患者，出现大便秘结、腹满硬痛拒按、潮热谵语、舌苔黄燥等实证。有时又可出现精神萎靡、不欲多言，但语声高亢气粗；肢体倦怠，但稍动则舒；大便下利，但得泄而反快。究其本质，是实而不是虚。总之，在疾病的发生和发展过程中，病机的虚和实是相对的而不是绝对的。由实转虚、因虚致实和虚实夹杂，常常是疾病发展过程中出现的某一病理阶段。因此，在临床上不能以静止的、绝对的观点来看待虚和实的病机变化，而应以运动的、相对的观点来分析虚和实的病机。

2. 邪正盛衰与疾病转归　在疾病过程中，邪正斗争使双方的力量不断发生消长变化，决定疾病的转归。正胜邪退则疾病趋向于痊愈，邪胜正衰则疾病趋向恶化，邪正相持则疾病趋向迁延。

①正虚邪恋：是邪正相持的一种特殊病机。在疾病过程中，正气已虚，余邪未尽，或正气无力祛邪，或邪气深伏，疾病缠绵难愈的一种病机转归。一般多见于疾病后期，多是疾病由急性转为慢性，或慢性疾病久治不愈。

②邪去正虚：是指在疾病过程中，病邪已除，但正气重伤，机体需要恢复的一种病机转归。邪去正虚多为大病、重病的恢复期，必须加强护理和调养，才能使正气恢复，使机体各种功能恢复正常。

（二）阴阳失调

阴阳失调是机体阴阳消长失去平衡的统称，是指机体在疾病过程中，由于致病因素的作用，导致机体的阴阳消长失去相对的平衡，所出现的阴不制阳、阳不制阴的病理变化。由于六淫、七情、饮食、劳倦等各种致病因素作用于人体，必须通过机体内部的阴阳失调，才能形成疾病。所以，阴阳失调是疾病发生、发展变化的内在根据。阴阳失调的病理变化，主要表现有阴阳盛衰、阴阳互损、阴阳格拒、阴阳转化、阴阳亡失等方面，其中阴阳偏盛偏衰则是各种疾病最基本的病理变化，这种变化通过疾病性质的寒热表现出来。

1. 阴阳盛衰　阴阳盛衰，是阴和阳的偏盛或偏衰，表现形式有阳盛、阴盛、阳虚、阴虚四种。

阴阳偏盛是指"邪气盛则实"的病理变化。"阳盛则热，阴盛则寒。"是阳偏盛和阴偏盛病机的特点。前者其病属热属实，后者其病属寒属实。

阳盛则热：阳盛是指机体在疾病发展过程中，所出现的阳气偏亢，脏腑经络机能亢进，邪热过盛的病理变化。阳盛则热是由于感受温热阳邪，或感受阴邪而从阳化热，或情志内伤，五志过极而化火，或因气滞、血瘀、痰浊、食积等郁而化热化火所致。

阴盛则寒：阴盛，是指机体在疾病过程中所出现的一种阴气偏盛，机能障碍或减退，阴寒过盛以及病理性代谢产物积聚的病理变化。阴盛则寒多由感受寒湿阴邪，或过食生冷，寒湿中阻，阳不制阴而致。

阴阳偏衰是指人体阴精或阳气亏虚所引起的病理变化。阳气亏虚，阳不制阴，使阴相对偏亢，形成"阳虚则寒"的虚寒证。反之，阴精亏损，阴不制阳，使阳相对偏亢，从而形成"阴虚则热"的虚热证。

阳虚则寒：阳虚是指机体阳气虚损，失于温煦，机能减退或衰弱的病理变化。阳偏衰主要由于先天禀赋不足，或后天饮食失养，或劳倦内伤，或久病损伤阳气所致。其病机特点多表现为机体阳气不足，阳不制阴，阴相对亢盛的虚寒证。阳气不足，一般以脾肾阳虚为主，其中尤以肾阳不足为甚。因为肾阳为人身诸阳之本，故肾阳虚衰在阳偏衰的病机中占有极其重要的地位。

阴虚则热:阴虚是指机体精、血、津液等物质亏耗,以及阴不制阳,导致阳相对亢盛,机能虚性亢奋的病理变化。阴偏衰多由阳邪伤阴,或因五志过极,化火伤阴,或久病耗伤阴液所致。其病机特点多表现为阴液不足,滋养、宁静功能减退,以及阳气相对偏盛的虚热证。临床上以肺肾阴虚、肝肾阴虚多见。因为肾阴为诸阴之本,故肾阴不足在阴偏衰病机中占有重要的地位。由于阴液不足,不能制约阳气,从而形成阴虚内热、阴虚火旺和阴虚阳亢等,表现为五心烦热、骨蒸潮热、面赤颧红、消瘦、盗汗、咽干口燥、舌红少苔、脉细数无力等。

2. 阴阳互损 阴阳互损是指在阴或阳任何一方虚损的前提下,病变发展影响到相对的另一方,形成阴阳两虚的病理变化。在阴虚的基础上,继而导致阳虚,称为阴损及阳;在阳虚的基础上,继而导致阴虚,称为阳损及阴。

①阴损及阳:是指由于阴液亏损,累及阳气,使阳气生化不足或无所依附而耗散,在阴虚基础上导致了阳虚,形成了以阴虚为主的阴阳两虚的病理变化。

②阳损及阴:是指由于阳气虚损,无阳则阴无以生,累及阴液的生化不足,从而在阳虚的基础上导致了阴虚,形成了以阳虚为主的阴阳两虚的病理变化。

实际上,由阴或阳的一方不足导致另一方虚损,从而出现阴阳两虚,只是病情轻重不同,这在脏腑气血病理变化中是常见的。因为肾阴为全身阴液之本,肾阳为全身阳气之根,故阳损及阴、阴损及阳,最终总是以肾阳、肾阴亏虚为主要病变。

3. 阴阳格拒 是阴盛至极或阳盛至极而壅遏于内,使阴气与阳气相互阻隔不通的病理变化。阴阳格拒是阴阳失调中比较特殊的一种病机,包括阴盛格阳和阳盛格阴。阴阳格拒表现为真寒假热或真热假寒的病理现象。

①阴盛格阳:是指阴寒过盛,阳气被格拒于外,出现真寒假热的一种病理变化。如虚寒性疾病发展到严重阶段,其证除有阴寒过盛之四肢厥逆、下利清谷、脉微细欲绝等症外,又见身不恶寒、面颊泛红等假热之象。

②阳盛格阴:是指阳盛已极,阻拒阴气于外,出现真热假寒的一种病理变化。阳盛格阴是由于热邪深伏于里,阳气被遏,闭郁于内,不能透达于外所致。其病机本质属热,临床症状有假寒之象,故称真热假寒。

4. 阴阳转化 在疾病发展过程中,阴阳失调可表现为阴阳的相互转化。阴阳转化包括由阳转阴和由阴转阳。

①由阳转阴:其本质本为阳气偏盛,当阳气亢盛到一定程度,就会向阴的方向转化。如某些急性外感病,初期可见高热、口渴、胸痛、咳嗽、舌红、苔黄等热邪亢盛的表现,属于阳证。由于治疗不当或邪毒太盛等,突然出现体温下降、四肢厥逆、冷汗淋漓、脉微欲绝等阴寒危象。此时,疾病本质即由阳转阴,疾病性质由热转寒,病理上称为"重阳必阴"。"重阳必阴"与"阳证似阴"不同,前者的"阳"和"阴"皆为真,后者的"阳"为真,而其"阴"为假。

②由阴转阳:其本质为阴气偏盛,当阴气亢盛到一定程度,就会向阳的方向转化。如感冒初期,可出现恶寒重发热轻、头身疼痛、骨节疼痛、鼻塞流涕、无汗、咳嗽、苔薄白、脉浮紧等风寒束表之象,属于阴证。如治疗失误,或因体质等因素,可发展为高热、汗出、心烦、口渴、舌红、苔黄、脉数等阳热亢盛之候。此时,疾病本质即由阴转化为阳,疾病性质则由寒转热,病理上称为"重阴必阳"。"重阴必阳"与"阴证似阳"有本质区别。

5. 阴阳亡失 阴阳亡失是指机体的阴液或阳气突然大量亡失,导致生命垂危的一种病理变化。包括亡阴和亡阳两种病证。

①亡阳，是指机体的阳气发生突然脱失，导致全身机能突然严重衰竭的一种病理变化。一般地说，亡阳多由于邪盛，正不敌邪，阳气突然脱失所致。也可由于素体阳虚，正气不足，疲劳过度等，或过用汗法，汗出过多，阳随阴泄，阳气外脱所致。慢性消耗性疾病的亡阳，多由于阳气的严重耗散，虚阳外越所致。临床表现多见大汗淋漓、手足逆冷、精神疲惫、神情淡漠，甚则昏迷、脉微欲绝等阳气欲脱之象。所以，亡阳之后，继之出现阴竭之变，阳亡阴竭，生命告终。

②亡阴，是指由于机体阴液突然大量消耗或丢失，导致全身机能严重衰竭的一种病理变化。一般地说，亡阴多由热邪炽盛，或邪热久留，大量煎灼阴液所致。也可由其他因素大量耗损阴液而致亡阴。临床表现多见汗出不止，汗热而黏、四肢温和、渴喜冷饮、身体干瘪、皮肤皱裂、眼眶深陷、精神烦躁或昏迷谵妄、脉细数无力或洪大无力。同样，由于阴液与阳气的依存互根关系，阴液亡失，则阳气无所依附而涣散不收，浮越于外，故亡阴可迅速导致亡阳，阴竭则阳脱，阴阳不相维系而衰竭，生命随之告终。

亡阴和亡阳的关系：由于机体阴和阳存在着互根互用的关系。阴亡，则阳无所依附而浮越；阳亡，则阴无以化生而耗竭。故亡阴可以迅速导致亡阳，亡阳也可出现亡阴，最终导致"阴阳离决、精气乃绝"，生命活动终止而死亡。

阴阳失调的病机是以阴阳的属性，阴阳之间的相互制约、相互消长、互根互用和相互转化关系的理论，来阐释、分析机体一切病理现象的机理。因此，在阴阳偏盛和偏衰之间，亡阴和亡阳之间，都存在着密切的联系。阴阳失调的各种病机，并不是固定不变的，而是随着病情的进退和邪正盛衰等情况的改变而变化的。

（三）气、血、津液失调

气、血、津液失调是指气、血、津液不足，运行代谢或功能异常，以及相互之间关系失调等一系列的病理变化。

1. 气的失调 包括气的生成不足或耗散太过，气的运行失常及气的生理功能减退等，具体表现为气虚、气陷、气滞、气逆、气闭、气脱等。

（1）气虚：指元气不足，全身或某些脏腑机能衰退的病理变化。气虚形成的主要原因，多是先天不足，或后天失养，或肺、脾、肾功能失调，也可因劳伤过度、久病耗伤、年老体弱所致。气虚多见于慢性疾病、老年患者、营养缺乏、疾病恢复期以及体质衰弱等。临床表现以少气懒言、疲倦乏力、脉细软无力等为特点。

（2）气陷：以气的升举无力、应升反降为主要特征的一种病理变化。气陷多由气虚进一步发展而来。脾宜升则健，脾气虚易导致气陷，常称"中气下陷"。机体内脏位置的相对恒定，全赖于气的正常升降出入运动。所以，在气虚而升举无力的情况下，就会引起某些内脏的下垂，如胃下垂、肾下垂、子宫脱垂、脱肛等，并伴腰腹胀满重坠、便意频频、短气乏力、语声低微、脉弱无力等症。

（3）气脱：气虚之极而脱失消亡的一种病理变化。由于体内气血津液严重损耗，以致脏腑生理功能极度衰退，真气外泄而陷于脱绝危亡之境。气脱有虚脱、暴脱之分。精气逐渐消耗，引起脏腑功能极度衰竭者，为虚脱；精气骤然消耗殆尽，引起阴竭阳亡者，为暴脱。如心气虚脱则心神浮越，脉微细欲绝；肝气虚脱则目视昏蒙，四肢微搐；脾气虚脱则肌肉大脱，泻痢不止；肺气虚脱则呼吸息高，鼾声如雷；肾气虚脱则诸液滑遗，呼气困难。阴气暴脱则肤皱眶陷，烦躁昏谵；阳气暴脱则冷汗如珠，四肢厥逆等。

（4）气滞：某些脏腑经络或局部气机郁滞的病理变化。气滞主要由于情志内郁，或痰、湿、食、积、瘀血等阻滞，以及外伤侵袭、用力努伤、跌仆闪挫等因素，使气机阻滞而不畅，从而导致某些脏腑经络的功能失调或障碍所致,以闷胀、疼痛为其临床特点。由于人体气机升降多与肝主疏泄、肺主宣降、脾主升清、胃主降浊,以及肠主泌别传导功能有关,故气滞多与这些脏腑功能失调有关。

(5)气逆:主要指气机上逆。是气机升降失常,脏腑之气逆乱的一种病理变化。气逆多由情志所伤,或因饮食寒温不适,或因痰浊壅阻等所致。气逆最常见于肺、胃和肝等脏腑。肺以清肃下降为顺,若肺气上逆,则肺失肃降,发为咳逆上气;胃气以降为顺,若胃气上逆,则胃失和降,发为恶心、呕吐、嗳气、呃逆;肝主升发,若肝气上逆,则升发太过,发为头痛头胀,面红目赤而易怒。由于肝为刚脏,主动主升,且又为藏血之脏,因此,在肝气上逆时,甚则可导致血随气逆,或为咯血、吐血,或壅遏清窍而致昏厥。

(6)气闭:是脏腑经络气机闭塞不通的一种病理变化。气闭多是风寒、湿热、痰浊等邪毒深陷于脏腑或郁闭于经络,以致某一窍隧失其通顺所致。如心气内闭则谵语癫狂,神昏痉厥;胸肺气闭,则胸痹结胸,气喘声哑;膀胱气闭则小便不通;大肠气闭则大便秘结;经络气闭则关节疼痛等。其中以心闭神昏最为严重,一般所说的闭证,主要是对心气内闭而言。

2. 血的失调 主要表现为血液的生成不足或耗损太过,血液的运行失常,以及血液濡养功能减退等方面。血的失调包括血虚、血瘀、血热和出血等。

(1)血虚:指血液不足,濡养功能减退的一种病理变化。其形成的原因:一是失血过多,如吐血、衄血、月经过多、外伤出血等使体内血液大量丧失,而新血又不能及时生成和补充;二是血液生化不足,脾胃为气血生化之源,脾胃虚弱,化源不足,导致生成血液的物质减少,或化生血液的功能减弱;三是久病不愈,慢性消耗等因素而致营血暗耗;四是瘀血阻滞,瘀血不去则新血不生等,最终导致全身血虚。

(2)血瘀:指瘀血内阻,血行不畅的一种病理变化。气滞而致血行受阻,或气虚而血运迟缓,或痰浊阻于脉络,或寒邪入血,血寒而凝,或邪热入血,煎熬血液等,均可形成血瘀。所以,瘀血是血液瘀滞的病理产物,而瘀血又可阻于脉络,又成为血瘀的发病原因。

(3)血热:指血分有热,血行加速甚则瘀阻的一种病理变化。血热多由外感热邪侵袭机体,或外感寒邪入里化热,伤及血分,以及情志郁结,郁久化火,火热内生,伤及血分所致。

(4)出血:指血液溢于脉外的一种病理变化。多由火气上逆,或热邪迫血妄行,或气虚不能摄血,或瘀血停滞,或因外伤损伤脉络等,使血液不能正常循行而溢于脉外所致。由于出血部位、出血原因、出血量和血的颜色之不同,可表现出不同的病理现象。

3. 津液的失调 是指津液的生成不足、输布失常、排泄障碍,以致在体内形成水液潴留、停阻、泛滥等病理变化。津液代谢失常,与肺、脾、肾密切相关。在肺、脾、肾等脏腑中,任何一脏或任何一种生理功能异常,都能导致津液的代谢失常,形成体内津液不足,或津液在体内潴留,从而内生水湿或痰饮。

(1)津液亏虚:体内津液不足,进而导致脏腑、孔窍、皮毛失其濡润滋养作用,因之产生一系列干燥失润的病理变化。津液不足多由燥热之邪或五志之火,或高热、多汗、吐泻、多尿、失血,或过用辛燥之剂等引起津液耗伤所致。

(2)津液代谢失常:津液的输布和排泄的功能障碍,导致津液在体内形成内生水湿、痰饮等病理产物。津液的输布障碍,主要涉及肺的宣发和肃降、脾的运化和散精、肝的疏泄条达和三焦的水道是否通利等,其中最重要的是脾的运化功能障碍。津液的排泄障碍,主要指津液转化为汗液和尿液的功能减退,而致水液潴留,溢于肌肤而为水肿的一种病理变化。津液化为汗液,主要是肺的宣发功能;津液化为尿液,主要是肾的蒸腾气化功能。肺、肾功能减弱,虽然均

可引起水液潴留,发为水肿,但肾的蒸腾气化则起着主导的作用。

4. 气、血的关系失调　气和血的关系极为密切,生理上相互依存,相互为用,故病理上也相互影响而致气血同病。如气虚则血无以生化,血必因之而虚少;气虚则推动、温煦血液的功能减弱,血必因之而凝滞;气虚则统摄功能减弱,则血必因之外溢而出血。气滞则血必因之而瘀阻而形成血瘀;气机逆乱血必随气上逆或下陷,甚则上为吐衄,下为便血、崩漏。另一方面,在血液虚亏和血行失常时,也必然影响及气。如血虚则气亦随之而衰弱;血瘀则气亦随之而郁滞;血脱则气无所依而脱逸。气血关系失调,主要有气滞血瘀、气不摄血、气随血脱、气血两虚等方面。

(1)气滞血瘀:气机郁滞,血行不畅的一种病理变化,气滞和血瘀常同时存在。由于气的运行不畅,导致血运障碍,形成气滞血瘀;也可因闪挫外伤等因素,而致气滞血瘀。在一般情况下,肝主疏泄而藏血,肝的疏泄在气机调畅中起着关键性的作用。因此,气滞血瘀多与肝的生理功能异常密切相关;其次,由于心主血脉而行血,故在心的生理功能失调时,则多先发生血瘀而后导致气滞。气滞血瘀,在临床上多见胀满疼痛、瘀斑及积聚癥瘕等症。

(2)气虚血瘀:气虚而运血无力,血行瘀滞,气虚与血瘀并存的一种病理变化。气能行血,气虚则推动无力而致血瘀。轻者,气虚则推动无力,血液运行迟缓;重者,因气虚无力行血,血失濡养,则可见瘫软不用,甚至萎缩,肌肤干燥、瘙痒、欠温,甚则出现肌肤甲错等气血不荣经脉的表现。

(3)气不摄血:因气的不足,固摄血液的功能减弱,血不循经,溢出脉外,而致咯血、吐血、衄血、发斑、便血、尿血、崩漏等各种出血。其中因中气不足、气虚下陷而导致血从下溢,则可见崩漏、便血、尿血等病证。

(4)气随血脱:在大量出血的同时,气也随着血液的流失而散脱,从而形成气血两虚或气血并脱的病理变化。常由外伤失血或妇女崩漏、产后大出血等所致。血为气之载体,血脱则气失去依附,故气亦随之散脱而亡失。

(5)气血两虚:气虚和血虚同时存在的病理变化,多因久病消耗、气血两伤所致,或先有失血,气随血耗;或先因气虚,血的生化无源而日渐衰少,从而形成肌肤干燥、肢体麻木等气血不足之证。

5. 津液与气、血的关系失调　津液与气、血之间关系失调,临床常见为水停气阻、气随液脱、津枯血燥及津亏血瘀等。

(1)水停气阻:水液停贮体内,导致气机阻滞的病理变化。津液的生成、输布和排泄,依赖于脏腑气机的升降出入运动,气行则水行。津液的气化失常,则水液停聚而形成水湿痰饮,水湿痰饮阻碍气机运行,水停则气阻。如水饮阻肺,则肺气壅滞,失于肃降,可见胸满咳嗽、喘促不能平卧;水饮凌心,阻遏心气,致使心阳被抑,则见心悸心痛;水饮停滞中焦,阻遏脾胃升降气机,则可致清气不升,浊气不降,而见头昏困倦、脘腹胀满、纳化呆滞、恶心呕吐等症;水饮停于四肢,则可阻滞经脉气血的流通,可见浮肿、肢体沉困或胀痛等症。

(2)气随液脱:由于津液大量丢失,气失其依附而随津液外泄,从而导致阳气暴脱亡失的气阴两脱的病理变化。气随液脱多由大汗伤津,或严重吐泻,耗伤津液所致。

(3)津枯血燥:津液亏乏,甚则枯竭,从而导致血燥虚热内生,或血燥生风的病理变化。津液是血液的重要组成部分,津血又同源于后天的水谷精微。若高热伤津,或烧伤,而使津液大亏,或阴虚痨热,津液暗耗,均会导致津枯血燥,而见心烦、鼻咽干燥、口渴喜饮、肌肉消瘦、小便短少、舌红少津、脉细数等症。

（4）津亏血瘀：津液亏损，血液运行不畅的病理变化。津液充足是保持血脉充盈、血液运行通畅的重要条件。若因高热、烧伤，或吐泻、大汗出等因素，从而使津液大量消耗，则津液亏少而血亦亏虚，使血液循行滞涩不畅，即可发生血瘀之病变，临床表现即可在津液亏损的基础上，出现舌质紫绛，或见瘀斑等症。

（彭　静）

任务五　中医养生与治法

人的一生须经历生、长、壮、老、已的过程，这是人类生命过程的自然规律。因此，追求健康长寿，自古以来就是人类的共同梦想和愿望，也是永恒的医学命题。中医学在漫长的发展过程中，积累了丰富的养生强体和防治疾病经验，对人类健康长寿进行了许多有益的探讨，为人类社会进步做出了巨大贡献！

一、中医养生的基本原则

养生，古代又称"摄生"等，即保养生命之意。就是根据生命发展的规律，采取能够保养身体，增强体质，减少疾病，延年益寿的方法所进行的保健活动。

（一）顺应环境

顺应环境包括顺应自然环境和顺应社会环境两个方面。

1. 顺应自然环境　人的生命活动，要遵循自然界的变化规律。人的生理活动与自然界的阴阳消长变化基本同步。这种"天人相应"、"天人合一"的观点是中医整体观的集中体现，是中医效法自然进行"顺时养生"的理论依据。人生长在天地之间，自然界四时和昼夜的阴阳变化必然会影响人体的生理反应。所以，生活起居要顺应四时和昼夜的阴阳变化，动静、衣着、饮食、调补要合理，才能避邪防病，强体延年。

2. 顺应社会环境　人是社会的一员，必然受到社会环境各种因素的影响。如社会动乱、生活节奏加快、工作的压力、个人地位的变迁、人际关系的紧张等，如果调适不当，就会产生心理异常，继而影响人体脏腑气血的功能活动，损害健康，导致疾病的发生或使病情加重。所以人只有顺应社会环境的变化并做出相应的调适，保持心情舒畅，才有助于养生。

（二）形神共养

形指形体，神指精神活动。形是物质基础，神是形的外在表现，形与神是互相依存，对立统一的。形神共养，才能保持生命健康和长寿。中医主张静以养神，动以养形，首贵静养。只有形神合一，动静结合，坚持久远，就能形神共养，增强身心健康，延年益寿。如《素问·上古天真论》曰："知道者，法于阴阳，和于术数，起居有常，不妄作劳，故能形与神俱，而尽终其天年，度百岁乃去。"

（三）调养脾胃

脾胃为后天之本、气血生化之源，所以脾胃强弱是决定人的健康与否和寿夭的重要因素。明代张景岳认为："土气为万物之源，胃气为养生之主。胃强则强，胃弱则弱，有胃气则生，无胃气则死，是以养生家当以脾胃为先。"脾胃功能健旺，水谷精微化源充足，则精气充足，脏腑功能强盛，体健神旺。因此，中医养生十分重视调养后天脾胃，调养脾胃的关键是饮食调节，以达到调养脾胃、强体益寿的目的。

（四）保精护肾

精是构成人体和维持人体生命活动的基本物质，精、气、神是人身"三宝"。精化气、气生神、神御形，所以精是气、形、神的物质基础，为健康长寿的根本，也是养生保健的关键。肾藏精，为先天之本，保精重在保肾，保肾关键在节欲，避免纵欲过度。从而使肾精充盈，气足神旺，身心健康。

总之，调补先天肾脏和后天脾胃是培补正气的根本，也是养生延年的重要途径。我们可以通过药物、食物、运动、精神、针灸、导引、按摩等方法调补脾肾。

二、中医养生的主要方法

（一）起居有常

起居有常主要是指日常生活、工作、学习、劳作的各个方面要合乎自然界和人体的生理常度。要顺应四时和昼夜的阴阳变化节律，使机体内外环境协调统一，才能有益于健康。"春夏养阳，秋冬养阴"和"日出而作，日入而息"，都是"顺时养生"的具体体现。

（二）饮食有节

饮食是维持人体生长、发育和生命活动的基本物质条件，合理的调剂饮食，养成良好的饮食习惯，可维护脾胃功能，保证人体营养的需要，以固后天之本，使气血旺盛，人就健康长寿。饮食要有节，要按时节量，不可过饥过饱。要谨和五味，克服饮食偏嗜，要忌肥甘厚味，寒温适宜，清洁卫生。

（三）调摄精神

既要避免不良的精神刺激，又要提高自我的心理调摄能力。做到思想清净，精神乐观，性格开朗，意志坚强。积极向上的情绪，可使气血调畅，五脏安和，正气旺盛，提高抗病能力。

（四）加强锻炼

生命在于运动。适度的运动有助于舒畅经络，气血流通，强筋壮骨，增强体质，提高机体抗病能力。运动包括各种体育运动和劳作。要做到轻重适度、持之以恒。《内经》主张"不欲太劳，不欲太逸"。要注意劳逸结合，脑力劳动要与体力活动相结合，并通过必要的休息来消除疲劳。

（五）医疗养生

1. 针灸、按摩保健　如按摩涌泉穴滋补肾阴；针灸、按摩关元、气海、百会、足三里等保健穴，或进行足浴，全身保健按摩，以强壮身体。

2. 中药调养　如常用的药膳保健，山药、蜂蜜、枸杞子等适用于普通人群保健，是既能补阳又能补阴的抗衰老药用食物。还有根据药物的颜色与五脏相对应的"五色食疗"等。中药调养要因人、因时、因地制宜，如老人体质虚弱，应当少量多次进补；小儿脏腑娇嫩，药膳宜平淡，性味不宜过偏；"女子以血为本"，药膳应以补血、补阴为主等。调补阴阳均要体现"春夏养阳，秋冬养阴"的"顺时养生"原则。

三、中医的基本治则

（一）治病求本

治病求本，就是在治疗疾病时，必须寻找出疾病的根本原因，并针对根本原因进行治疗。这是中医学辨证论治的一个基本原则，对于疾病的治疗具有重要的指导意义。

1. 标本缓急　本是本质，是事物的主要矛盾；标是现象，是事物的次要矛盾。标本是相对的，一般来说，正气为本，邪气为标；病机为本，症状为标；缓证为本，急证为标；先病为本，后病为标；原发病为本，继发病为标。故在运用时，应抓住主要矛盾，以确定治疗和护理上的先后主次。标本缓急的原则：急则治标，缓则治本，标本兼治。

2. 正治与反治

（1）正治：是采用与病变本质相反的药物或措施来治疗和护理疾病的方法，又称"逆治法"。适用于疾病的本质和现象相一致的病证。正治主要包括：寒者热之，是指寒性病证出现寒象，用温热方药来治疗；热者寒之，是指热性病证出现热象，用寒凉方药来治疗；实则泻之，是指实性病证出现实象，用攻逐邪实的方药来治疗；虚则补之，是指虚损性病证出现虚象，用具有补虚作用的方药来治疗。

（2）反治：是采用与病变假象一致的药物或措施来治疗和护理疾病的方法，又称"从治法"。适用于疾病的征象与其本质不一致，甚至相反的病证。反治主要包括：热因热用，是指用热性药物来治疗具有假热征象的病证，它适用于阴盛格阳的真寒假热证；寒因寒用，是指用寒性药物来治疗具有假寒征象的病证，它适用于阳盛格阴的真热假寒证；塞因塞用，是指用补益药物来治疗具有闭塞不通症状的虚证，适用于体质虚弱，脏腑精气功能减退而出现闭塞症状的真虚假实证；通因通用，是指用通利的药物来治疗具有通泻症状的实证，适用于因实邪内阻出现通泻症状的真实假虚证。

3. 病治异同　包括"同病异治"与"异病同治"。疾病的变化非常复杂，在临床实践中常可见到一种病包括多种不同的证型，亦可见到不同的病在其发展过程中可以出现同一种证。在临床进行治疗、护理时，应遵循"辨证论治"的治疗法则，给予合理的治疗和护理。

（二）扶正祛邪

扶正，是指扶助正气，增强体质，提高机体的抗邪及康复能力。适用于各种虚证，正所谓"虚则补之"。治疗方法有益气、养血、滋阴、温阳、填精等。

祛邪，是指祛除邪气，消解病邪的侵袭和损害、抑制亢奋有余的病理反应。适用于各种实证，正所谓"实则泻之"。治疗方法有发汗、涌吐、攻下、消导、化痰、活血等。

在疾病过程中，正邪双方的主次关系在不断变化，运用本法则时，要辨证分析正邪双方消长盛衰的情况，决定扶正与祛邪是单独运用、同时运用或先后运用。

（三）调整阴阳

调整阴阳，指纠正疾病过程中机体阴阳的偏盛偏衰，损其有余，补其不足，恢复人体阴阳的相对平衡，是临床诊治的根本法则之一。

1. 损其有余　针对人体阴阳中任何一方偏盛有余的实证，分别采用温热药物温散其偏盛之阴寒、寒凉药物泻其偏盛之阳热的法则。

2. 补其不足 适用于人体阴阳中任何一方虚损不足的病证,可根据阴阳互制和阴阳互根原理,调补阴阳。

（四） 三因制宜

人的生理活动、病理变化与时令气候、地域环境、体质等因素是密切相关的。因而,在治疗和护理疾病时,必须采用因时、因地、因人的治疗和护理方法,称为"三因制宜"。

1. 因时制宜 即根据不同季节的气候特点,制订适宜的护理方法。如同为感冒,夏季炎热,腠理疏松开泄,易于出汗,受风寒而致病时,护理宜注意辛温发散药不宜过用,防止津液耗伤;而冬天腠理致密,则用辛温发散重剂,护理上可食热粥以助汗,使寒邪从汗而解。

2. 因地制宜 即根据不同地区的地理特点、气候条件及人们的生活习惯,制订适宜的治法和护理方法。如北方气候寒冷干燥,易外感风寒,多用辛温解表及温热法护理;南方气候温热潮湿,易感湿热,多用清凉解表和化湿法护理。

3. 因人制宜 即根据患者的年龄、性别、体质等不同特点,制订适宜的治法和护理方法。

三因制宜的护理原则,充分体现了中医护理疾病的整体观念和辨证施护,在实际应用上的原则性和灵活性。

四、中医常用治法

治法,是指在中医理论指导下,根据辨证的结果而确定的治疗方法。治法包括治疗大法和具体治法。治疗大法在临床上具有普遍意义,概括了具体治法的共性内容,包括汗、吐、下、和、温、清、补、消"八法"。

1. 汗法 是通过宣发肺气,调畅营卫,开泄腠理等,使人体微微汗出,使肌表外感的六淫之邪随汗而解的一种治法。汗法适用于外感表证、疹出不透、疮疡初起、水肿实证兼有表证者。

2. 吐法 是通过涌吐的方法,使停留在咽喉、胸膈、胃脘的痰涎、宿食以及毒物等从口中吐出的一种治法。适用于实邪壅塞、病情急剧的患者。但体虚气弱、孕产妇应慎用。

3. 下法 是通过荡涤肠胃、排出粪便的方法,使停留在肠胃的有形积滞从大便而出的一种治法。适用于燥屎内结,宿食不化、结痰停饮、瘀血内停等证。由于积滞有寒热、正气有盛衰、邪气有夹杂。因此,下法有寒下、温下、润下、逐水、攻补兼施之别。

4. 和法 是通过和解与调和的方法,使半表半里之邪,或脏腑、阴阳、表里失和之证得以解除的一种治法。适用于邪犯少阳,肝脾不和,寒热错杂,表里同病等证。

5. 温法 是通过扶助人体阳气,以温里祛寒、回阳救逆的一种方法。适用于寒邪滞留三阴的里寒证候。

6. 清法 是通过寒凉泄热的方药和措施,使邪热外泄,清除里热证的一种方法。适用于邪入气分,里热渐盛,热毒诸证,邪热入营分、血分等证。

7. 消法 是通过消导和散结,使积聚之邪逐渐消散的一种方法。适用于由气、血、痰、湿、食等壅滞而形成的积滞痞块。

8. 补法 是运用补益药物补养人体气血阴阳不足,治疗各种虚证的方法。适用于脏腑气、血、阴、阳虚弱的病证,相应采用补气、补血、补阴、补阳四法。

（周　兵）

直通护考

1. 下列哪种情况不宜用阴阳概念来说明？（　　　）

A. 昼与夜　　　B. 天与地　　　C. 表与风　　　D. 水与火　　　E. 左与右

2. 阴阳的征兆是（　　　）。

A. 上与下　　　B. 内与外　　　C. 动与静　　　D. 寒与热　　　E. 水与火

3. 下面哪种说法是错误的？（　　　）

A. 阴阳转化在一定的条件下才能发生

B. 阴阳转化一般发生在事物变化的"物极"阶段

C. 阴阳转化是一个量变过程

D. 阴阳转化的内在根据是阴阳互根互用

E. 动而不已的阴阳消长是阴阳转化的前提与基础

4. 下列何项生理功能属于阴？（　　　）

A. 推动　　　B. 兴奋　　　C. 温煦　　　D. 升散　　　E. 滋润

5. 五行中"木"的特征是（　　　）。

A. 曲直　　　B. 炎上　　　C. 稼穑　　　D. 从革　　　E. 润下

6. 下列不属于母子关系的是（　　　）。

A. 土和水　　　B. 金和水　　　C. 水和木　　　D. 火和土　　　E. 木和火

7. 在五行学说中，五季中的"长夏"应归于（　　　）。

A. 木　　　B. 火　　　C. 土　　　D. 金　　　E. 水

8. 酸味应归于哪一行？（　　　）

A. 木　　　B. 火　　　C. 土　　　D. 金　　　E. 水

9. 下面哪一官窍归于五行之"火"？（　　　）

A. 目　　　B. 耳　　　C. 舌　　　D. 口　　　E. 鼻

10. 根据五行相克规则确立的治法是（　　　）。

A. 培土生金　　　B. 佐金平木　　　C. 滋水涵木　　　D. 益火补土　　　E. 金水相生

11. 在五脏中，不属于肺的生理功能是（　　　）。

A. 主气　　　B. 主纳气　　　C. 通调水道　　　D. 主宣发　　　E. 朝百脉

12. 下列哪项为脾的生理功能？（　　　）

A. 藏神　　　B. 藏精　　　C. 统血　　　D. 藏血　　　E. 主气

13. 五脏中，"肝其华"在（　　　）。

A. 唇　　　B. 面　　　C. 毛　　　D. 发　　　E. 爪

14. 五脏中，"心开窍于"（　　　）。

A. 目　　　B. 鼻　　　C. 口　　　D. 舌　　　E. 耳

15. 下列完全属于六腑的一组是（　　　）。

A. 胆、脾、脑　　　　　　B. 胆、三焦、胃　　　　　　C. 脉、胆、胃

D. 脑、大肠、胃　　　　　　E. 肺、小肠、膀胱

16. 脏腑表里关系中，与肺相表里的是（　　　）。

A. 胆　　　B. 胃　　　C. 小肠　　　D. 大肠　　　E. 膀胱

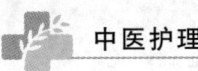

17. 为百病之长的外邪是( )。

A. 暑   B. 湿   C. 寒   D. 风   E. 燥

18. 下列不正确的说法是( )。

A. 寒为阴邪   B. 寒邪易伤阳气   C. 寒性凝滞主痛

D. 寒性收引   E. 寒性主动

19. 致病具有明显的季节性的病邪是( )。

A. 风   B. 寒   C. 暑   D. 湿   E. 火

20. 湿邪致病缠绵难愈病程较长,体现了湿邪哪项致病特点?( )

A. 湿邪易阻滞气机   B. 湿邪易损伤阳气   C. 湿邪趋下,易袭阳位

D. 湿性重浊   E. 湿性黏滞

21. 易致痈疽的外邪是( )。

A. 风   B. 火   C. 寒   D. 痰   E. 燥

22. 燥邪致病最易损伤的脏腑是( )。

A. 心   B. 肝   C. 脾   D. 肺   E. 肾

23. 六淫是指( )。

A. 风凉暑湿燥火   B. 风寒暑湿燥热   C. 风雪暑湿燥火

D. 风寒暑湿燥火   E. 风雾暑湿燥火

24. 七情是指( )。

A. 喜怒哭思悲恐惊   B. 喜怒忧思悲恐惊   C. 喜怒忧思痛恐惊

D. 喜怒怜思悲恐惊   E. 喜怒忧思悲恐悌

项目三　中医护理基本知识

学习目标

1. 掌握中医护理中观察病情、临床用药护理、饮食护理、情志护理、生活起居护理的方法。
2. 熟悉常用中药的性能和特点，以及情志变化的规律。

任务一　观察病情

观察病情有望、闻、问、切四种方法。这是中医学搜集临床资料的主要方法，是获得病情信息的手段，故中医学又称为"四诊"。

一、望诊观察病情

望诊的内容包括全身望诊（望神、色、形、态）、局部望诊（望头、发、五官、皮肤、躯体、四肢、二阴等）、望排泄物和分泌物、望舌、望小儿指纹等。

（一）望神

神是精气的外在表现，精气是神的物质基础，通过望神可以了解五脏精气的盛衰，判断病情的轻重与预后。望神包括目光、面色、表情、神志、言语、体态等方面，而望诊的重点在于观察两目。

1. 得神　表现为目光灵活明亮，精彩内含，面色荣润含蓄，神情自然，肌肉丰满，动作自如，神志清楚，言语清晰等。提示正气充足，精气充盛，机体功能正常，为人体健康的表现；或患病后正气未伤，精气未衰，病情较轻。

2. 少神　表现为面色暗淡少华，精神不振，肢体倦怠，动作迟缓，思维迟钝，声低少语。提示正气不足，精气轻度损伤，机体功能较弱。多见于轻病或恢复期患者，也可见于体弱者。

3. 失神　表现为面色晦暗，精神萎靡，表情呆滞，肌肉已脱，体态异常，意识淡漠，语声断续，甚或循衣摸床，撮空理线。提示脏腑精气虚衰，病情较重。

4. 假神　危重患者出现的一些精神暂时性好转的虚假现象。表现为目似有光，但眼珠呆滞；原来面色晦暗，突然泛红如妆；原来精神衰颓，突然精神振作；原来神昏，突然烦躁不安；患者本不欲饮食,突然能食;原来声细息微,突然声高多语。提示脏腑精气极度衰竭,正气将脱,阴不敛阳,虚阳外越,阴阳即将离决,属病情危重。古人称为"回光返照"、"残灯复明"。

（二）望色

望色是观察患者面部及身体皮肤的颜色和光泽的一种诊察方法,包括常色和病色两个方面。

1. 常色 常色指正常人的面部色泽。黄种人的常色为红黄隐隐、明润含蓄。提示人体精充神旺、气血津液充足、脏腑功能正常。

2. 病色 病色指人体在疾病状态时的异常面部色泽。病色的特点为晦暗、暴露。

（1）青色:主寒证、痛证、瘀血、小儿惊风。多由寒凝气滞,经脉瘀阻,气血不通而成。小儿眉间、鼻梁及口唇青紫,常见于惊风或惊风先兆。

（2）赤色:主热证,也见于戴阳证。气血得热则运行加速,脉络充盈,故面色发红。久病重病的患者,面色苍白,时红时消,游移不定,为戴阳证,属病情危重。

（3）黄色:主虚证、湿证。面、目一身尽黄,小便黄,称为黄疸。若黄色鲜明如橘色,为湿热熏蒸的阳黄;黄色晦暗如烟熏,为寒湿郁阻的阴黄。新生儿出生2～3日后,面、目一身尽黄为胎黄。

（4）白色:主寒证、虚证、失血证。患者面色发白,多有气虚血少或阳衰寒盛、气血不荣的表现。面色淡白无华、唇舌色淡者,多属血虚证或失血证。面色苍白者,多属亡阳、气血暴脱或阴寒内盛。

（5）黑色:主肾虚证、寒证、瘀血证、水饮证。为阴寒水盛或气血凝滞的病色。面黑暗淡或黧黑者,多属肾阳虚。面黑干焦者,多属肾阴虚。眼眶周围发黑者,多属肾虚水饮或寒湿带下。

（三）望形体

望形主要是观察患者形体的强弱、胖瘦、体型等情况。

（1）强壮:骨骼粗大,胸廓宽厚,肌肉坚实,皮肤润泽,精力充沛,食欲旺盛,为形盛有余、身体强壮之象,说明脏腑精气充盛,抗病力强,即使患病也易治,预后较好。

（2）体弱:骨骼细小,胸廓狭窄,肌肉瘦削,筋弱无力,皮肤枯槁,精神不振,食少乏力,为形气不足、内脏衰弱之征,说明脏腑精气亏虚,抗病力弱,患病多迁延难愈,预后较差。

（四）望姿态

望态是观察患者的动静姿态及行为动作的变化,以测知脏腑内在病变。喜动多言者属阳证,喜静少言者属阴证。如卧时身轻,自能转侧,面常向外,躁动不安,多为阳证、热证、实证;反之,卧时身重,难于转侧,面常朝里,喜静懒动,多属阴证、寒证、虚证。

（五）望头、发、五官

1. 望头 小儿头形过大或过小,伴有智力低下者,多为先天禀赋不足,肾精亏虚所致;头形过大,可因脑积水引起。囟门迟闭,称为解颅,是肾气不足、发育不良的表现;如小儿囟门凹陷,称囟陷,多属虚证;囟门高突,称囟填,多属实热证。头摇不能自主,不论成人或小儿,为肝风内动之兆,或为气血虚衰,脑神失养所致。

2. 望发 发黄干枯,稀疏易落,多为精血不足之证,常见于大病后和慢性虚损的患者;突见片状落发,称为斑秃,多属血虚受风;青壮年落发,头皮发痒,多屑或多脂者,多为血热化燥或挟湿;少年白发,伴失眠健忘,腰膝酸软者,多属肾虚或劳神伤血;小儿头发稀疏黄软,生长迟缓,甚至久不生发者,多为先天不足,肾精亏损;小儿发结如穗,多为疳积之病。

3. 望目 全目赤肿者,属肝经风热;眼窝凹陷者,属伤津液或气血不足;眼球突出者,见于肺胀或瘿病;瞳孔缩小者,属肝胆火炽或为中毒;瞳孔散大者,属肾精耗竭,提示病情危重;瞪目直视者,属脏腑精气将绝,提示病情危重;昏睡露睛者,属脾气虚衰,胞睑失养。

4. 望咽喉 咽部深红,肿痛明显,属实热证;咽部嫩红,肿痛不显,属肾阴虚,虚火上炎;咽部淡红漫肿,属痰湿凝聚;咽部一侧或咽后壁红肿高起,吞咽困难,身发寒热者,为喉痈,因风热痰火壅滞所致;咽部一侧或两侧喉核红肿疼痛,溃烂有黄白色脓点,称为乳蛾,为肺胃热毒壅盛;咽部有灰白假膜,拭之不去,重擦出血,很快复生,为白喉,是外感疫邪所致。

(六)望皮肤

望皮肤是通过观察皮肤色泽与形态以诊察疾病的方法。

1. 色泽变化 一般肤色润泽则脏腑精气尚盛,虽病亦易治;若肤色干枯晦暗而无光泽,则为脏腑精气虚衰,病情较重。

(1)皮肤赤红:皮肤呈片状红肿,赤如丹色,名"丹毒",多由风热、湿热、肝火所致,可发于全身任何部位,初起呈云片状红色,游行无定或浮肿疼痛,甚至遍身。

(2)皮肤发黄:肌肤、面、目一身俱黄,小便黄,多为黄疸。可分为阳黄和阴黄两类。如皮肤黄中显黑,色黑晦暗,称为黑疸,因瘀血或肾虚所致。

2. 形态变化

(1)一般情况:皮肤虚浮肿胀,按之有压痕,为水肿,多属水湿泛滥;皮肤粗糙如鱼鳞,摸之涩手,为肌肤甲错,属于瘀血阻滞,肌肤失养;皮肤干瘪枯槁,为津液耗伤或精血亏损;小儿骨软肌瘦,皮肤松弛,多为疳积证。

(2)斑疹:斑色呈深红或青紫,点大成片,平铺于皮肤,抚之不碍手,压之不退色;疹色呈红或白,点小如粟,或如花瓣,高出皮肤,抚之碍手,压之退色。无论斑或疹,都以皮肤红润光泽、神志清楚为顺;以色黯或突然隐没、神志模糊为逆。

(七)望小儿指纹

望小儿指纹是观察小儿食指掌侧前缘浅表络脉的形色变化以诊察病情的方法,适用于3岁以下的小儿。小儿指纹分为三关,食指桡侧近掌端第一节为风关,第二节为气关,第三节为命关(图3-1)。

1. 望指纹的方法 在自然光线下,用左手握住患儿食指末端,以右手拇指用力从命关向气关、风关直推数次,使指纹显露,便于观察。正常小儿指纹:色浅红,隐现于食指内侧前缘,不超出风关。

2. 望指纹的临床意义

(1)三关测轻重:风关异常,属邪气入络,邪浅病轻;气关异常,属邪气入经,邪深病重;命关异常,属邪入脏腑,病情危重。若食指络脉透过三关至指甲,称为透关射甲,属病情凶险,预后不良。

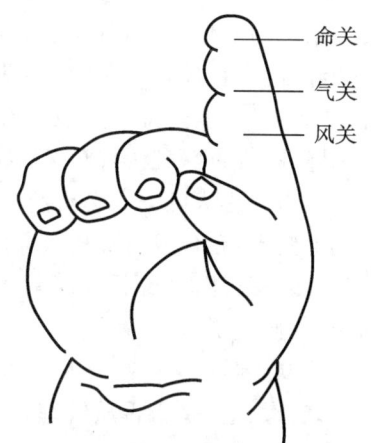

图3-1 小儿食指三关

(2)浮沉分表里:指纹浮显,多属表证;指纹沉隐,多属里证。

(3)淡滞定虚实:指纹浅淡,多属虚证;指纹浓滞,多属实证。

(4)红紫辨寒热:颜色鲜红,属外感表证、寒证;颜色紫红,属里热证。颜色见青,属疼痛、惊风。颜色紫黑,属血络郁闭,病危。颜色淡白,属脾虚、疳积。

(八) 望舌

望舌是观察舌质和舌苔的变化以诊察疾病的方法。望舌应充分暴露舌体,在自然光线充足、柔和的条件下进行。观察顺序为先舌苔后舌质,从舌尖到舌中、舌根、舌边等依次观察。脏腑在舌面的分属:舌尖属于心肺,舌中属于脾胃,舌根属于肾,舌边属于肝胆(图3-2)。正常舌象为淡红舌、薄白苔,提示脏腑机能正常,气血津液充盈,胃气旺盛。但也有正常人出现舌象异常者。注意辨别染舌或其他假象。

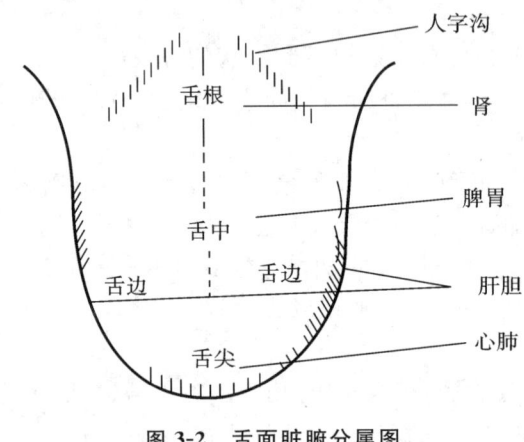

图 3-2 舌面脏腑分属图

1. 望舌质　舌质,又称舌体,是舌的肌肉脉络组织。观察舌质的颜色、形状、动态的异常变化。舌质的变化主要反映脏腑的虚实和气血的盛衰。

(1) 望舌色:

①淡白舌:舌色较正常色浅淡,甚至无血色,称为淡白舌,主寒证、虚证,为气血两亏,阳气虚衰之象。如舌色淡白,舌体瘦薄,多属气血亏虚;舌淡白胖嫩,多属虚寒。

②红舌:舌色较正常色深,甚则呈鲜红色,称为红舌,主热证。虚热证为舌色鲜红,苔少或无苔,或有裂纹;实热证为舌色鲜红而干,或起芒刺,舌苔黄厚。

③绛舌:舌色深红为绛色,主内热深重,主病有外感和内伤之分。外感病多为热入营血;内伤杂病多为阴虚火旺。舌色红绛,舌面光滑如镜,为胃阴大伤;舌绛干枯,为肾阴已涸。

④青紫舌:舌色发青或青紫,或舌上有青紫色瘀点、瘀斑,主瘀血、寒证、热证。舌色紫暗或见瘀斑,多为气滞血瘀;舌色淡紫或青紫润滑,多为里寒证或寒凝血瘀证;舌色紫而干,多为热盛伤津,气血壅滞。

(2) 望舌形:

①老、嫩:老,是指舌质纹理粗糙,形色坚敛而不柔软,多属实证、热证;嫩,是指舌质纹理细腻,形色浮肿娇嫩,多见于虚证。

②胖大:舌体较正常大,伸舌满口者,称胖大舌,多为水湿痰饮阻滞。胖大而嫩,舌淡苔白滑,为脾肾阳虚,水湿内停。舌淡红或红而胖大,苔黄腻,为脾胃湿热,痰浊上溢。

③瘦薄:舌体瘦小而薄者,称瘦薄舌,多为气血阴液不足。瘦薄而色淡,多属心脾两虚,气血不足;瘦薄红绛而干,多属阴虚火旺,津液耗伤,病情较重。

④裂纹:舌面上有明显的裂沟,称裂纹舌。主病有三:一为血虚不润,可见舌淡白而有裂纹;其二为热盛伤阴或阴虚液涸,可见舌红绛而有裂纹;其三为脾虚湿浸,可见舌淡白胖嫩,边

有齿痕而有裂纹。

⑤齿痕：舌边缘齿痕舌，常与胖大舌同见，多属脾虚。若舌质淡白而湿润，多为脾虚湿盛。

⑥芒刺：舌乳头高起如刺，摸之棘手，多为热盛。芒刺干燥，属邪热盛。舌尖芒刺为心火亢盛，舌中芒刺为胃肠热盛，舌两侧芒刺多系肝胆火盛。

（3）望舌态：

①强硬：舌体失其柔和，屈伸不便，甚或不能转动，言语謇涩，为强硬舌。舌强而色红，伴有神志不清者，属热扰心神；舌强而红干，为热盛伤津；突然舌强不语，口眼㖞斜，言语謇涩，为中风先兆或中风；舌强、舌胖而苔厚腻者，为痰湿内阻。

②痿软：舌体柔软、屈伸无力者，称痿软舌，多因气血虚极，阴液亏损，筋脉失养所致。久病舌痿而色淡，属气阴两虚；舌痿而色绛，多阴亏已极。新病舌干红而痿，属热灼津伤。

③颤动：舌体不自主地颤抖不定，多因动风所致。舌质淡白而颤动者，是血虚生风；舌红绛而颤动者，属热极生风。

④歪斜：伸舌时舌体偏向一侧者为歪斜舌，多见于中风或中风先兆，多因风邪中络或风痰阻络所致。

⑤吐弄：舌伸出口外，久不回缩者为吐舌；舌微露出口又立即收回，或不时舐口唇上下，伸缩不停者，称为弄舌。舌红而吐弄者，为心脾有热；舌绛紫而吐舌者，为疫毒攻心，或心气已绝。弄舌多是动风先兆，或热伤津液，也见于小儿智能发育不全。

⑥卷缩：舌体不能伸出口外者，称卷缩舌。无论因虚因实，多为病情危重之象。

2. 望舌苔　舌苔是由胃气所生，附着于舌面上的一层苔状物。望舌苔是观察苔色与苔质两方面的异常变化。舌苔的变化主要用来判断感受外邪的深浅、轻重，以及胃气的盛衰。

（1）望苔色：

①白苔：主表证、寒证。舌苔薄白而湿润，多属风寒表证；薄白而干，舌尖微红，多属风热表证，或外感燥邪，或肺津耗伤；舌苔白而湿润，多属里寒证或寒湿证；舌苔白厚滑腻，多属痰湿内停或食积；白厚干燥如积粉，多属外感秽浊邪气，热毒内盛所致，多见于瘟疫病。

②黄苔：主里证、热证。一般黄苔的颜色越深，热邪越重。淡黄为热轻，深黄为热重，焦黄为热结。舌苔薄黄而润，邪初入里，热未伤津；舌苔薄黄而干，为邪热不甚，津液已伤；舌苔老黄燥裂，为热盛津液大伤；舌苔黄而厚腻，为内蕴湿热或痰湿停滞；舌苔厚黄干燥，为热盛伤津。舌苔由白转黄，为邪已化热入里；舌苔由黄转白，为热邪减退。

③灰黑苔：苔色呈浅黑为灰苔，较灰苔色深者为黑苔。两者有深浅程度的差异，但主病性质相同，前者程度轻，后者程度重，故常称为灰黑苔。主里热证或热极，也见于寒湿证或寒盛。如灰黑而润，为里寒重证；灰黑而干，为里热极盛。

（2）望苔质：

①薄、厚：透过舌苔能隐隐见到舌体，称为薄苔；透过舌苔见不到舌体，称为厚苔。二者主要反映邪正的盛衰和邪气之深浅。薄苔见于正常人，或表证；厚苔见于里证，主痰湿、食积、里热等。

②润、燥：舌苔润燥主要反映津液盈亏及其输布情况。舌苔干湿适中，不滑不燥为润苔，属正常舌苔或提示疾病过程中津液未伤。舌苔干燥无津，甚则舌苔干裂为燥苔，提示津液耗损。

③腻、腐：舌苔苔质颗粒细腻致密，融合成片，中间厚周边薄，紧贴舌面，揩之不去，为腻苔；苔质颗粒粗大疏松，如豆腐渣堆铺于舌面，边中皆厚，揩之易脱，为腐苔。腻苔与腐苔皆主食积、痰浊；脓腐苔主内痈。

④剥落:舌苔部分或全部剥落,剥落处舌面光滑,称剥落苔。剥落苔根据剥落的部位和范围不同,又分为前剥苔、中剥苔、根剥苔、花剥苔和镜面舌。主胃气匮乏,胃阴枯涸,或气血两虚。

⑤真、假:以"有根"、"无根"为诊断标准。舌苔紧贴舌面,刮之不净,为有根之苔,即真苔;舌苔似浮涂于舌面,刮之即去,为无根之苔,即假苔。真苔提示胃气尚存,假苔多属胃气匮乏的逆证。

常见舌象图如图3-3所示。

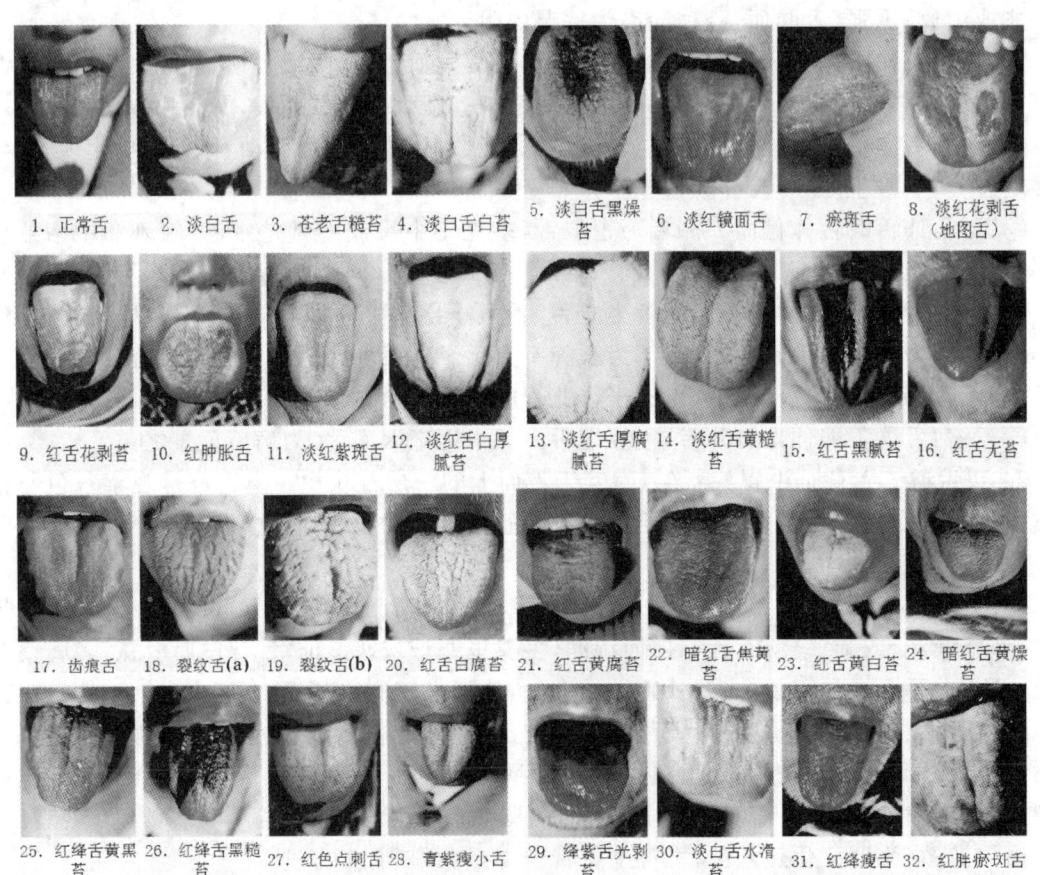

1. 正常舌　2. 淡白舌　3. 苍老舌糙苔　4. 淡白舌白苔　5. 淡白舌黑燥苔　6. 淡红镜面舌　7. 瘀斑舌　8. 淡红花剥舌(地图舌)

9. 红舌花剥苔　10. 红肿胀舌　11. 淡红紫斑舌　12. 淡红舌厚腐腻苔　13. 淡红舌厚腐腻苔　14. 淡红舌黄糙苔　15. 红舌黑腻苔　16. 红舌无苔

17. 齿痕舌　18. 裂纹舌(a)　19. 裂纹舌(b)　20. 红舌白腐苔　21. 红舌黄腐苔　22. 暗红舌焦黄苔　23. 红舌黄白苔　24. 暗红舌黄燥苔

25. 红绛舌黄黑苔　26. 红绛舌黑糙苔　27. 红色点刺舌　28. 青紫瘦小舌　29. 绛紫舌光剥苔　30. 淡白舌水滑苔　31. 红绛瘦舌　32. 红胖瘀斑舌

图3-3　常见舌象图

二、闻诊观察病情

闻诊是通过听声音和嗅气味以诊察病情的方法。

(一)听声音

扫码看彩图

1. 语声

(1)语声强弱:患者语声的强弱反映正气的盛衰,同时也与邪气的性质有关。

(2)声音清浊高低:一般声音重浊而粗、高亢洪亮、多言而躁动者,多属实证、热证;声音轻清、细小低弱、少言而沉静者,属虚证、寒证。

(3)音哑与失音:语声重浊、嘶哑,常见于外感风寒或湿浊阻肺之实证;久病而声音嘶哑或失音,多属肺肾阴虚或气阴不足之虚证。

2. 语言错乱 语言错乱多属心的病变。静默懒言,多属虚证、寒证;烦躁多言,多属热证、实证。

(1)谵语:神志不清、胡言乱语、声音粗壮者,是热扰心神的实证。

(2)郑声:精神疲惫、语多重复、时断时续、声音细微者,多属心气大伤的虚证。

(3)独语和错语:独语,为喃喃自言自语,遇人则止;错语,为语无伦次,对答错乱,自知说错,不能自主。独语与错语均属心气不足、神失所养的虚证。

(4)狂言:言语粗鲁,狂妄叫骂,登高而歌,弃衣而走,多属痰火扰心。

(5)语言謇涩:舌体强硬,说话不流利,含糊不清,多为中风先兆或中风后遗症。

3. 呼吸 呼吸气粗,疾出疾入,属热证、实证;呼吸气微,徐出徐入,属寒证、虚证。喘表现为呼吸困难、急迫,张口抬肩,甚则鼻翼扇动,主要与肺、肾有关。喘分虚实,声高气粗者为实喘;声低气微者为虚喘。哮表现为呼吸急促似喘,喉间哮鸣,多由痰饮内伏所致。喘不兼哮,哮必兼喘。喘以气息急迫、呼吸困难为主;哮以喉中哮鸣为特征。少气表现为呼吸微弱、短促声低,气少不足以息,言语无力,为久病体虚,或肺肾气虚。短气表现为呼吸短促而不能接续,气短不足以息的轻度呼吸困难,似喘而不抬肩,呼吸虽急而无痰鸣。

4. 咳嗽 咳声低微,为肺气虚证。咳声不扬,痰黄稠难咯,多属热邪犯肺,肺津被灼。干咳无痰或少痰,为燥邪犯肺或阴虚肺燥证。咳有痰声,量多易咯,为痰湿阻肺证。顿咳表现为咳声短促,呈阵发性、痉挛性、声响连续不断,咳后有鸡鸣样回声。白喉表现为咳声如犬吠,伴语声嘶哑,吸气困难。

5. 呃逆 胃气上逆于咽喉而发出的一种不由自主的冲击声,声短而频,其声呃呃。有声有物为呕吐;有物无声为吐;有声无物为干呕,皆为胃气不降所致。吐势徐缓,声音微弱,吐物清稀者,属虚寒证;吐势较剧,声音壮厉,吐出黏痰黄水或酸腐或苦者,属实热证。喷射状呕吐,为热扰神明。朝食暮吐或暮食朝吐,为反胃,属脾胃阳虚;饮水即吐,属水逆证。

(二)嗅气味

嗅气味,主要是嗅辨与疾病有关的气味,包括患者的体味、口气、排泄物与分泌物气味和病室气味。通过闻气味可测知病证的寒热虚实,判断病情的轻重预后。一般说来,气味酸腐臭秽者,多为实证、热证;无臭或微有腥味者,多为虚证、寒证。

1. 口气 一般正常人呼吸或讲话时,不会发出异常气味。口气臭秽,多为消化不良、龋齿、胃热、口腔不洁;酸臭或酸馊气味,多为胃有宿食;口气腐臭,多为口内有溃疡或牙疳;口气蒜臭,多见于有机磷中毒;口中有金属气味,多见于铅、砷、汞等金属中毒。

2. 排泄物与分泌物 主要包括痰涕、二便、经带等。凡恶臭者,多属实热证;略带腥味者,多为虚寒证。咳吐浊痰脓血,腥臭异常,多为热毒瘀结成脓的肺痈;鼻流浊涕,黄稠而腥臭者,多为鼻渊;大便臭秽难闻,为热结肠道;大便溏而腥,多为虚寒;矢气酸臭,多为宿食停滞;尿臊或混浊,多为湿热;尿甜并散发烂苹果气味,为消渴病;妇女经带臭秽为热,有腥气为寒。

三、问诊了解病情

问诊,通过询问患者或其陪诊者,了解疾病的有关情况,以确定病情的一种诊察方法。问现在症状是问诊的重要部分,是指询问患者就诊时的全部症状。症状是疾病的反映,是临床辨证的主要根据。通过问诊掌握患者的现在症状,可以了解疾病目前的主要矛盾,并围绕主要矛盾进行辨证,从而揭示疾病的本质,对疾病做出确切的判断。因此,为了使问诊全面准确、无遗漏,一般以明代张景岳《十问歌》为顺序。《十问歌》:一问寒热二问汗,三问头身四问便,五问饮食六问胸,七聋八渴俱当辨,九问旧病十问因,再兼服药参机变;妇女尤必问经期,迟速闭崩皆可见;再添片语告儿科,天花麻疹全占验。

（一）问寒热

寒热,即恶寒与发热,是临床常见症状。寒,有恶寒和畏寒之分,凡患者主观感觉怕冷,多加盖衣被或近火取暖仍感寒冷者,称恶寒,见于表证;患者身寒怕冷,加衣被或近火取暖而寒冷能缓解者,称畏寒,多属阳虚。热,指体温升高,还包括自觉发热而体温不高者。

问寒热,主要询问有无发热或恶寒,寒热的轻重、特点,出现的时间、持续的时间及其有无兼证。

1. 恶寒发热　疾病初起自觉怕冷并且体温升高,多为外感表证。恶寒重,发热轻,伴有无汗身痛,多属表寒证;恶寒轻,发热重,伴口干咽痛,多为表热证;发热轻而恶风,汗出,脉浮缓,为表虚证。

2. 寒热往来　患者恶寒与发热交替出现,称为寒热往来,为邪正相争于半表半里。临床上常见两种类型:一是寒热往来,发无定时,兼有口苦、咽干、胸胁满闷、脉弦等,是邪在半表半里的“少阳病”;二是寒热往来,发作有时,伴头痛剧烈、口渴汗出者,多见于疟疾。

3. 但热不寒　患者只发热而不恶寒或反恶热者,称为但热不寒,多见于里热证。根据发热轻重、特点、时间不同,又有壮热、潮热、微热之分。

（1）壮热:指患者高热(39℃以上)持续不退,不恶寒,反恶热。兼面赤、大汗、烦渴饮冷、脉洪大等,为邪热入里、里热炽盛的里实热证。

（2）潮热:发热如潮水上涨样定时,即按时发热或定时热甚(一般多在下午),称为潮热。

（3）微热:发热时间长,热势不高(不超过38℃),多为内伤所致。临床上有阴虚发热、气虚发热、气郁发热。

4. 但寒不热　患者自觉寒冷而不发热,称为但寒不热,见于里寒证。新病恶寒,多因感受寒邪,困遏阳气,属里实寒证;久病畏寒,多因阳气虚衰,失于温煦,属虚寒证。根据患者怕冷感觉的不同特点,临床又有恶风、恶寒、寒战、畏寒之分。

夏季气候炎热时,小儿长期发热,伴多尿无汗、倦怠消瘦、烦躁口渴,每至秋凉,则不治自愈,称为小儿夏季热。

（二）问汗

问汗,即询问汗的有无,汗量多少,出汗的时间、部位及伴见症状等,以辨疾病的表里寒热虚实和转归。

1. 表证辨汗　表证无汗而恶寒,多属表实证;表证有汗而恶风,多属表虚证;表证有汗而不恶风寒,多为外感表热证。

2. 里证辨汗

（1）自汗:经常白天汗出,活动尤甚,兼神疲乏力、畏寒气短等,属气虚、阳虚证。

（2）盗汗:夜间入睡后汗出,醒后汗止,兼颧红潮热,心烦,失眠,多梦,口燥咽干,多见于阴虚证。

（3）大汗:汗出量多,有虚实之分。若患者身大热、汗大出、口大渴、脉洪大,属实热证,为里热炽盛,蒸津外泄所致。若患者大汗淋漓,汗出如油如珠,称为脱汗、绝汗,多见于亡阴亡阳证。如冷汗淋漓,兼面白肢冷、脉微欲绝,属亡阳之汗;如汗热而黏,烦躁口渴,脉细数,属亡阴之汗。

（4）战汗：患者全身战栗抖动，表情痛苦，挣扎而后汗出，多见于温病或伤寒邪正相争时，多是疾病发展的转折点。若汗出热退，身凉脉静，提示邪去正安，疾病向愈；若汗出而热不退，烦躁不安，脉来疾急，提示邪盛正衰。

（5）局部出汗：问局部出汗，可了解相关脏腑的功能及疾病的寒热虚实。根据汗出部位，有头汗、胸汗、半身汗、手足心汗等。

①头汗：头汗，伴面赤烦渴、胸闷心烦、舌尖红、脉数者，多因上焦邪热上蒸，迫津外泄；头汗，伴头身困重、身热不扬、胃脘痞闷、舌苔厚腻者，多因中焦湿热郁蒸，逼津上越；重病后期，突然额汗大出，兼四肢厥冷，脉微欲绝，为久病精气衰竭，阴阳离决，虚阳上浮，津随阳泄的危重表现。

②胸汗：汗出仅见于心胸部，多为虚证。伴心悸失眠、纳呆，腹胀、便溏、脉弱者，属心脾两虚；胸部汗出，伴虚烦不寐、腰膝酸软、潮热、遗精者，属心肾不交。

③半身汗：汗出仅见身体一侧，或左或右，或上或下，属经络闭阻，气血运行不畅所致，多见于中风病、痿证、截瘫等。

④手足心汗：手足心汗出较多，多与脾胃病有关。手足心汗出，兼口干咽燥、五心烦热、脉细数，多为阴虚内热；手足心汗出，兼身热，腹胀，便秘，脉洪数，为阳明腑实证。

（三）问疼痛

疼痛按病因病机可分为虚实两类：属虚者，多因气血不足，阴精亏损所致，其病机为"不荣则痛"；属实者，多因感受外邪、气滞血瘀、痰浊凝滞、食滞、虫积所致，其病机是"不通则痛"。

1. 问头痛　头痛临床上分为外感头痛和内伤头痛两类。

（1）外感头痛：起病急骤，痛势较剧，发无休止。临床上常见证型：①风寒头痛：突然头痛，连及项背，兼发热恶风寒，舌苔薄白，脉浮紧等。②风热头痛：头胀痛，甚则头痛如裂，兼发热微恶风寒，面红目赤，口渴欲饮，尿黄赤，舌边尖红，舌苔薄黄，脉浮数。③风湿头痛：头痛如裹，兼肢体困重，胸闷纳呆，舌淡白，苔白腻，脉濡等。

（2）内伤头痛：起病较慢，痛势较缓，时作时止。临床上常见证型：①气虚头痛：头痛头晕，绵绵作痛，劳累后加重，兼气短，神疲乏力，自汗，脉弱等。②血虚头痛：头痛隐隐，绵绵不休，时轻时重，兼心悸失眠，面淡无华，舌淡苔白，脉细无力。③肝阳头痛：头晕胀痛，兼面红目赤，心烦易怒，夜寐不安，舌红苔黄，脉弦或细数。④痰浊头痛：头痛且胀，有沉重感，兼恶心，呕吐痰涎，胸脘满闷，舌苔白腻，脉滑。⑤瘀血头痛：头痛如刺，痛处不移，夜间加重，经久不愈，舌有瘀斑，脉细涩。

根据头痛部位，可确定病变所在的经脉。如痛在后脑，下连于项，多是太阳头痛，属外感；痛在前额、眉棱骨，是阳明头痛，多属火热上攻，或气血不足；痛在头两侧，是少阳头痛，多属肝胆火盛；痛在巅顶，或连于目系，是厥阴头痛，多属阴寒内盛。

2. 问身痛　身痛包括周身疼痛、四肢疼痛、腰痛、背痛、胁痛等。

（1）周身疼痛：新病周身疼痛者，多属实证，以外感风寒、风湿或湿热疫毒所致者居多。久病卧床不起而周身疼痛，多属虚证，常因气血虚衰，形体失养所致。临床应注意询问病史、疼痛的性质及其兼症，以确定疼痛的原因。

（2）四肢疼痛：四肢疼痛指四肢的肌肉、筋脉、关节等部位疼痛，为外感风寒湿所致，多见于痹证。

（3）腰、背痛：腰为肾之府，故腰痛多属肾病。背部为足太阳膀胱经、督脉循行部位。如脊背部疼痛不可俯仰，多因督脉损伤；背痛连项者，多为风寒之邪客于太阳经脉；背痛连肩，多属风湿阻滞,经气不利。

（4）胁痛:胁部为肝胆所居,故胁痛常与肝胆病有关。如胁肋胀痛,伴太息、易怒者,多为肝郁气滞;胁肋痛伴身目发黄者,多为肝胆湿热;胁肋刺痛、固定不移者,多因外伤、挫闪、瘀血阻滞局部脉络所致;胁肋灼痛,兼面红目赤,急躁易怒,多属肝火炽盛。

3. 问胸腹痛 胸腹为五脏六腑所居之处,故脏腑的病变常从胸腹部反映出来。

（1）胸痛:若胸闷咳喘,痰白量多,为寒湿犯肺;胸闷气短,咳嗽无力,属肺气虚。胸胁作痛,痛如针刺,固定不移,入夜更甚,多因瘀血停滞,络脉不通所致;胸痛喘促,兼发热咳嗽、鼻煽,多属肺热;胸痛,咳吐脓血腥臭,身热,脉数,为肺痈;胸痛咯血,潮热盗汗,多为肺痨;胸痛憋闷,痛引肩背内臂者,为胸痹,多是胸阳不振,痰瘀阻滞所致;胸前闷痛,胸背彻痛剧烈,伴面色青灰,心悸气短,甚则喘不得卧,冷汗淋漓,四肢厥逆,为胸痹重证,又称真心痛。

（2）腹痛:凡腹痛喜温喜按,属虚证;拒按,属实证;得热痛减,属寒证;灼热疼痛,属热证。若大腹隐痛,喜温喜按,多为脾胃虚寒或寒邪直中;小腹胀痛,小便不利,为癃闭,多为膀胱气化不调;腹部胀痛,嗳腐吞酸,属食滞;脐周疼痛,时作时止,多为虫积。

知识链接   3-1 疼痛

（四）问睡眠

1. 不寐 不寐又称失眠,多是阴血不足、心神失常,或邪气上扰、心神不宁的表现。临床有虚实之分。虚烦不眠,潮热盗汗,舌红少津,脉细数,多为阴虚内热;睡眠后多梦易醒,伴心悸健忘,食欲减退,倦怠乏力等,属心脾两虚;不寐,兼心烦,头晕耳鸣,心悸,健忘,腰膝酸软,梦遗等,属心肾不交;不寐,兼水肿,心悸,喘促,卧则加剧,多为心肾阳衰;不寐,兼脘腹胀闷,嗳气,大便不爽,多为脾胃不和;不寐,兼惊悸不安,胆怯心烦,口苦,恶心等,多为胆郁痰扰;多梦易醒,心烦不宁,口舌生疮,多属心火亢盛。

2. 嗜睡 嗜睡又称多寐。临床上常见证型:①脾胃虚弱:饭后易睡,食少纳呆,神疲乏力,少气懒言,多因脾失健运,清阳不升。②心肾阳虚:似睡非睡,似醒非醒,精神萎靡,蜷卧欲寐,多见于阴寒内盛重症患者。③阳虚阴盛:畏寒肢冷,倦怠喜卧,为久病气虚,阳虚阴盛所致。④脾虚湿盛:嗜睡而头目昏沉,身重肢倦,胸闷纳少,舌苔白腻,脉滑,多见于脾湿不运,浊阴不降之肥胖之人。⑤热入心包:昏睡谵语,身热夜甚,或发斑疹,舌绛脉数,多是温病热入营血,邪陷心包所致。

（五）问饮食口味

主要询问有无口渴及其程度、饮水多少、喜冷饮或喜热饮,有无食欲、食量多少、食物喜恶,以及口中异常味觉和气味等。

1. 口渴与饮水 口渴与否、饮水多少,常与体内津液的盈亏和输布、脏腑气化功能及疾病的寒热虚实关系密切。

（1）口不渴:口不渴提示津液未伤,多属寒证、湿证,或无明显燥热病证。

（2）口渴多饮:口渴多饮提示津液已伤,或因津液内停不能上承所致,多见于外感温热病、实热证、阴虚证、痰饮内停。

（3）渴不欲饮:渴不欲饮提示津伤不重或津液输布障碍之象,多见于阴虚、瘀血内阻、痰饮内停、湿热证。

2. 食欲与食量 询问患者的食欲、食量,可判断脾胃功能的强弱以及疾病的轻重和预后。

(1)食欲减退:食欲减退指患者不想进食或食量减少,又称为纳呆、纳少,常见于脾胃病变。如食欲减退,兼面黄肌瘦,倦怠乏力,腹胀便溏者,为脾胃气虚;食欲减退,伴头身困重、胸闷、腹胀便溏,舌苔厚腻者,多为湿盛困脾;食欲减退,伴脘腹胀满,嗳腐吞酸,多为食滞胃脘。

(2)厌食:厌食,兼脘腹胀满,嗳气酸腐,舌苔厚腻者,多为饮食内停;厌食油腻,呕恶便溏,肢体困重,为脾胃湿热;厌食油腻,兼两胁灼热胀痛,身目发黄,口苦,身热不扬者,为肝胆湿热;孕妇厌食,食入即吐,多属妊娠恶阻;小儿厌食消瘦,无明显症状,多属过食零食致胃肠功能紊乱症。

(3)饥不欲食:虽有饥饿感,但不欲食或进食不多,多属胃阴不足,虚火内扰。

(4)多食易饥:食欲过于旺盛,食量增加,食后善饥,多属胃火亢盛证;多食易饥,伴多饮多尿、形体消瘦者,常为消渴病;多食易饥,兼大便溏泄者,多属胃强脾弱证。

(5)偏嗜食物或异物:嗜食某种食物,或生米,或泥土等非食物。如偏嗜太过,可导致疾病。偏嗜生冷,易伤脾胃;偏嗜肥甘,易生痰湿;偏嗜辛辣,易病燥热。偏嗜生米或泥土等非食物,常提示小儿虫积。但孕妇偏食酸辣等食物,属生理现象。

3. 口味 口味异常主要反映脾胃功能失常或其他脏腑病变。如口淡,多属脾胃气虚;口苦,多为肝胆火旺或心火上炎等;口甜,为脾胃湿热或脾气亏虚;口酸,多属肝胃不和或伤食;口咸,多为肾病及寒水上泛;口涩,多属燥热伤津或脏腑阳热偏盛;口黏腻,多因痰饮、湿浊、食积所致。

(六)问二便

问二便应着重了解大小便的性状、颜色、气味、便量、时间,排便次数,排便时感觉及兼证。

1. 大便 正常情况下,大便每日一次或两日一次,排便通畅,大便成形不燥,色黄,内无脓血、黏液及未消化食物。大便异常,主要反映脾胃和肠的病变,与肝肾疾病也有一定的关系。

(1)便秘:大便燥结,排出困难,排便间隔时间过长,或排便次数正常,但便质干燥而排出困难,或便质并不坚硬而难以排出,多属肠道津亏,大肠传导失司。临床上常见证型:①热秘:口渴,便秘,腹满尿赤,舌红苔黄燥,脉数,多因热邪炽盛,肠燥津亏所致。②冷秘:便秘,喜暖怕冷,面色苍白,舌淡苔白,脉迟,为阴寒内结,腑气不通所致。③虚秘:便秘,面色淡白,头晕眼花,或口燥咽干,形体消瘦,五心烦热,舌红少津,或妇女便后倦怠乏力,气短汗出,多见于产后血虚,或老人血燥津枯,或气虚。

(2)泄泻:便次增多,便质稀薄不成形或呈水样,多由脾失健运,传导失司所致。临床上常见证型:①脾虚泻:纳呆腹胀,泄泻,或先干后溏。②五更泻:在黎明前,腹痛腹泻,泻后则安,伴完谷不化,腰膝酸软。③伤食泻:脘闷嗳腐,腹痛腹泻,泄泻后痛减。④痛泻:肠鸣腹痛,痛则必泻,泻后痛减,与情绪有关,属肝郁乘脾。⑤寒湿泻:泻下清稀,腹部冷痛,舌苔白腻。总之,腹泻暴作多属实证;久泻多属虚证或虚实夹杂证。

(3)便质异常:

①完谷不化:大便中含有较多未消化的食物,多是脾阳虚、脾肾阳虚、伤食引起。

②溏结不调:大便时干时稀,属肝郁乘脾;大便先硬后溏,属脾虚。

③脓血便:脓便,大便中混有脓液,多属痢疾。便血,大便带血,甚至全是血液。大便血呈柏油样,是远血,多见于上消化道出血(胃出血);大便血色鲜红,是近血,多见于痔疮、直肠息

肉等。

（4）排便感异常：

①肛门灼热：多因大肠湿热下注，或大肠郁热，下迫直肠所致。

②排便不爽：排便不通畅，有滞涩难尽之感，多属肝郁乘脾或湿热蕴结大肠，肠道气滞，或伤食。

③里急后重：便前腹痛，急迫欲便，便时窘迫不畅，肛门重坠，见于痢疾。

④滑泄失禁：久泻不愈，大便失控，滑出不禁，甚至大便泻出而不知，多因脾肾阳虚，肛门失约所致。

⑤肛门气坠：肛门有下坠感，甚至脱肛，多因脾虚、中气下陷所致。

2. 小便 询问小便，可了解津液的盈亏和脏腑气化功能是否正常。小便频数，伴尿急、尿痛者，多为湿热淋证；尿频而清，夜尿增多，多属肾阳虚或肾气不固。小便不畅，点滴而出，为癃；小便不通，点滴不出，为闭。由湿热下注、瘀血、结石、瘀积阻塞所致，是实证；由肾阳虚，气化无力或中气虚，清阳不升，浊阴不降所致，是虚证。小便清长、量多，畏寒喜暖，属虚寒证；口渴、多饮、多尿、消瘦，属消渴证，是肾阴亏虚所致。小便短赤、量少，为热盛伤津，或汗、吐、下后伤津所致；小便短少，浮肿，多属气化不利、水湿内停所致。小便涩痛，多因湿热蕴结膀胱，心热下移小肠所致。排尿后尿液点滴不尽，多因肾气不固、膀胱失约所致。小便失禁、神清者，多属肾气不固，膀胱失约所致；小便失禁、神昏者，多因邪气阻闭心神，神失其职所引起。3 岁以上儿童，睡中遗尿，多因肾气不固，膀胱失约所致。

（七）问经带

应注意询问妇女月经、带下和胎产情况。

1. 月经 要注意月经的周期、量、色、质以及有无闭经或腹痛情况。除妊娠、哺乳期外，正常月经每月一次（周期为 28 天左右），持续 3～5 天，有规律地按期而行，是一种生理现象。如妇女身体无病，月经两月一行的称"并月"；三月一行的称"居经"；一年一行的称"避年"；终身不行经，而能受孕的称"暗经"；受孕后仍按月行经而无损于胎儿的称"激经"。

（1）经期异常：

①月经先期：月经周期提前 1 周及以上者。血热型：量多，色红，质稠。气虚型：量多，色淡，质清稀。

②月经后期：月经周期延后 1 周及以上者。血虚型：量少，色淡，质稀，小腹空痛者。气滞型：经色正常而量少，小腹胀痛。血瘀型：经色暗红而量少，紫暗有块，小腹绞痛。虚寒型：经色淡而量少，质清稀，腹痛绵绵。

③月经先后不定期：月经或前或后 1 周及以上者，称为月经先后不定期。肝郁型：经色紫红有块，经量少，兼乳房胀痛，小腹胀痛连及胸胁者。脾肾两虚型：经色淡红质稀，经量多少不定，小腹空痛，腰部酸痛。

（2）经量异常：

①月经量多：月经周期基本正常而经量过多。气虚型：量多而色淡，兼神疲乏力、气短等。血热型：量多而色鲜红，兼身热饮冷。血瘀型：量多而色紫暗有块，腹痛如刺。

②月经量少：月经周期基本正常而经量过少，甚至点滴即净。血虚型：量少而色淡。阴虚型：量少而色鲜红，伴潮热盗汗，五心烦热。血瘀型：量少而色紫暗有块，腹痛如刺。

③经闭：女子发育成熟后，月经未潮，或已行经者而月经中止 3 个月以上，称经闭。妊娠、哺乳期、更年期除外。多由气虚血少，或血瘀不通，或寒凝血滞所致。

④崩漏:不在行经期间,妇女阴道大量出血,或持续下血,淋漓不止。如色紫有块、质稠、腹痛者,多为热证或血瘀;色淡、质稀、无痛无块者,多为冲任虚损,或中气不足,脾不统血。

(3)经色异常:色淡质稀者,为气血虚;色深质稠者,为血热;色紫暗有血块者,为血瘀。

(4)痛经:在经期或行经前后,周期性出现小腹疼痛,痛引腰腹,甚则剧痛。经前或经期小腹胀痛、刺痛拒按者,属气滞血瘀实证;经期或经后小腹隐痛、喜按喜揉、腰酸者,属气血不足或肾虚之证;经行小腹冷痛、得热痛减者,属寒凝或阳虚。

2. 带下 妇女阴道有少量乳白色、无臭的分泌物,有濡润阴道的作用,属生理性带下。带下量多,淋漓不断,或色、质、味改变,为病理性带下。临床上常见于:①白带:带下色白、量多、质清稀、无臭或腥味,属脾肾阳虚,寒湿下注。②黄带:带下色黄、量多、质黏稠、臭秽,伴外阴瘙痒者,属湿热下注。③赤白带:带下色红黏稠,或赤白相间,微臭,属肝经郁热所致。如绝经后出现带下灰白、恶臭,或有血,或出现五色带,应考虑为癌症的可能。

四、切诊观察病情

切诊是医者用手在患者体表的一定部位,进行触、摸、按、压,从而获得病情资料的一种诊断方法。包括脉诊和按诊两个部分。

(一)脉诊

脉诊又称切脉,是用手指切按患者桡动脉搏动处,以探求脉搏的深浅、频率、强弱及其他特征,以了解病情,判断病证的一种方法。

1. 脉诊的部位 脉诊常取寸口脉,即两侧腕部桡动脉搏动明显的部位,分为寸、关、尺三部,以掌后高骨(即桡骨茎突)为关部,关前(腕端)为寸部,关后(肘端)为尺部。寸、关、尺分候脏腑为:左寸候心,右寸候肺;左关候肝胆,右关候脾胃;左尺候肾,右尺候命门(图3-4)。

2. 脉诊方法

(1)时间:以清晨未起床、未进食时最佳,但不必拘泥。要求患者保持平静,诊室内外环境安静。诊脉操作时,诊脉者应思想集中,专注指下,细辨脉象;其次,调整呼吸,使呼吸平静、均匀,便于以息计数,即一呼一吸称为一息,一般一息脉动四、五至为

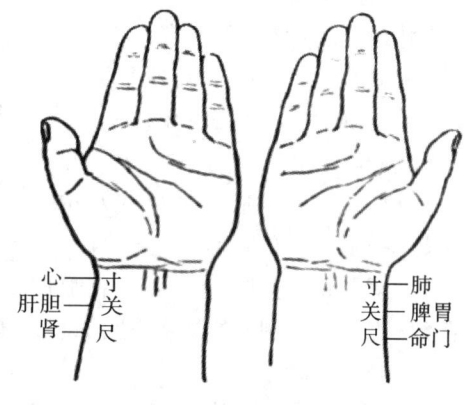

图3-4 脉诊的部位

正常。两手诊脉时间应在1~3 min。对某些难以辨认的脉象,应适当延长时间,以便正确识别脉象。

(2)体位:正坐或仰卧,手臂平放,掌心向上,手腕放在脉枕上,心脏与寸口同水平。

(3)指法:诊脉布指时,首先用中指定关部,然后用食指定寸部,无名指按尺部,指端平齐,以指腹按脉。布指的疏密与患者身高相适应,身高臂长者,布指宜疏;身矮臂短者,布指宜密。三指平布同时切脉,称为总按法;单用一指切脉,叫作单按法;3岁以内的小儿寸口部位甚短,可用拇指定三关法。诊脉时,运用三种不同的指力以体察脉象。轻轻用力按在皮肤上为"举",也称浮取;用不轻不重的力按到肌肉为"寻",也称中取;用重力按在筋骨间为"按",也称沉取。每部均有浮、中、沉三候,故称为"三部九候"。

3. 正常脉象

（1）正常脉象：又称为平脉或常脉。其形态是三部有脉，一息四、五至（相当于 72～80 次/分），不浮不沉，不大不小，来去从容，节律均匀，和缓有力。

（2）脉象生理变异：脉象常因年龄、性别、体质、气候差异而变化。如老年人脉搏较弱，青壮年脉搏有力，小儿脉搏偏快；瘦人脉搏稍浮，胖人脉搏稍沉；女性比男性脉搏细弱而略数；春季脉稍弦，夏季脉稍洪，秋季脉稍浮，冬季脉稍沉；进食、运动、精神刺激等也会影响脉象，但其改变是暂时性的。此外，反关脉为脉出现于寸口的背侧，斜飞脉为脉动从尺部斜向手背，均属正常的脉象。

4. 常见病脉与主病 因疾病而反映的脉象变化，称为病脉。

（1）浮脉类：有浮、洪、濡、散、芤、革六脉，因其脉位浅，浮取即得。

①浮脉：

【脉象】 轻取即得，重按稍减而不空，举之泛泛而有余，如水上漂木。

【主病】 表证、虚证。

【脉理】 浮脉主表，反映病邪在经络肌表部位，邪袭肌腠，卫阳奋起抵抗，脉气鼓动于外，脉应指而浮，故浮而有力。内伤久病体虚，阳气不能潜藏而浮越于外，亦有见浮脉者，必浮大而无力。

②洪脉：

【脉象】 洪脉极大，状若波涛汹涌，来盛去衰。

【主病】 里热证。

【脉理】 洪脉为阳气有余，气壅火亢，内热充斥，致使脉道扩张，气盛血涌。若久病气虚或虚劳、失血、久泄等病证而出现洪脉，是正虚邪盛的危证或为阴液枯竭，孤阳独亢或虚阳亡脱。此时，浮取洪盛，沉取无力无神。

③濡脉：

【脉象】 浮而细软，如帛在水中。

【主病】 虚证，湿证。

【脉理】 濡脉主诸虚，若为精血两伤，阴虚不能维阳，故脉浮软，精血不充，则脉细；若为气虚阳衰，虚阳不敛，脉也浮软，浮而细软，则为濡脉。若湿邪阻于脉道，亦见濡脉。

④散脉：

【脉象】 浮散无根，至数不齐，如杨花散漫之象。

【主病】 元气离散。

【脉理】 散脉主元气离散，脏腑之气将绝的危重证候。因气血衰竭，阴阳不敛，阳气离散，故脉来浮散而不紧，稍用力则按不着，漫无根蒂；阴衰阳消，心气不能维系血液运行，故脉来时快时慢，至数不齐。

⑤芤脉：

【脉象】 浮大中空，如按葱管。

【主病】 失血，伤阴。

【脉理】 芤脉多见于失血伤阴之证。因突然失血过多，血量骤然减少，营血不足，无以充脉，或津液大伤，血不得充，血失阴伤则阳气无所附而浮越于外，而形成浮大中空之芤脉。

⑥革脉：

【脉象】 浮而搏指，中空外坚，如按鼓皮。

【主病】　亡血,失精,半产,漏下。

【脉理】　革脉为弦、芤相合之脉,由于精血内虚,气无所附而浮越于外,以致脉来浮大搏指,因而成外强中空之象。

(2)沉脉类:有沉、伏、弱、牢四脉。脉位较深,重按乃得。

①沉脉:

【脉象】　轻取不应,重按乃得,如石沉水底。

【主病】　里证。亦可见于正常人。

【脉理】　病邪在里,正邪相搏于内,气血内困,故脉沉而有力,为里实证;若脏腑虚弱,阳气衰微,气血不足,无力运营气于表,则脉沉而无力,为里虚证。

②伏脉:

【脉象】　重手推筋按骨始得,甚则伏而不见。

【主病】　邪闭,厥证,痛极。

【脉理】　因邪气内伏,脉气不能宣通,脉道潜伏不显而出现伏脉,多见实邪暴病;如实邪内伏,气血阻滞所致气闭、热闭、寒闭、痛闭、痰闭等。

③弱脉:

【脉象】　极软而沉细。

【主病】　气血阴阳俱虚证。

【脉理】　阴血不足,不能充盈脉道,阳衰气少,无力推动血行,故脉来沉而细软,而形成弱脉。

④牢脉:

【脉象】　沉按实大弦长,坚牢不移。

【主病】　阴寒凝结,内实坚积。

【脉理】　多由病气牢固,阴寒内积,阳气沉潜于下,故脉来沉而实大弦长,坚牢不移。牢脉主实证,有气血之分,如癥瘕有形肿块,是实在血分;无形痞结,是实在气分。若牢脉见于失血、阴虚等病证,是阴血暴亡之危候。

(3)迟脉类:有迟、缓、涩、结四脉。脉动较慢,一息不足四、五至。

①迟脉:

【脉象】　脉来迟慢,一息不足四至(每分钟脉搏60次以下)。

【主病】　寒证。迟而有力为寒痛冷积,迟而无力为虚寒。运动员脉迟而有力,则不属病脉。

【脉理】　迟脉主寒证,由于阳气不足,鼓动血行无力,故脉来一息不足四至。若阴寒冷积阻滞,阳失健运,血行不畅,脉迟而有力。因阳虚而寒者,脉多迟而无力。邪热结聚,阻滞气血运行,也见迟脉,但必迟而有力,按之必实。迟脉不可概认为寒证,当脉证合参。

②缓脉:

【脉象】　一息四至,来去怠缓,驰纵不鼓。

【主病】　湿证,脾胃虚弱。

【脉理】　湿邪黏滞,气机为湿邪所困;脾胃虚弱,气血乏源,气血不足以充盈鼓动,故缓脉见怠缓;平缓之脉,是为气血充足,百脉通畅。若病中脉转缓和,是正气恢复之征。

③涩脉:

【脉象】　迟细而短,往来艰涩,极不流利,如轻刀刮竹。

【主病】　精血亏少,气滞血瘀。

【脉理】　精伤、血少、津亏,不能濡养经脉,血行不畅,脉气往来艰涩,故脉涩而无力;气滞血瘀、痰食胶固,气机不畅,血行受阻,则脉涩而有力。

④结脉:

【脉象】　脉来缓慢,时而一止,止后复来,止无定数。

【主病】　阴盛气结,寒痰血瘀,癥瘕积聚。

【脉理】　阴盛气机郁结,阳气受阻,血行瘀滞,故脉来缓怠,脉气不相顺接,时一止,止后复来,止无定数,常见于寒痰血瘀所致的心脉瘀阻证。结脉见于虚证,多为久病虚劳,气血衰弱,脉气不继,故脉来而时一止,气血续则脉复来,止无定数。

(4) 数脉类:有数、疾、促、动四脉。脉动较快,一息超过五至。

①数脉:

【脉象】　一息脉来五至以上。

【主病】　热证。有力为实热,无力为虚热。

【脉理】　邪热内盛,气血运行增快,故见数脉。因邪热盛,正气不虚,正邪交争剧烈,故脉数而有力,主实热证。若久病耗伤阴精,阴虚内热,则脉虽数而无力。若脉显浮数,重按无根,是虚阳外越之危候。

②疾脉:

【脉象】　脉来急疾,一息七、八至。

【主病】　阳极阴竭,元阳将脱。

【脉理】　实热证,阳亢无制,故脉来急疾而按之益坚。若阴液枯竭,阳气外越欲脱,则脉疾而无力。

③促脉:

【脉象】　脉来数,时而一止,止无定数。

【主病】　阳热亢盛,气血痰食郁滞。

【脉理】　阳热盛极,或气血痰饮,宿食郁滞化热,正邪相搏,血行急速,故脉来急数。邪气阻滞,阴不和阳,脉气不续,故时一止,止后复来,指下有力,止无定数。促脉亦可见于虚证,若元阴亏损,则数中一止,止无定数,必促而无力,为虚脱之象。

④动脉:

【脉象】　脉形如豆,厥厥动摇,滑数有力。

【主病】　痛证、惊证。妇女妊娠反应期可出现动脉,有助于临床诊断早孕。

【脉理】　动脉是阴阳相搏,升降失和,使其气血冲动,故脉道随气血冲动而呈动脉。痛则阴阳不和,气血不通,惊则气血紊乱,心突跳,故脉亦应之而突跳,痛与惊可见动脉。

(5) 虚脉类:有虚、细、微、代、短五脉,脉动应指无力。

①虚脉:

【脉象】　三部脉会之无力,按之空虚。

【主病】　虚证。

【脉理】　气虚不足以运血,故脉来无力;血虚不足充盈脉道,故按之空虚。由于气虚不敛而外张,血虚气无所附而外浮,脉道松弛,故脉形大而势软。

②细脉:

【脉象】　脉细如线,但应指明显。

【主病】　气血两虚,诸虚劳损,湿证。

【脉理】　细为气血两虚所致,营血亏虚不能充盈脉道,气不足则无力鼓动血液运行,故脉体细小而无力。湿邪阻遏脉道,伤人阳气,也见细脉。

③微脉:

【脉象】　极细极软,按之欲绝,似有若无。

【主病】　阴阳气血诸虚,阳气衰微。

【脉理】　阳气衰微,无力鼓动,血微则无以充脉道,故见微脉。浮以候阳,轻取之似无为阳气衰。沉以候阴,重取之似无是阴气竭。久病正气损失,气血被耗,正气殆尽,故久病脉微,为正气将绝之兆;新病脉微,是阳气暴脱,亦可见于阳虚邪微者。

④代脉:

【脉象】　脉来时见一止,止有定数,良久方来。

【主病】　脏气衰微,风证,痛证。

【脉理】　脏气衰微,气血亏损,以致脉气不能衔接而歇止,不能自还,良久复动。风证、痛证见代脉,因邪气所犯,阻于经脉,致脉气阻滞,不相衔接,为实证。代脉见于妊娠初期的孕妇,因精气聚于胞宫,以养胎元,脉气一时不相接续,故见代脉。

⑤短脉:

【脉象】　首尾俱短,不能满部。

【主病】　气病。有力为气滞,无力为气虚。

【脉理】　气虚不足以帅血,则脉动不及尺寸本部,脉来短而无力。亦有因气郁血瘀或痰滞食积,阻碍脉道,以致脉气不伸而见短脉,但必短而有力,故短脉不可概作不足之脉,应注意其有力无力。

(6) 实脉类:有实、滑、弦、紧、长五脉,脉动应指有力。

①实脉:

【脉象】　三部脉举按均有力。

【主病】　实证。

【脉理】　邪盛而正不虚,邪正相搏,气血壅盛,脉道紧满,故脉来应指坚实有力。平人见实脉是正气充足、脏腑功能良好的表现。平人实脉应是静而和缓,与主病之实脉躁而坚硬不同。

②滑脉:

【脉象】　往来流利,如珠走盘,应指圆滑。

【主病】　痰饮、食积、实热。

【脉理】　邪气壅盛于内,正气不衰,气实血涌,故脉往来流利,应指圆滑。若滑脉见于平人,必滑而和缓,总由气血充盛,气充则脉流畅,血盛则脉道充盈,故脉来滑而和缓。妇女妊娠见滑脉,是气血充盛调和的表现。

③弦脉:

【脉象】　端直以长,如按琴弦。

【主病】　肝胆病,痰饮,痛证,疟疾。

【脉理】　弦是脉气紧张的表现。肝主流泄,调物气机,以柔和为贵,若邪气滞肝,疏泄失常,气郁不利则见弦脉。诸痛、痰饮,气机阻滞,阴阳不和,脉气因而紧张,故脉弦。疟邪为病,伏于半表半里,少阳枢机不利而见弦脉。虚劳内伤,中气不足,肝病乘脾,亦见弦脉。若弦而细劲,如循刀刃,便是胃气已败,病多难治。

④紧脉:

【脉象】 脉来绷急,状若牵绳转索。

【主病】 寒证、痛证。

【脉理】 寒邪侵袭人体,与正气相搏,以致脉道紧张而拘急,故见紧脉。诸痛而见紧脉,也是寒邪积滞与正气激搏之故。

⑤长脉:

【脉象】 首尾端长,超过本位。

【主病】 肝阳有余、火热邪毒等有余之证。

【脉理】 健康人正气充足,百脉畅通,气机调畅,脉来长而和缓;若肝阳有余,阳盛内热,邪气方盛,充斥脉道,邪正相搏,脉来长而硬直,或有兼脉,为病脉。

（二）按诊

按诊,是用手直接触摸或按压患者的某些部位,以了解患者局部润燥、冷热、软硬、压痛、肿块等异常变化,从而推断疾病的部位和性质的一种诊察方法。

1. 按肌肤 主要是审查全身肌肤的寒热、润燥、肿胀、疼痛等。

肌肤寒冷者,多属阴证、寒证;肌肤灼热者,多为阳证、热证。凡初按皮肤灼手,久按则热减,为热在表;久按皮肤,热反甚,为热在里。肌肤濡软而喜按者,属虚证;患处硬痛拒按者,属实证。轻按即痛者,病在表浅;重按方痛者,病在深部。皮肤枯涩和甲错,为阴血已伤,或有瘀血。肌肤肿胀,按之凹陷,不能即起者,是水肿;按之举手即起,无凹陷者,是气肿。

2. 按手足 主要诊察手足的温凉,以测知机体阳气的盛衰。手足俱冷,畏寒,多属阳虚寒盛;手足俱热,口渴,多属阳热炽盛;手足心热,潮热盗汗,多属阴虚发热;小儿手心热,多为食滞;手背热盛,多属外感风寒。

3. 按脘腹 主要检查脘腹疼痛与否、软硬及有无痞块积聚等情况。脘腹疼痛拒按,为实证;痛而喜按,按之痛减为虚证。腹部胀满,叩之如鼓,小便自利者,为气胀;腹部按之如囊裹水,推之漉漉有声,小便不利者,是水鼓。腹内有肿块,按之柔软,时聚时散,痛无定处,属瘕属聚,多为气滞所致;按之坚硬,推之不移,痛有定处,称为癥积,多为血瘀所致。腹痛绕脐,左下腹按之有块状,兼便秘者,为燥屎内结;右少腹作痛,有放射感疼痛者,属肠痈;按之腹内有条状物,腹壁凸凹不平,按之起伏聚散,多属虫积。

五、八纲辨证护理

中医八纲辨证的八纲即表里、寒热、虚实、阴阳。八纲辨证是通过四诊所取得的资料,用八纲加以归纳分析,表里用以分辨病位与病势的深浅,寒热用以分辨疾病的属性,虚实用以分辨邪正的盛衰,阴阳用以区分疾病类别的总纲,为治疗和护理确定方向。八纲辨证护理是各种辨证护理的基础。

（一）表里辨证

表里是辨别病变部位深浅和病情轻重的一对纲领。一般说表里是相对的概念,如经络与脏腑,经络为表,脏腑为里;脏与腑来说,脏属里,腑属表等。总之,表证即病在肌表,病位浅而病情轻;里证即病在脏腑,病位深而病情重（表3-1）。

表 3-1 表证与里证的鉴别

证型	病因	起病	病程	病位	病情	证候特点
表证	外感六淫邪气	急	短	浅	轻	发热、恶寒、苔薄、脉浮
里证	①脏腑功能失调 ②表不解内传入里 ③外邪直中	缓	长	深	重	脏腑证候为主,不恶寒,舌苔厚,脉沉

1. 表证的护理措施

表证多是六淫、疫疠、虫毒等外邪经皮毛、口鼻侵入机体,正气抗邪所表现的轻浅证候的概括。一般具有起病急、病情轻、病程短、外邪侵袭等特点。表证的主症为恶寒(恶风)、发热(或无)、头身疼痛、舌苔薄、脉浮,或伴有鼻塞、流清涕、打喷嚏、咽喉痒痛、咳嗽等。

(1)病情观察:注意观察寒热、汗出、舌苔、脉象的变化,以区别表寒、表热、表虚、表实等证型。表寒证:无汗,恶寒重,发热轻,苔薄白,脉浮紧。表热证:恶寒轻,发热重,或有汗,苔薄黄,脉浮数。表虚证:恶寒或恶风,有汗或微汗,苔薄白质淡,脉浮细无力。

(2)生活起居护理:保持环境安静,病室空气新鲜,温、湿度适宜。忌寒凉闭汗或汗出当风,以免邪遏于里不得外达。患者应注意休息,症状较重者应卧床。愈后应经常锻炼身体,以增强体质,提高抗病能力。

(3)情志护理:对外感疫疠之邪,病情较重的患者,要注意稳定患者的情绪,使其保持良好的心理状态,增强抵御病邪的能力。

(4)饮食护理:宜食清淡、细软、易消化食物,忌肥甘油腻、生冷之品,以免恋邪伤正。表寒证,可用姜、葱、蒜、胡椒等调味品,以辅助药力散寒祛邪;表热证患者可适量饮用清凉饮料或食用水果。注意饮食有节。

(5)用药护理:解表发汗药多属辛散之品,宜加水浸透后武火急煎,沸后 5～10 min 即可,不宜久煎。药宜温服,服药后应静卧覆被并饮适量热粥(汤)以取汗。服药后应观察汗出情况,以微汗为宜,不可过汗以免损伤正气。如汗出热退,表解身凉,不必再进解表药;汗出不彻,寒热不退,为表证未解,应继服解表药;如汗出过多,应停服解表药。年老体弱者,发汗过多易出现虚脱。"疮家"、"淋家"、"衄家"、"出血家"禁汗,阳虚或阴虚者慎汗。

(6)对症处理:头痛较甚者,可交替按压合谷、太阳、风池等穴位或按压耳穴脑、额、枕、神门等;咽痛、口干者,可用芦根 30～60 g 煎汤代茶饮。

2. 里证的护理措施

里证泛指病变部位在里,由脏腑、气血、骨髓等反映出来的病理变化。里证多是外邪侵袭体表,表证未解,病邪传里,形成里证;或外邪直接入里,侵犯脏腑等部位;或是情志内伤、饮食劳倦等,直接损伤内脏,或脏腑功能失调,气血津液失司等所出现的证候。一般具有起病或急或缓,病情较重,病程较长,外邪侵袭或内伤等特点。里证的症状极为广泛,涉及寒热虚实及脏腑等。

(1)病情观察:根据里证的一些常见证候给予相应的观察。

(2)生活起居护理:病室应安静整洁,保持室内空气流通。注意增减衣被和休息,保持皮肤及口腔的卫生。

(3)情志护理:护理人员要充分了解各方面的情况,有的放矢地做好护理工作,进行适当的精神护理。

（4）饮食调护：里寒证患者,饮食宜温热,忌食生冷;邪热内盛患者,应适量饮用绿茶、西瓜汁、绿豆汤等,以清热生津止渴;阴液亏虚患者,可多食滋阴养血等食品。

（二）寒热辨证

寒热是辨别疾病性质的纲领。一般地说,寒证是机体阳气不足或感受寒邪所表现的证候,热证是机体阳气偏盛或感受热邪所表现的证候。所谓"阳盛则热,阴盛则寒";"阳虚则寒,阴虚则热"。辨别寒热是确定温热治法或寒凉治法的依据(表3-2),所谓"寒者热之,热者寒之"。

表 3-2　寒证与热证的鉴别

证型	寒热	渴否	面色	四肢	小便	大便	舌象	脉象
寒证	恶寒、畏寒	口淡不渴或喜热饮	苍白	不温	清长	溏稀	舌淡苔白润	脉迟
热证	发热、喜凉	口渴喜冷饮	红赤	灼热	短赤	秘结	舌红苔黄干	脉数

1. 寒证的护理措施　寒证多是外感寒邪,或机体阴盛阳衰所表现的证候。一般寒证的主症为恶寒(表寒者)、畏冷、肢体冷痛、喜暖、口淡不渴、肢冷蜷卧,痰、涎、涕清稀,小便清长,大便稀溏,面白无华,舌淡苔白而润,脉迟或紧。

（1）病情观察:注意观察患者面色、寒热喜恶、肢体温凉、口渴与否、舌象、脉象和痰、涎、涕、小便、大便等情况。

（2）生活起居护理:患者居处宜向阳、通风、洁净,室温应适度偏高。平时要注意防寒保暖,适当增加衣、被。

（3）情志护理:一般寒证患者情绪都比较低落,特别是病程长、病情较重的患者,要积极疏解患者的不良情绪,使其建立战胜疾病的信心。

（4）饮食护理:寒证患者宜温热性饮食,忌生冷饮食;卒中寒邪患者的表寒证或里寒证,可热服姜糖水,或在食物中多加姜、葱、胡椒粉等辛散之品,以助寒邪外出;虚寒证患者,可食用温补类药膳,以助阳散寒。

（5）用药护理:寒证多用辛温燥热药,应中病即止,以免辛热之品过用伤阴。药宜温服。

（6）对症处理:寒邪凝滞,易引起疼痛,可配合针灸、热敷、推拿等以驱除寒邪。如风寒痹证患者,应注意局部保暖,还可用针灸、拔火罐等解除关节疼痛。

2. 热证的护理措施　热证多是外感热邪,或机体阳盛阴衰,人体功能亢进所表现的证候。一般热证的主症为发热、恶热喜凉、口渴欲饮、面红目赤、烦躁不宁,痰、涕黄稠,小便短赤,大便干结,舌红苔黄,脉数等。

（1）病情观察:注意观察患者是否发热、汗出、神志、食欲、二便、舌象、脉象,有无出血、斑疹等情况。

（2）生活起居护理:病情严重者,应卧床休息,保持病室空气新鲜、凉爽通风、湿度适宜、清洁卫生。患者衣被应勤换勤洗。里证热甚者,可予冷敷。对感受时邪疫疠的患者,要采取隔离措施,防止相互染易。高热神志不清者,要注意预防压疮及意外事故的发生。

（3）情志护理:热证患者情绪易于激动,应注意安抚其情绪,以利于患者康复。

（4）饮食护理:饮食宜新鲜清凉,忌食辛辣、滋腻动风之品。烦热口渴者,可多饮清凉饮料,或多食西瓜、梨等。

（5）用药护理:清热解毒之剂宜凉服或微温服,辛凉之品煎煮时间宜稍短。

（6）对症处理:持续高热患者,除冷敷外,还可用冷盐水灌肠,或针刺大椎、合谷、曲池清热;热扰心神者,可用紫雪丹或安宫牛黄丸等清热开窍;热毒内盛,腑气不通者,可服用生大黄浸液以通便泻火；咽喉肿痛、口舌糜烂者可用锡类散、冰硼散等吹喉、口；若热入营血，出现耗血动血之鼻衄、齿衄、呕血、便血等，可用云南白药、三七粉、白及粉等止血处理。

（三）虚实辨证

虚实是辨别人体的正气强弱和病邪盛衰的两纲。一般而言，虚指正气不足，虚证便是正气不足所表现的证候；实指邪气过盛，实证是邪气过盛而正气不虚，正邪相争所表现的证候（表 3-3）。

表 3-3　虚证与实证的鉴别

证型	病程	形态	疼痛	二便	舌象	脉象
虚证	多见于久病	表现为不足、精神萎靡、身倦乏力、气弱懒言、消瘦	隐痛喜按	便溏、尿清长	舌淡嫩	细弱
实证	多见于新病	表现为有余亢盛、兴奋烦躁、形体壮实、声高气粗	剧痛拒按	便秘、尿短赤	苔厚腻	实而有力

1. 实证的护理措施　实证多是人体感受外邪或机体阴阳气血失调，而以阳、热、滞、闭等为主或人体内病理产物蓄积所表现的各种临床证候。一般实证以邪气充盛、停积为主，但正气尚未虚衰，有充足的抗邪能力，故邪正斗争较激烈，而表现为有余、强烈、停聚等特点。其主症为发热、腹胀痛拒按、胸闷烦躁，甚至神昏谵语，呼吸急促，痰涎壅盛，小便不利，大便秘结，舌苔厚腻，脉实有力等。

（1）病情观察：注意观察患者神志、寒热、汗出情况、生命体征、疼痛性质、时间等情况。

（2）生活起居护理：患者居处宜安静、洁净，室温应适宜。对烦躁患者，要注意防止坠床，应根据具体病情进行适度约束与监护。

（3）情志护理：实证患者情绪易波动，要注意稳定患者的不良情绪，以利于患者恢复健康。

（4）饮食护理：实证患者宜进食清淡、易消化饮食，忌辛辣、肥甘厚味之品。

（5）用药护理：实证多用祛邪之药，应及时服药，中病即止，以防攻伐太过伤及正气。注意观察患者服药后反应，防止药物不良反应发生。

（6）对症处理：对于实寒腹痛患者，可隔姜灸神阙穴，实热证患者可参照热证护理。

2. 虚证的护理措施　虚证多是人体正气虚弱、不足所表现的虚弱证候。一般虚证的主症为面色苍白或萎黄、精神萎靡、神疲乏力、心悸气短、形寒肢冷或五心烦热、自汗盗汗、小便频数或失禁、大便稀溏或滑脱、舌质淡嫩、少苔或无苔、脉虚无力等。

（1）病情观察：注意观察患者神志、面色、汗出、小便、大便、舌象、脉象等，以区分表虚、里虚、虚寒、虚热等。

（2）生活起居护理：患者居处宜向阳、洁净，室温适宜。平时要注意防寒保暖，适当增加衣、被，防止感冒。应根据中医"春夏养阳"、"秋冬养阴"的原则养生，适当进行体育活动。

（3）情志护理：一般虚证患者病程较长，易引起抑郁、悲观情绪，要积极观察患者的情绪变化，鼓励患者建立战胜疾病的信心。

（4）饮食护理：阳虚、气虚、血虚证患者宜选择温补性饮食，忌食生冷饮食。阴虚或血燥患者，可服用清补类药膳，以滋阴润燥。

（5）用药护理：虚证患者服药时间较长，且温补类中药应久煎、浓煎，少量多次服，在饭前或饭后 1～2 h 服。有厌药情绪者，可服用丸、散剂，以利于患者持续服药。

（6）对症处理：虚证患者若出现疼痛，可在关元、气海、足三里穴，配合艾灸、热敷、推拿、拔火罐等以缓解疼痛。

（四）阴阳辨证

阴阳辨证是八纲辨证的总纲，是对表里、寒热、虚实辨证总的概括。一般表、实、热证属于阳证，里、虚、寒证属于阴证。阴证和阳证的临床表现、病因病机、治疗等已涵盖于表里、寒热、虚实六纲之中。临床上阴阳辨证多指阳虚证、阴虚证、阳盛证、阴盛证，以及亡阳证、亡阴证。

1. 阳虚证的护理措施　阳虚证多是体内阳气亏损，机体失却温煦，推动、蒸腾、气化等功能减退所表现的虚寒证候。一般阳虚证的主症为畏寒、肢体不温、喜暖、口淡不渴或渴喜热饮、腹部冷痛喜温喜按、自汗、小便清长或尿少浮肿、大便溏薄、面白无华、舌淡胖、苔白滑、脉迟或细无力，伴有神疲乏力、气短等。

（1）病情观察：注意观察患者神志、汗出、肢体温凉、二便、口渴与否、舌象、脉象等情况。

（2）生活起居护理：患者居处宜向阳，光照充足，室温应适度偏高。平时根据具体病情可适当活动。

（3）情志护理：阳虚患者易产生萎靡不振、悲观厌世等不良情绪，对病情较重的患者，要鼓励其振作精神，加强人际交往，保持良好的精神状态，以维持气机调畅。

（4）饮食护理：宜进食温阳补气类饮食，如羊肉、牛肉、鹿茸、高丽参等，忌食生冷瓜果、寒凉之品。

（5）用药护理：中药宜温服或热服。

（6）对症处理：患者阳虚阴盛，易引起疼痛、面目浮肿、手足冰凉等，可配合艾灸、热敷、推拿等法以温阳散寒，促进气血运行。

2. 阴虚证的护理措施　阴虚证多是人体内精、血、津液等阴液亏少致滋润濡养、制阳等功能减退所表现的虚热证候。一般虚证的主症为形体消瘦、口燥咽干、潮热颧红、五心烦热、盗汗、小便短赤、大便干结、舌质红、少苔或无苔、脉细数等，并具有病程长、病势缓等特点。

（1）病情观察：注意观察患者面色、汗出、小便、大便、舌象、脉象等的变化。

（2）生活起居护理：居处光线宜暗，湿度适宜，环境宜安静。平时要注意防止过度劳累。应根据中医"春夏养阳"、"秋冬养阴"的原则养生，适度节制房事。

（3）情志护理：一般阴虚证患者病程较长，易引起烦躁、焦虑，情绪抑郁易怒，要积极疏导患者情绪，祛除忧思郁怒心理，建立战胜疾病的信心。

（4）饮食护理：阴虚证患者宜用养阴生津滋补性饮食，忌食辛辣、动火伤阴之饮食。

（5）用药护理：阴虚证患者宜微温服药。滋补类中药应久煎、浓煎，少量多次服，且滋腻碍胃，故在服药时，可佐行气、助消化之剂，以利于患者服药吸收。

（6）对症处理：阴虚证患者若出现盗汗，衣被不宜过暖，室内不可闷热，以免过度出汗。

3. 亡阳证的护理措施　亡阳证多是机体内阳气极度衰微而表现出的阳气欲脱的危重证候。一般亡阳证的主症为冷汗淋漓、汗质稀淡、神情淡漠、肢体不温、手足逆冷、呼吸气微、面色苍白、舌淡而润、脉微欲绝等。

护理措施：按危重患者常规护理，注意观察患者神志、面色、汗出、舌象、脉象和二便等情况。

4. 亡阴证的护理措施　亡阴证多是机体内阴液大量耗损，阴液极度亏乏而欲竭而表现的危重证候。一般亡阴证的主症为汗出黏而味咸、汗如珠似油、神情虚烦躁扰、身灼肢温、恶热、口渴欲饮、皮肤皱瘪、面色浮赤、小便极少、唇舌干燥、脉细数等。

护理措施:参照亡阳证患者的护理。

 考点提示　　阴证和阳证的护理措施是什么?

六、脏腑辨证护理

脏腑辨证是根据脏腑的生理功能、病理表现,对疾病证候进行归纳,借以推究病机,判断病变的部位、性质、正邪盛衰情况的一种辨证方法,是临床各科的诊断、治疗、护理的基础,是中医辨证护理体系的重要组成部分。

(一)肝与胆病辨证护理

1.肝与胆病辨证

(1)肝气郁结证:指肝失疏泄,气机郁滞所表现的证候。多因情志抑郁,或突然的精神刺激,以及其他病邪的侵扰而发病。

【临床表现】　胸胁或少腹胀闷窜痛,胸闷、喜太息,情志抑郁易怒,或梅核气,或颈部瘿瘤,或肿块。妇女乳房胀痛,月经不调,甚则闭经。

(2)肝火上炎证:指肝脏之火上逆所表现的证候。多因情志不遂,肝郁化火,或热邪内犯等引起。

【临床表现】　头晕胀痛,面红目赤,口苦口干,急躁易怒,不眠或噩梦纷纭,胁肋灼痛,便秘尿黄,耳鸣如潮,吐血衄血,舌红苔黄,脉弦数。

(3)肝血虚证:指肝血亏虚所表现的证候。多因脾肾亏虚,生化之源不足,或慢性病耗伤肝血,或失血过多所致。

【临床表现】　眩晕耳鸣,面白无华,爪甲不荣,夜寐多梦,视力减退或雀目,或见肢体麻木,关节拘急不利,手足震颤,肌肉瞤动,妇女月经量少、色淡,甚则经闭,舌淡苔白,脉弦细。

(4)肝阴虚证:指肝脏阴液亏虚所表现的证候。多由情志不遂,气郁化火,或慢性疾病、温热病等耗伤肝阴引起。

【临床表现】　头晕耳鸣,两目干涩,面部烘热,胁肋灼痛,五心烦热,潮热盗汗,口咽干燥,或手足蠕动,舌红少津,脉弦细数。

(5)肝阳上亢证:指肝肾阴虚,不能制阳,致使肝阳偏亢所表现的证候。多因情志过极或肝肾阴虚,导致阴不制阳,水不涵木而发病。

【临床表现】　眩晕耳鸣,头目胀痛,面红目赤,急躁易怒,心悸健忘,失眠多梦,腰膝酸软,头重脚轻,舌红少苔,脉弦有力。

(6)肝风内动证:指患者出现眩晕欲仆、震颤、抽搐等以动摇不定为主要表现的证候。临床上常见肝阳化风、热极生风、阴虚动风、血虚生风等四种。

(7)寒凝肝脉证:指寒邪凝滞肝脉所表现的证候。多因感受寒邪而发病。

【临床表现】　少腹牵引睾丸坠胀冷痛,或阴囊收缩引痛,受寒则甚,得热则缓,舌苔白滑,脉沉弦或迟。

(8)肝胆湿热证:指湿热蕴结肝胆所表现的证候。多由感受湿热之邪,或偏嗜肥甘厚腻,酿湿生热;或脾胃失运,湿邪内生,郁而化热所致。

【临床表现】　胁肋胀痛,或有痞块,口苦,腹胀,纳少呕恶,大便不调,小便短赤,舌红苔黄腻,脉弦数。或寒热往来,身目发黄;或阴囊湿疹,睾丸肿胀热痛;或带浊阴痒等。

(9)胆郁痰扰证:指胆失疏泄,痰热内扰所表现的证候。多由情志不遂,疏泄失职,生痰化火而引起。

【临床表现】 头晕,目眩,耳鸣,惊悸不宁,烦躁不寐,口苦呕恶,胸闷太息,舌苔黄腻,脉弦滑。

2.肝与胆病的护理措施

(1)生活起居护理:患者居处宜保持安静,光线适宜,温、湿度适宜。如肝阴(血)虚、肝阳上亢、肝火上炎患者多喜凉爽,故居处温度宜偏低;寒凝肝脉患者多喜温热,故居处温度宜偏高。肝病患者应避免久视,久视易伤血。肝病患者应劳逸适度,起居有常。

(2)饮食护理:患者郁怒时,不宜进食,以免食气交阻。宜多食萝卜、海带等,忌食易引起气滞的食物,如土豆、糯米、红薯等。

(3)情志护理:肝为刚脏,喜条达而恶抑郁。肝病患者应避免情绪波动,要注意自我反思,闭目养神,自我调解不良情绪,以利于恢复健康。

(4)对症处理:对于寒凝肝脉腹痛患者,可在腹部隔姜灸神阙穴,或热熨患者小腹部,以减轻疼痛。

(二)心与小肠病辨证护理

心的病变主要表现为血脉运行失常及精神、意识、思维改变等方面。如心悸、心痛、失眠、神昏、精神错乱、脉结代或促等。小肠的病变主要反映在清浊不分、转输障碍等方面,如小便失常、大便溏泄等。

1.心与小肠病辨证

(1)心气虚证:指心脏功能减退所表现的证候。凡禀赋不足,年老体衰,久病或劳心过度均可引起。

【临床表现】 心悸,胸闷气短,活动后加重,面色淡白,自汗,舌淡苔白,脉虚。

(2)心阳虚证:指心脏阳气虚衰所表现的证候。凡心气虚甚、寒邪伤阳、汗下太过等可引起。

【临床表现】 心悸怔忡,胸闷,心痛,气短,活动后加重,面色淡白,畏寒肢冷,舌淡胖,苔白滑,脉微细。

(3)心阳暴脱证:指阴阳相离,心阳骤越所表现的证候。凡病情危重者均可出现。

【临床表现】 突然冷汗淋漓,四肢厥冷,呼吸微弱,面色苍白,口唇青紫,神志模糊或昏迷,脉微欲绝。

(4)心血虚证:指心血不足,不能濡养心脏所表现的证候。多为久病耗血,或失血过多,或阴血生成不足等因素引起。

【临床表现】 心悸,眩晕,失眠多梦,健忘,面白无华或萎黄,唇舌淡白,脉细弱等。

(5)心阴虚证:指心阴不足,不能濡养心脏所表现的证候。大多因久病耗损阴血,或失血过多,或阴血化源不足,或情志不遂,郁久化火,暗耗阴血等引起。

【临床表现】 心悸怔忡,失眠多梦,眩晕,健忘,五心烦热,潮热颧红,盗汗,舌红少津,脉细数等。

(6)心火亢盛证:指心火炽盛所表现的证候。凡五志、六淫化火,或因劳倦,或进食辛辣厚味均能引起。

【临床表现】 心中烦怒,夜寐不安,面赤口渴,溲黄便干,口舌生疮,舌尖红绛,脉数有力;甚则狂躁谵语,或吐血、衄血,或肌肤疮疡,红肿热痛。

（7）心脉痹阻证：多指年高体弱或病久正虚，以致瘀阻、痰凝、寒滞、气郁等致心脏脉络痹阻不通所表现的证候。

【临床表现】 心悸怔忡，心胸憋闷疼痛，痛引肩背内臂，时发时止；若痛如针刺，并见舌紫暗，有紫斑、紫点，脉细涩或结代，为瘀阻心脉；若为闷痛，并见体胖痰多，身重困倦，舌苔白腻，脉沉滑，为痰阻心脉；若剧痛暴作，畏寒肢冷，得温痛缓，舌淡苔白，脉沉迟或沉紧，为寒凝之象；若疼痛而胀，发作与情志有关，舌淡红，苔薄白，脉弦，为气滞之证。

（8）痰迷心窍证：指痰浊蒙闭心窍所表现的证候。多因湿浊酿痰，或情志不遂，气郁生痰而引起。

【临床表现】 面色晦滞，脘闷作恶，意识模糊，语言不清，喉有痰声，甚则昏不知人，舌苔白腻，脉滑。或精神抑郁，表情淡漠，神志痴呆，喃喃自语，举止失常。或突然仆地，不省人事，口吐痰涎，喉中痰鸣，两目上视，手足抽搐，口中如做猪羊叫声。

（9）小肠实热证：指小肠里热炽盛所表现的证候。多由心热下移所致。

【临床表现】 心烦口渴，口舌生疮，小便赤涩，尿道灼痛，尿血，舌红苔黄，脉数。

2．心与小肠病的护理措施

（1）生活起居护理：患者居处宜保持安静，医护人员行走、说话、关开门、取用物品动作应轻，以免声音过大影响患者休息。患者应适当运动，避免过逸，如散步、做体操、打太极拳等。心阴虚患者易失眠，尤须劳逸结合，睡前应避免谈论令人过度兴奋的话题。心阳虚患者多喜温暖，故居处宜温暖，不可贪凉或汗出当风，预防感冒；心气虚患者应做深呼吸运动，避免久谈阔论，久言伤气。

（2）饮食护理：心病患者应避免过饱过饥，夜餐尤忌过饱，胃不和则夜不安。心气虚、心阳虚、心脉瘀阻者，宜食安神温补之品，如猪心炖莲子等，不宜进食生冷瓜果，以及其他凉性食品。心血虚、心阴虚患者，宜食滋阴养血之品，如黄鳝饭、红枣龙眼汤、百合银耳羹、沙参玉竹瘦肉汤等，不宜进食辛辣烟酒，以及其他热性食品。痰火内盛者，宜食清淡化痰之品，如荸荠胡萝卜排骨汤等，不宜进食肥甘油腻助湿生痰之品。心火亢盛者宜食芹菜、苦瓜、百合、白果等，忌食辛辣煎炸食物等。

（3）情志护理：心病患者遇事不能用心太过，不宜过多交谈，应避免观看情节刺激的影视、小说等作品，避免情绪波动，要注意平淡静志，闭目养神，以利于恢复健康。

（4）对症处理：心病患者如有便秘，可在每日早起、睡前，在下腹部及神阙穴周围进行顺时针按摩，以减轻排便困难。

（三）脾与胃病辨证护理

脾与胃病有寒热虚实之区分。脾的病变主要反映在运化功能失常，统摄血液功能障碍，水湿潴留及清阳不升等；胃的病变主要反映在食不消化，胃失和降，胃气上逆等，故脾与胃病的护理应着重在以下方面进行。

1．脾与胃病辨证

（1）脾气虚证：指脾气不足，运化失司所表现的证候。多因饮食失调，劳累过度，以及其他急、慢性疾病耗伤脾气所致。

【临床表现】 纳少腹胀，饭后尤甚，大便溏薄，肢体倦怠，少气懒言，面色萎黄，形体消瘦或浮肿，舌淡苔白，脉缓弱。

（2）脾阳虚证：指脾阳虚衰，阴寒内盛所表现的证候。多由脾气虚发展而来，或过食生冷，或肾阳虚，火不生土所致。

【临床表现】　腹胀纳少,腹痛喜温喜按,畏寒肢冷,大便溏薄清稀;或肢体困重;或周身浮肿,小便不利;或白带量多质稀,舌淡胖,苔白滑,脉沉迟无力。

(3)中气下陷证:指脾气亏虚,升举无力而反下陷所表现的证候。多由脾气虚进一步发展,或久泄久痢,或劳累过度所致。

【临床表现】　脘腹重坠作胀,食后尤甚,或便意频数,肛门坠重;或久痢不止,甚或脱肛;或子宫下垂;或小便浑浊如米泔。伴气少乏力,肢体倦怠,声低懒言,头晕目眩,舌淡苔白,脉弱。

(4)脾不统血证:指脾气亏虚不能统摄血液所表现的证候。多由久病脾虚,或劳倦伤脾等引起。

【临床表现】　便血,尿血,肌衄,齿衄,或妇女月经过多,崩漏等,常伴食少便溏,神疲乏力,少气懒言,面色无华,舌淡苔白,脉细弱等。

(5)寒湿困脾证:指寒湿内盛,中阳受困而表现的证候。多由饮食不节,过食生冷,淋雨涉水,居处潮湿,以及内湿素盛等引起。

【临床表现】　脘腹痞闷胀痛,食少便溏,泛恶欲吐,口淡不渴,头身困重,面色晦黄;或肌肤面目发黄,黄色晦暗如烟熏;或肢体浮肿,小便短少,舌淡胖,苔白腻,脉濡缓。

(6)湿热蕴脾证:指湿热内蕴中焦所表现的证候。常因受湿热外邪,或过食肥甘酒酪酿湿生热所致。

【临床表现】　脘腹痞闷,纳呆呕恶,便溏尿黄,肢体困重;或面目肌肤发黄,色泽鲜明如橘,皮肤瘙痒;或身热起伏,汗出热不解,舌红苔黄腻,脉濡数。

(7)胃阴虚证:指胃阴不足所表现的证候。多由胃病久延不愈,或热病后期阴液未复,或平素嗜食辛辣,或情志不遂,气郁化火使胃阴耗伤而致。

【临床表现】　胃脘隐痛,饥不欲食,口燥咽干,大便干结,或脘痞不舒,或干呕呃逆,舌红少津,脉细数。

(8)食滞胃脘证:指食物停滞胃脘不能腐熟所表现的证候。多由饮食不节,暴饮暴食,或脾胃素弱,运化失健等引起。

【临床表现】　胃脘胀闷疼痛,嗳气吞酸;或呕吐酸腐食物,吐后胀痛得减;或矢气频频,便溏而泻下物酸腐臭秽,舌苔厚腻,脉滑。

(9)胃脘寒滞证:指阴寒凝滞胃腑所表现的证候。多由腹部受凉,过食生冷,过劳倦伤中复感寒邪所致。

【临床表现】　胃脘冷痛,轻则绵绵不已,重则拘急剧痛,遇寒加剧,得温则减,口淡不渴,口泛清水,或恶心呕吐,或伴胃中水声漉漉,舌苔白滑,脉弦或迟。

(10)胃火炽盛证:指胃火内炽所表现的证候。多因平素嗜食辛辣肥腻,化热生火;或情志不遂,气郁化火;或热邪内犯等所致。

【临床表现】　胃脘灼痛,吞酸嘈杂;或食入即吐;或渴喜冷饮,消谷善饥;或牙龈肿痛,齿衄;口臭,大便秘结,小便短赤,舌红苔黄,脉滑数。

2. 脾与胃病的护理措施

(1)生活起居护理:患者居处宜保持温暖干燥,居处朝阳,光线充足。患者应适度运动,起居有节。不宜久坐,以免久坐不动而影响气血运行。中气不足及脾阳虚衰患者宜多休息,避免劳累过度。

(2)饮食护理:患者应定时、定量、有节制地进食,避免暴饮暴食,饮食宜少食多餐,以清淡素食为宜,以软、烂、热、熟、易消化为度。

（3）情志护理：古语讲"忧思伤脾"，患者应减少思虑，脑力劳动者要注意适当减少工作量，多进行体力运动，以利于恢复健康。

（4）对症处理：对于腹胀腹痛患者，可按摩腹部及中脘穴，或艾灸患者足三里、脾俞、胃俞等穴；呕吐较轻需服药者，可浓煎药液，少量多次服，或于药中加入生姜，以减轻呕吐。

（四）肺与大肠病辨证护理

肺的病变，主要为气失宣降，肺气上逆，或腠理不固及水液代谢障碍等。临床表现为咳嗽、气喘、胸痛、咯血等。大肠的病变，主要是传导功能失常所致，主要表现为便秘与泄泻等。

1. 肺与大肠病辨证

（1）肺气虚证：指肺气不足和卫表不固所表现的证候。多由久病咳喘，或肺气不足所致。

【临床表现】 咳喘无力，气少不足以息，动则益甚，体倦懒言，声音低怯，痰多清稀，面色惨白；或自汗畏风，易于感冒，舌淡苔白，脉虚弱。

（2）肺阴虚证：指肺阴不足，虚热内生所表现的证候。多由久咳伤阴，痨虫袭肺，或热病后期阴津损伤所致。

【临床表现】 干咳无痰，或痰少而黏，甚则痰中带血，口燥咽干，形体消瘦，午后潮热，五心烦热，盗汗，颧红，声音嘶哑，舌红少津，脉细数。

（3）风寒犯肺证：指风寒外袭，肺卫失宣所表现的证候。

【临床表现】 咳嗽痰稀薄色白，鼻塞流清涕，微微恶寒，轻度发热，无汗，苔白，脉浮紧。

（4）风热犯肺证：指风热侵犯肺系，肺卫受病所表现的证候。

【临床表现】 咳嗽痰稠色黄，鼻塞流黄浊涕，身热，微恶风寒，口干咽痛，舌尖红，苔薄黄，脉浮数。

（5）燥邪犯肺证：指秋令燥邪犯肺，耗伤津液，侵犯肺卫所表现的证候。

【临床表现】 干咳无痰，或痰少而黏，不易咳出，唇、舌、咽、鼻干燥；或身热恶寒；或胸痛咯血，舌红苔白或黄，脉数。

（6）痰湿阻肺证：指痰湿阻滞肺系所表现的证候。多由脾气亏虚，或久咳伤肺，或感受寒湿等引起。

【临床表现】 咳嗽痰多质黏，色白易咯，胸闷，甚则气喘痰鸣，舌淡苔白腻，脉滑。

（7）大肠湿热证：指湿热侵袭大肠所表现的证候。多因感受湿热外邪，或饮食不节等引起。

【临床表现】 腹痛，下痢脓血，里急后重；或暴注下泻，色黄而臭。伴见肛门灼热，小便短赤，身热口渴，舌红苔黄腻，脉滑数或濡数。

（8）大肠液亏证：指津液不足，不能濡润大肠所表现的证候。多由素体阴亏，或久病伤阴，或热病后津伤未复，或妇女产后出血过多等所致。

【临床表现】 大便秘结干燥，难以排出，常数日一行，口干咽燥，或伴见口臭、头晕等，舌红少津，脉细涩。

（9）肠虚滑泄证：指大肠阳气虚衰不能固摄所表现的证候。多由泻、痢久延不愈所致。

【临床表现】 泄下无度，或大便失禁，甚则脱肛，腹痛隐隐，喜按喜温，舌淡苔白滑，脉弱。

2. 肺与大肠病的护理措施

（1）生活起居护理：肺主一身之表，性娇嫩不耐寒热，易受外邪侵袭。故患者应慎起居。居处宜保持空气新鲜，光照适度，温、湿度适宜。严禁在室内吸烟，应进行湿式保洁，防止尘土飘浮。室内严禁摆放奇花异草，避免呼吸道过敏反应。肺病患者应适度运动，避免久卧伤气。

（2）饮食护理：患者宜进食清淡、易消化、无刺激性气味食物，忌食辛辣、油腻黏滞、煎炸或动火之品，禁忌酗酒。痰热患者，宜食白萝卜、梨、荸荠等清热化痰生津之品；痰湿患者，宜食薏苡仁粥、山药粥、陈皮茶等化痰之品；寒痰患者，宜食杏仁、生姜、佛手、陈皮等温化寒痰之品，忌食生冷瓜果及饮料；阴虚肺热患者，宜食百合、莲子、酸梅汤等；肺热壅盛患者，宜食西瓜、梨等清泻肺热之品，忌食黏滞油腻之品等。

（3）情志护理："悲伤肺"。肺病患者应避免谈及不愉快之事。对病势缠绵，日久难愈，又迫于咳喘、胸闷，且痛苦异常者，要注意多看喜剧、小品等，以便自我疏解不良情绪。

（4）对症处理：对于痰多难咳者，可进行雾化吸入；胸痛甚者，可用中药敷贴止痛；咳喘呼吸困难者，可取半坐卧位或端坐位，以减轻病情。

（五）肾与膀胱病辨证护理

肾的病变主要反映在生长发育、生殖机能、水液代谢等方面的异常。临床症状有腰膝酸软而痛，耳鸣耳聋，发白早脱，齿牙动摇，阳痿遗精，精少不育，女子经少经闭，水肿以及二便异常等。膀胱的病变主要表现为小便异常及尿液的改变，临床常见尿频、尿急、尿痛、尿闭以及遗尿、小便失禁等。

1. 肾与膀胱病辨证

（1）肾阳虚证：指肾脏阳气虚衰所表现的证候。多由素体阳虚，或年高肾亏，或久病伤肾，以及房劳过度等引起。

【临床表现】　腰膝酸软而痛，畏寒肢冷，尤以下肢为甚，精神萎靡，面色㿠白或黧黑，舌淡胖苔白，脉沉弱；或男子阳痿，女子宫寒不孕；或大便久泄不止，完谷不化，五更泄泻；或浮肿，腰以下为甚，按之没指；甚则腹部胀满，全身肿胀，心悸咳喘。

（2）肾阴虚证：指肾脏阴液不足所表现的证候。多由久病伤肾；或禀赋不足，房事过度；或过服温燥劫阴之品所致。

【临床表现】　腰膝酸痛，眩晕耳鸣，失眠多梦，男子遗精早泄，女子经少经闭或崩漏，形体消瘦，潮热盗汗，五心烦热，咽干颧红，尿黄便干，舌红少津，脉细数。

（3）肾精亏虚证：指肾精亏虚所表现的证候。多因禀赋不足，先天发育不良，或后天调养失宜，或房劳过度，或久病伤肾所致。

【临床表现】　男子精少不育，女子经闭不孕，性欲淡漠。小儿发育迟缓，体形矮小，智力低下，动作迟钝，囟门迟闭，骨骼痿软。成人早衰，发脱齿摇，耳鸣耳聋，健忘，动作迟缓，足痿无力，精神呆钝等。

（4）肾气不固证：指肾气亏虚、固摄无权所表现的证候。多因年高肾气亏虚，或年幼肾气未充，或房事过度，或久病伤肾所致。

【临床表现】　神疲乏力，耳鸣耳聋，腰膝酸软；小便频数而清；或尿后余沥不尽，或遗尿失禁，或夜尿频多；或男子滑精早泄，女子白带清稀，胎动易滑，舌淡苔白，脉沉弱。

（5）肾不纳气证：指肾气虚衰，气不归元所表现的证候。多由久病咳喘，肺虚及肾，或劳伤肾气所致。

【临床表现】　久病咳喘，呼多吸少，气不得续，动则喘甚，自汗，神疲倦怠，声音低怯，腰膝酸软，舌淡苔白，脉沉弱；或喘息加剧，冷汗淋漓，肢冷面青，脉浮大无根；或气短息促，面赤心烦，咽干口燥，舌红，脉细数。

（6）膀胱湿热证：是湿热蕴结膀胱所表现的证候。多由感受湿热，或饮食不节，湿热内生，下注膀胱所致。

【临床表现】　尿频尿急,排尿艰涩,尿道灼痛,尿黄赤浑浊,或尿血,或有砂石,小腹痛胀迫急,发热,腰酸胀痛,舌红苔黄腻,脉滑数。

2. 肾与膀胱病的护理措施

(1)生活起居护理:肾主骨生髓,久立久站易伤骨;腰为肾之府,用力负重过度易伤腰。肾病患者应注意休息,避免过度劳累,节制房事。居处宜保持安静,光照充足,温度适宜。肾阴虚患者喜凉,故居处宜凉润适宜;肾阳虚患者多喜温暖,故居处温度宜偏高。

(2)饮食护理:肾病患者宜进食营养丰富的食品,或血肉有情等补养品。脾肾阳虚者,宜食温补之品,如牛肉、桂圆、桂皮等,忌食易黏滞难化的食物。

(3)情志护理:"恐伤肾"。与肾病患者交流,应态度亲切、和颜悦色;给患者交代病情,应言之有据,避免引起恐惧心理和情绪波动,影响患者健康的恢复。

(4)对症处理:对于腰痛患者,可热敷肾俞、命门、腰阳关等穴;对于气喘患者,病室内空气应新鲜,避免烟雾、灰尘及异味刺激,以减轻患者病情。

七、卫气营血辨证护理

卫气营血辨证,是中医以卫、气、营、血为纲,根据温病发生、发展及症状变化特点,对临床表现进行综合分析和概括,以区分病程阶段,辨别病变部位,归纳证候类型,判断病机本质,确定治疗原则,并推测预后转归的辨证方法。卫气营血辨证的确立丰富和发展了外感病的辨证论治方法,使温病学逐渐形成了一个比较完整、独立的理论体系,至今仍广泛运用于临床之中。

卫、气、营、血代表温热邪气侵犯人体所引起的疾病浅深轻重不同的四个阶段,其临床表现可概括为卫分证、气分证、营分证、血分证等。

(一)卫分证辨证护理

1. 卫分证　常见于外感热病初期,是温热病邪侵犯肺与皮毛所表现的证候。因肺与皮毛相合,主一身之表,且肺位最高,与口鼻相通,故卫分证候属表,病位浅。

【临床表现】　发热,微恶风寒或伴头痛,身疼,咽干,咳嗽,苔白,脉浮等。

2. 卫分证的护理措施

(1)生活起居护理:患者居处宜保持清洁、安静,温、湿度适宜,避免当风感冒。如在瘟病流行季节,宜避免到人员密集的公共场所;对疑似传染病患者宜给予隔离和保健护理,以防止疫情传染蔓延。

(2)饮食护理:患者宜进食清淡素食、半流质饮食、软饭;热未退尽时,不宜多食肥甘厚腻之品。暑瘟患者可食西瓜等新鲜水果;暑瘟口黏口苦者,可用藿香、佩兰泡水代茶,少量频服。

(3)服药护理:汤药煎煮时间不宜过长,煮沸 5~10 min 即可,药宜温服。若无汗或少汗,热不退者,应继续服药,以助汗出。

(4)对症处理:对于发热无汗患者,可按摩大椎、曲池、合谷等穴,注意高热患者不宜冷敷。

(二)气分证辨证护理

1. 气分证　温热病邪由表入里,阳热亢盛的里热证候,多由卫分证转化而来,病位较深。气分病变涉及脏腑较多,证候类型亦较复杂。

【临床表现】　身体壮热,不恶寒,反恶热,汗出而热不解,舌红,苔黄,脉数。如邪热壅肺,多兼汗出口渴,咳喘,胸痛,咯吐黄稠痰;如热扰胸膈,多兼心烦懊恼,坐卧不安;如热在肺胃,多兼汗出,喘急,烦闷,渴甚,舌苔黄燥;如肠腑燥实,多见高热,午后尤甚,腹满疼痛拒按,大便秘结,甚则烦躁神昏谵语,苔黄厚,或焦燥起刺,脉沉实有力。

2. 气分证的护理措施

(1)生活起居护理:患者居处宜保持通风凉爽,室温宜保持在 22～26 ℃,必要时可采取适当降温措施。注意保持个人卫生、环境清洁,及时擦干汗液,更换汗渍衣物,防止受凉感冒。

(2)饮食护理:患者饮食以清淡半流质为宜,宜多饮清凉饮料,如西瓜汁、绿豆汤等,也可用鲜芦根 120 g 煎水代茶。忌食生冷、油腻、辛辣、煎炸之品。

(3)服药护理:汤药宜温服或偏凉服,少量多服。

(4)对症处理:对于高热不退者,可用温水擦浴。做好口腔护理,用淡盐水漱口,注意保持口腔清洁。

(三)营分证辨证护理

1. 营分证 营热阴伤多由气热伤津逐渐发展而成,热闭心包亦可由卫分直接传入而致。本证为温热病邪内陷营阴的深重阶段,病位多在心与心包络。以营阴受损、心神被扰为特点。

【临床表现】 身热夜甚,口干而渴饮不甚,心烦不寐,甚则神昏谵语,或见斑疹隐隐,舌质红绛,脉细数。热闭心包者,症见身热灼手,神昏谵语,或昏愦不语,舌謇肢厥,舌红绛,脉细数。

2. 营分证的护理措施

(1)生活起居护理:患者居处宜保持清洁安静,通风凉爽,温湿度适宜。

(2)饮食护理:患者饮食宜清凉,宜进食流质、半流质饮食;对于昏迷患者,可给予鼻饲流质饮食。

(3)服药护理:给药要耐心,药宜少量多次服;必要时给予鼻饲或灌肠;汤药应凉服。

(4)对症处理:对于神昏躁动患者,可采取保护措施,以免坠床。注意局部皮肤护理,以免形成压疮。

(四)血分证辨证护理

1. 血分证 为邪热深入血分而引起耗血动血的证候,是温病的最后阶段,也是温病发展过程中最为深重的阶段。累及脏腑,以心、肝、肾为主。

【临床表现】 身热,躁扰不安或神昏谵妄,吐血、衄血、便血、尿血,斑疹密布,舌质深绛,脉细数。若高热神昏,四肢抽搐,颈项强直,甚则角弓反张,两目上视,牙关紧闭,舌红绛,脉弦数,为热盛引动肝风之象;若持续低热,暮热早凉,盗汗,心烦失眠,口干咽燥而饮水不多,五心烦热,颧红,舌红少津,脉细数,为邪热久留血分,灼伤肝肾之阴所致;若手足蠕动,或微有抽搐,时有惊跳,伴有低热,消瘦,面色浮红,精神萎顿,舌干红少津,脉虚数,为虚风内动之象。

2. 血分证的护理措施

(1)生活起居护理:应按危重患者护理,单人单间,专人护理。注意观察患者动风、出血等情况。

(2)饮食护理:患者宜进食流质饮食;多饮清凉饮料,必要时给予鼻饲。

(3)服药护理:汤药宜凉服,必要时可鼻饲或灌肠。

(4)对症处理:对于皮肤发斑患者,避免摩擦患处;如出现出血、抽搐等,可采取适当措施予以控制。

近年来,温病卫气营血理论研究取得了显著进步,研究发现在温病的卫气营血四个阶段,人体的舌象、舌脱落细胞、血液流变学指标、免疫学指标、血生化指标等方面均发生了不同程度的改变,这为中西医结合研究提供了有益的指导。

(顾三元)

任务二　临床用药护理

在中医理论指导下,中药是用以防病治病的重要工具。中药主要包括植物药、动物药、矿物药等,其中以植物药居多。

一、中药的性能

（一）四气、五味、升降浮沉、归经、药物的毒性

1. 四气　即寒、热、温、凉四种药性。一般而言,能减轻或消除热证、阳证的药物,属于寒凉药,具有清热泻火、凉血解毒、泻热通便、清热利尿、清热化痰、清心开窍、凉肝熄风等作用。反之,能减轻或消除寒证、阴证的药物,属于温热药,具有温里散寒、温经通络、温阳利水、补火助阳、回阳救逆等作用。此外,还有一类寒、热之性不明显,作用较平和的药物,称为平性药。

2. 五味　即辛、甘、酸、苦、咸五种药味。通常将涩附于酸,淡附于甘。药味的产生,虽源于口腔的感觉,但更重要的则是长期的临床实践总结,从不同味道的药物作用于人体所产生的反应和治疗效果分析归纳出来的。因此,五味是对药物作用的高度概括。五味具有不同的阴阳属性,辛、甘、淡属阳,酸、苦、咸属阴,药物的味不同,作用亦不相同。

辛:"能散、能行",即具有发散、行气、活血、开窍、化湿等作用。常用于表证、气滞、血瘀、窍闭、湿阻等。如麻黄、香附、川芎、石菖蒲等。

甘:"能补、能和、能缓",即具有补益、和中、调和药性、缓和止痛的作用。常用于正气虚弱、脏腑不和、拘挛疼痛、调和药性等。如人参、饴糖、甘草等。

酸:"能收、能涩",即具有收敛固涩作用。常用于体虚多汗、肺虚久咳、久泄久痢、遗精滑精、尿频遗尿、崩漏带下等。如五味子、山茱萸、乌梅等。

苦:"能泄、能燥、能坚",即具有清热泻火、泄降气逆、通泻大便、燥湿、坚阴(泻火存阴)等作用。常用于热证、喘咳、呕恶、便秘、湿证等。如黄芩、栀子、杏仁、葶苈子、半夏、大黄、黄连、苍术等。

咸:"能下、能软",即具有泻下通便、软坚散结的作用。常用于大便燥结、痰核、瘰疬、瘿瘤、癥瘕痞块等。如海藻、昆布、玄参、牡蛎、鳖甲、芒硝等。

涩:能收敛固涩,与酸味作用相似。如龙骨、牡蛎涩精止遗,赤石脂涩肠止泻,乌贼骨收敛止血、止带。但涩味药的作用与酸味药相似而不尽相同。如酸味药大多具有生津或酸甘化阴的作用,涩味药则不具备。

淡:具有利水渗湿、消肿作用。常用于水肿、小便不利等证。如茯苓、猪苓、通草、金钱草等。

四性和五味分别从不同角度说明药物的作用,二者合参才能比较全面地认识药物的作用和性能。如桂枝、薄荷皆有辛味,能发散表邪,但桂枝辛温,能发散风寒;薄荷辛凉,能发散风热。生地黄、黄芪皆有甘味,但生地黄甘寒,有养阴生津、清热凉血作用;黄芪甘温,有温养中焦、补中益气作用。

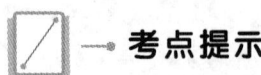 **考点提示** 四气、五味分别指的是什么？

3. 升降浮沉 指药物对人体作用的趋向性。升是上升,趋向于上;降是下降,趋向于下;浮是发散,趋向于外;沉是向内收敛,趋向于内。解表药、温里药、祛风湿药、行气药、活血化瘀药、开窍药、补益药、涌吐药等多具有升浮特性;清热药、泻下药、利水渗湿药、降气平喘药、降逆和胃药、安神药、平肝熄风药、收敛止血药、收涩药等多具有沉降药性。有的药物升降浮沉的特性不明显,如南瓜子的杀虫功效。有的药物则存在双向性,如麻黄既能发汗解表,又能利水消肿。药物的升降浮沉亦与质地有关,凡花、叶、皮、枝等质轻的药物,大多升浮;而种子、果实、矿物、贝壳等质重的药物,大多具有沉降之性。此外,升降浮沉还和药物炮制与配伍有关,如酒炒则升,姜炒则散,醋炒则收敛,盐水炒则下行;在复方配伍中,性属升浮的药物在同较多沉降药物配伍时,其升浮之性可受到一定的制约;反之,性属沉降的药物在同较多升浮药物配伍时,其沉降之性则减弱。

4. 归经 指药物对于机体某部分的选择性作用,即某药对某些脏腑、经络有特殊的亲和作用。药物的归经是以脏腑经络理论为基础,以所治疾病为依据而确定的。掌握归经学说,有助于提高用药的准确性,如羌活善治太阳经头痛,葛根、白芷善治阳明经头痛,柴胡善治少阳经头痛,吴茱萸善治厥阴经头痛,细辛善治少阴经头痛;桔梗、杏仁归肺经,能治胸闷、咳喘。

5. 药物的毒性 含义有二:一指广义的毒性,即药物的偏性,也就是药物治病的特性;二指狭义的毒性,即药物的不良反应。现今已普遍认为药物毒性就是药物的不良反应。由于毒性反应的产生与药物贮存、加工炮制、配伍、剂型、给药途径、用量、使用时间以及患者的体质、年龄、证候性质等密切相关。因此,使用有毒药物时,应从上述各个环节进行控制,避免中毒现象发生。

（二）中药的配伍、用药禁忌

1. 配伍 指根据病情需要和药性特点,按照一定的组合原则,将两种以上的药物配合应用的方法。单味药的应用及药物间的配伍关系总结为七个方面,即药物的"七情"。

（1）单行:即用单味药治病。如独参汤治疗气脱证。

（2）相须:即性能功效相类似的药物配合应用,可增强原有药物的共同功效。如麻黄、桂枝均为辛温之品,都能发汗,两者配伍,可以产生协同作用而增强解表的功效。如石膏与知母配伍,能明显增强清热泻火的功效。

（3）相使:即以一种药物为主,另一种药物为辅,以提高主药的疗效。如黄芪与茯苓配合,治疗脾虚水肿,茯苓可提高黄芪补气利水之效。

（4）相畏:即一种药物的毒性和不良反应,能被另一种药物减轻或消除。如生半夏、生南星的毒性能被生姜减轻和消除,所以说生半夏、生南星畏生姜。

（5）相杀:即一种药物能减轻或消除另一种药物的毒性或不良反应。相杀与相畏实际上是同一种配伍关系的两种说法。

（6）相恶:即一种药物可使另一种药物的功效降低或消除。如莱菔子能削弱人参的补气作用,所以说人参恶莱菔子。

（7）相反:即两种药物合用,能产生或增强毒性反应或副作用。如甘草反甘遂,贝母反乌头等。详见用药禁忌"十八反"、"十九畏"中的药物。

上述七情除单行外,相须、相使可以协同增效,是临床常用的配伍方法;相畏、相杀可减轻或消除毒副作用,是临床使用毒性药物或具有副作用药物时的配伍方法;相恶、相反属临床配伍禁忌,在临床上应引起高度重视,以免造成不必要的伤害。

2. 用药禁忌

(1) 配伍禁忌:①十八反最早见于张子和的《儒门事亲》一书,其曰:本草明言十八反,半蒌贝蔹及攻乌,藻戟遂芫俱战草,诸参辛芍叛藜芦。甘草反甘遂、大戟、海藻、芫花,乌头反贝母、瓜蒌、半夏、白蔹、白及,藜芦反人参、沙参、丹参、玄参、细辛、芍药;②十九畏歌诀首见于明代刘纯《医经小学》著作,其曰:硫黄原是火中精,朴硝一见便相争。水银莫与砒霜见,狼毒最怕密陀僧。巴豆性烈最为上,偏与牵牛不顺情。丁香莫与郁金见,牙硝难合京三棱。川乌草乌不顺犀,人参最怕五灵脂。官桂善能调冷气,若逢石脂便相欺。十九畏:硫黄畏朴硝,水银畏砒霜,狼毒畏密陀僧,巴豆畏牵牛,丁香畏郁金,川乌、草乌畏犀角,牙硝畏三棱,官桂畏石脂,人参畏五灵脂。

(2) 证候禁忌:因药物的性能不同,其作用各有特长和一定的适应范围,使临床用药有所禁忌。如麻黄辛温发散、解表发汗力强,适用于外感风寒表实无汗证,而表虚自汗者禁用。

(3) 妊娠用药禁忌:由于药物对胎元的损害程度不同,一般分为慎用和禁用两大类。①禁用药大多毒性较强,或药性峻猛。如水银、砒霜、雄黄、轻粉、斑蝥、马钱子、蟾酥、川乌、草乌、藜芦、胆矾、瓜蒂、巴豆、甘遂、大戟、芫花、牵牛子、商陆、麝香、干漆、水蛭、虻虫、三棱、莪术、天南星、白附子等;②慎用药主要是破血逐瘀、破气消积、攻下导滞及辛热滑利之品。如桃仁、红花、牛膝、大黄、番泻叶、冬葵子、木通、瞿麦、枳实、芒硝、附子、肉桂、半夏等。

(4) 服食禁忌:指由于用药或疾病本身的关系而避免服用的食物,简称食忌,俗称忌口。一般应忌食生冷、辛热、油腻、腥膻等有刺激性之品。具体而言,热病忌食辛辣、油腻、煎炸之品,寒病忌食生冷,胸痹忌食肥肉、脂肪、动物内脏等,肝阳上亢者忌食胡椒、辣椒、大蒜、白酒等辛热助阳之品,脾胃虚弱者忌食油炸黏腻、寒凉坚硬的食物等,疮疡、皮肤病忌食鱼、虾、蟹等腥膻发物及辛辣刺激之品等。

知识链接　　3-2　古代药物与食物食用禁忌

(三) 中药的剂型、剂量、用法

1. 剂型　方剂组成以后,还要根据病情与药物的特点制成一定的形态,称为剂型。方剂的剂型历史悠久,有着丰富的理论和宝贵的实践经验。早在《黄帝内经》就有汤、丸、散、膏、酒、丹等剂型。随着中医药学的迅速发展,一些中药制剂新工艺、新品种或新剂型已不断涌现。在口服剂型方面如浓缩丸剂、肠溶胶丸、糖丸、膜剂、泡腾片、缓释片等;皮肤及黏膜用药方面如涂搽剂、栓剂、海绵剂、熨剂、气雾剂等;注射用药方面如油注射剂、粉针剂、注射用乳剂等。

(1) 汤剂:即将药物饮片加水或酒浸泡后,再煎煮一定时间,去渣取汁而制成的液体剂型。主要供内服用,如麻黄汤、小承气汤等。外用的多作洗浴、熏蒸及含漱。汤剂的特点是吸收快、药效发挥迅速,而且可以根据病情的变化随证加减,能较全面、灵活地适应每个患者或各具体病变阶段的特殊性,适用于病证较重或病情不稳定的患者。其不足之处是服用量大,某些药物的口感不良,甚至有效成分不易煎出或易挥发散失,不适于大批量生产,亦不便于携带。

(2) 散剂:即将药物粉碎,混合均匀,制成粉末状制剂,分为内服和外用两类。内服散剂一般是研成细粉,以温开水冲服,量小者亦可直接吞服,如七厘散;亦有制成粗末,以水煎取汁服者,称为煮散,如银翘散。散剂的特点是制作简便,吸收较快,节省药材,便于服用及携带。外用散剂一般作为外敷,掺敷疮面或患病部位,如金黄散、生肌散;亦有作点眼、吹喉等用,如八宝眼药、冰硼散等。外用时应研成极细粉末,以免刺激疮面。

(3)丸剂:即将药物研成细粉或药材提取物,加适宜的黏合剂而制成球形的固体剂型。与汤剂相比,吸收较慢,药效持久,节省药材,便于服用与携带。适用于慢性、虚弱性疾病,如六味地黄丸等。但也有丸剂药性比较峻猛,多为芳香类药物与剧毒药物,不宜作汤剂煎服,如安宫牛黄丸、舟车丸等。常用的丸剂有蜜丸、水丸、糊丸、浓缩丸等。

(4)膏剂:即将药物用水或植物油煎熬去渣而制成的剂型。有内服和外用两种。内服膏剂有流浸膏、浸膏、煎膏三种;外用膏剂分软膏、硬膏两种。其中流浸膏与浸膏多数用于调配其他制剂,如合剂、糖浆剂、冲剂、片剂等。

(5)酒剂:又称药酒。即将药物用白酒或黄酒浸泡,或加温隔水炖煮,去渣取液,供内服或外用。酒有活血通络、易于发散和助长药效的特性,故常在祛风通络和补益剂中使用,如风湿药酒、参茸药酒、五加皮酒等。外用酒剂尚可祛风活血、止痛消肿。

(6)丹剂:有内服和外用两种。内服丹剂没有固定剂型,有丸剂,也有散剂,每以药品贵重或药效显著而名之曰丹,如至宝丹、活络丹等。外用丹剂亦称丹药,是以某些矿物类药经高温煅烧制成的不同结晶形状的制品,常研粉涂撒疮面,治疗疮疡痈疽,亦可制成药条、药线和外用膏剂应用。

(7)茶剂:即将药物粉碎加工而制成的粗末状制品,或加入适宜黏合剂制成的方块状制剂。用时以沸水泡汁或煎汁,不定时饮用。大多用于治疗感冒、食积、腹泻,近年来又有许多健身、减肥的新产品,如午时茶、刺五加茶、减肥茶等。

(8)露剂:即将含有挥发性成分的新鲜药物,用蒸馏法制成的芳香气味的澄明水溶液。一般作为饮料及清凉解暑剂,常用的有金银花露、青蒿露等。

(9)锭剂:即将药物研成细粉,或加适当的黏合剂制成一定形状的固体剂型,有纺锤形、圆柱形、条形等,可供外用与内服。内服,取研末调服或磨汁服;外用,则磨汁涂患处,常用的有紫金锭、万应锭等。

(10)条剂:亦称药捻,即将药物制成细粉,用桑皮纸粘药后搓捻成细条,或将桑皮纸捻成细条再粘着药粉而成。用时插入疮口或瘘管内,能化腐拔毒、生肌收口,常用的有红升丹药条等。

(11)线剂:亦称药线,即将丝线或棉线置药液中浸煮,经干燥制成的外用制剂。用于治疗瘘管、痔疮或赘生物,通过所含药物的轻度腐蚀作用和药线的机械紧扎作用,使其引流通畅,或使胬肉萎缩、脱落。

(12)栓剂:即将药物细粉与基质混合制成一定形状的固体制剂,用于腔道并在其间溶化或溶解而释放药物,有杀虫止痒、润滑、收敛等作用。《伤寒杂病论》曾有蛇床子散坐药及蜜煎导法,即最早的阴道栓与肛门栓。栓剂的特点是通过直肠(或阴道)黏膜吸收,有 $50\% \sim 70\%$ 的药物不经过肝脏而直接进入血液循环,一方面减少药物在肝脏中的"首过效应",另一方面减少药物对肝脏的毒性和副作用,还可以避免胃肠液对药物的影响及药物对胃黏膜的刺激作用。婴幼儿直肠给药尤为方便,常用的有小儿解热栓、消痔栓等。

(13)冲剂:即将药材提取物加适量赋形剂,或部分药物细粉制成的干燥颗粒状或块状制剂,用时以开水冲服。具有作用迅速、味道适宜、体积较小、服用方便等特点,甚受患者欢迎。常用的有感冒退热冲剂、银翘解毒颗粒等。

（14）片剂：即将药物细粉或药材提取物与辅料混合压制而成的片状制剂。用量准确,体积小。味很苦或具恶臭的药物压片后可再包糖衣,使之易于服用。如需在肠道吸收的药物,则又可包肠溶衣,使之在肠道中崩解。此外,尚有含片、泡腾片等。

（15）糖浆剂：即将药物煎煮、去渣取汁、浓缩后,加入适量蔗糖溶解制成的浓蔗糖水溶液。具有味甜量小、服用方便、吸收较快等特点,适用于儿童服用,如止咳糖浆等。

（16）口服液：即将药物用水或其他溶剂提取,经精制而成的内服液体制剂。集汤剂、糖浆剂、注射剂的特点,具有剂量较少、吸收较快、服用方便、口感适宜等优点。近年来,保健与滋补性口服液品种日益增多,如人参蜂王浆口服液、杞菊地黄口服液等。

（17）注射液：即将药物经过提取、精制、配制等制成的灭菌溶液、无菌混悬液或供配制成液体的无菌粉末,供皮下、肌肉、静脉等注射的一种制剂。具有剂量准确、药效迅速、适于急救、不受消化系统影响的特点,对于神志昏迷,难于口服用药的患者尤为适宜,如清开灵注射液、生脉注射液等。

2. 剂量　即干燥生药入汤剂时的成人一日内服量。其次指在复方中药和药之间的比较分量,即相对剂量。地区的不同,气候的影响以及个体差异等,与用药剂量密切相关,必须全面考虑,做到"因时制宜"、"因地制宜"、"因人制宜"。除剧毒药、峻烈药、精制药及某些贵重药物外,一般单味中药常用内服剂量为 3～10 g;部分常用量较大剂量为 10～30 g;新鲜药物用量加倍。

3. 用法

（1）中药的煎煮法

①煎药器皿：用带盖的砂锅、陶瓷锅,或搪瓷器皿,忌用铁、铜、铝等金属器具。

②煎药用水：以洁净为原则,如自来水、井水、蒸馏水等。

③煎药火候：一般分为武火（急火）和文火（慢火）两种。文火是指温度上升及水液蒸发缓慢的火候;武火是指温度上升及水液蒸发迅速的火候。煎药时间要根据药物性能及煎药要求酌定。

④煎煮方法：煎煮之前将药物浸泡 30～60 min,用水量高出药面为度。一般中药煎煮两次,第一煎加水至高过药物的 2 cm 左右处,第二煎加水量为第一煎的 1/3～1/2;一般药物第一煎 20～30 min,第二煎 10～15 min。若药物煎干、煎糊绝不能服用,以防止药物变性而发生不良反应。

【先煎】　主要是难于煎出有效成分的矿物、贝壳类等药物,如生石膏、磁石、代赭石、龙骨、牡蛎、石决明等,宜打碎先煎 20～30 min 后再下其他药;某些有毒药物,如乌头、附子等,须先煎 60 min 以上,再加其他药物同煎;某些质地较轻、用量多或泥沙较多的药物,如芦根、竹茹、灶心土、糯稻根等,宜先煎煮,取汁澄清,再用此药汁煎其他药物。

【后下】　主要是解表药、芳香化湿药、泻下药等,如薄荷、香薷、木香、砂仁、钩藤、白豆蔻、大黄、番泻叶、沉香、丁香、佩兰、荆芥、茵陈等,宜在其他药物煎好后再下,煎煮 3～5 min 即可。

【包煎】　某些粉末状、有黏性或绒毛类药物经煎煮后,其药汁混浊难咽,或刺激咽喉,或易粘锅,在入药时宜用纱布包裹入煎。如车前子、葶苈子、蒲黄、海金沙、旋覆花、辛夷、滑石等。

【另煎】　贵重药物如人参、鹿茸、羚羊角等,入汤剂时应另煎取汁,以免煎出的有效成分被其他药渣吸附,造成浪费。

【烊化】　胶类药物煎煮时易粘锅、熬焦,入药宜单独加温溶化后,置于去渣药液中趁热搅拌或微煮,溶化后趁热服下。如阿胶、龟板胶、鹿角胶、饴糖、蜂蜜等。

【冲服】　某些芳香类药物,煎煮则有效成分可能挥发散失,为节省材料,应研末冲服。如麝香、冰片、苏合香、三七、西洋参、五味子、牛黄等。

【泡服】　含有挥发油、用量又少的药物,可用刚煮沸的开水浸泡 30 min,或用煮好的药液趁热浸泡,取汁服用。如藏红花、肉桂、番泻叶、胖大海等。

(2) 服药方法

①服药时间:一般来说,泻下药、驱虫药宜在空腹时服用;多数药物尤其是滋补药宜在饭前服用;消食健胃药及对胃肠有刺激作用的药物宜在饭后服。无论饭前或饭后服药,服药与进食都应间隔 1 h 左右。安神药宜在睡前 30 min 到 1 h 服;缓下药宜睡前服;截疟药宜在疟疾发作前 2 h 服;急性病不拘时服用;慢性病定时服药。

②服药次数:汤药一般每天一剂,分 2～3 次服。病缓者可服二次。病情急重者,可每隔 4 h 左右服药一次。应用发汗药、泻下药时,应中病即止,以免汗下太过,损伤正气。呕吐患者服药宜小量频服。小儿可采用频服法。

③服药温度:一般汤药宜温服。如寒证用热药,宜于热服。特别是辛温发汗解表药用于外感风寒表实证,不仅药宜热服,服药后还需覆被以取汗。热病用寒药,如热在胃肠,患者欲冷饮者可凉服;另外,真热假寒或真寒假热证服药反吐的情况下,可采用"反佐法",即寒药热服,热药冷服。

二、中医临床用药护理

(一) 解表药

凡具有发散表邪,解除表证的药物称解表药。解表药一般分为辛温解表药与辛凉解表药。辛温解表药适用于风寒表证,辛凉解表药适用于风热表证。解表药物不可久用或过量使用,应中病即止。凡阳虚自汗、阴虚盗汗、泻痢呕吐、吐血便血、麻疹已透、疮疡已溃、热病后期津液已亏等病证,均宜慎用。

1. 常用药物

(1) 辛温解表药:辛温解表药又称发散风寒药。大多味辛性温,发汗作用较强,适用于外感风寒表证。有些辛温解表药还具有温经通脉、祛风除湿、透疹止痒等功效,可用于治疗风寒湿痹及风疹、麻疹等病证。

麻　　黄

【药用植物】　麻黄科植物草麻黄、木贼麻黄及中麻黄的草质茎。

【性味归经】　辛、微苦,温。归肺、膀胱经。

【功能】　散寒解表,宣肺平喘,利水消肿。

【临床应用】

①用治外感风寒表实证,常与桂枝等配伍,以增强发汗解表作用。

②用治风寒外束,肺气失宣的寒喘,常与干姜、杏仁等同用;风热犯肺,喘咳痰多,常与生石膏、杏仁、黄芩等配伍。

③用治风水泛滥证。风寒偏盛,常与生姜、苏叶等同用;风热偏盛,常与生石膏、白术等同用。

【用法用量】　水煎服,3～10 g。生用发汗力强,常用于发汗解表、利水消肿;蜜炙或捣绒用发汗力弱,多用于止咳平喘。

【使用注意】 麻黄发汗力强,用量不宜过大。体虚多汗、肺虚咳喘者慎用。

桂 枝

【药用植物】 樟科植物肉桂的嫩枝。

【性味归经】 辛、甘,温。归心、肺、膀胱经。

【功能】 辛温解表,温经通脉,助阳化气。

【临床应用】

①用治外感风寒表证。属表实证者,常与麻黄同用;属表虚证者,常与白芍、生姜同用。

②用治寒凝经脉所致的胸痹,常与瓜蒌、薤白、丹参、川芎等同用;痛经者,常与桃仁、牡丹皮同用;风寒湿痹者,常与附子、独活、黄芪等同用。

③用治脾肾阳虚所致的水湿内停,常与白术、茯苓同用。

【用法用量】 水煎服,3～10 g。切成薄片或小段使用。

【使用注意】 温热病、阴虚火旺、血热妄行患者及孕妇慎用。

紫 苏

【药用植物】 唇形科植物紫苏的茎、叶,其叶称紫苏叶,其茎称紫苏梗。

【性味归经】 辛,温。归肺、脾、胃经。

【功能】 散寒解表,行气和胃,化痰平喘,安胎,解毒。

【临床应用】

①用治外感风寒,身痛,头痛证;或治痰壅气逆,咳嗽气喘证。

②用治脾胃气滞,嗳气呕吐证。

③用治胎动不安,胎漏下血。苏叶可解鱼蟹毒。

【用法用量】 水煎服,5～9 g。苏叶长于解表散寒;苏梗长于安胎;苏子长于化痰止咳平喘。

荆 芥

【药用植物】 唇形科植物荆芥的干燥地上部分。

【性味归经】 辛,微温。归肺、肝经。

【功能】 祛风解表,透疹消疮,止血。

【临床应用】

①用治风寒,身痛,头痛证;或治麻疹不透、风疹瘙痒证。

②用治疮疡初起兼有表证。

③用治吐衄下血证。

【用法用量】 水煎服,4.5～9 g。不宜久煎。发表透疹消疮宜生用;止血宜炒用。荆芥穗更长于祛风。

防 风

【药用植物】 伞形科植物防风的根。

【性味归经】 辛、甘,微温。归膀胱、肝、脾经。

【功能】 祛风解表,胜湿止痛,止痉。

【临床应用】

①用治风寒，身痛，头痛证。常与羌活、藁本、川芎同用。或用于治疗风邪所致之瘾疹瘙痒等。

②用治风寒湿痹，肢节疼痛、筋脉挛急证。

③用治风毒内侵，肝风内动证。

【用法用量】　水煎服，4.5～9 g。

【使用注意】　本品药性偏温，阴血亏虚、热病动风者禁用。

（2）辛凉解表药：辛凉解表药的发散作用较辛温解表药缓和，主要适用于外感风热表证。有些辛凉解表药还有透疹、解毒功能，可用治风疹、麻疹和疮疡肿毒初起。

薄　荷

【药用植物】　唇形科植物薄荷干燥地上部分。

【性味归经】　辛，凉。归肺、肝经。

【功能】　疏散风热，清利头目，利咽透疹，疏肝解郁。

【临床应用】

①用治风热感冒和温病卫分证，如银翘散。或治风热上攻，头痛，目赤多泪，咽喉肿痛，眩晕证，如上清散。

②治风热束表，麻疹不透，风疹瘙痒证，常配蝉蜕、牛蒡子、僵蚕等。

③用治肝郁气滞，胸胁胀痛，月经不调证。如逍遥散。

【用法用量】　水煎服，3～6 g。宜后下。薄荷叶长于发汗解表，薄荷梗偏于行气和中。

【使用注意】　本品芳香辛散，发汗耗气，故体虚多汗者不宜使用。

菊　花

【药用植物】　菊科植物菊的干燥头状花序。

【性味归经】　辛、甘、苦，微寒。归肺、肝经。

【功能】　疏散风热，清利头目，平抑肝阳，清热解毒。

【临床应用】

①用治风热感冒，或温病初起，温邪犯肺，发热、头痛、咳嗽等证。常与桑叶相须为用。或用治肝经风热，或肝火上炎所致目赤肿痛，两眼昏花等。

②用治肝阳上亢，头痛眩晕，每与石决明、珍珠母、白芍等同用。

③用治疮痈肿毒，常与金银花、生甘草同用。

【用法用量】　水煎服，5～9 g。疏散风热宜用黄菊花，平肝、清肝明目宜用白菊花。

柴　胡

【药用植物】　伞形科植物柴胡或狭叶柴胡的根或全草。

【性味归经】　苦、辛，微寒。归肝、胆经。

【功能】　疏散风热，和解表里，疏肝解郁，升阳举陷。

【临床应用】

①用治外感风热表证，常与葛根、黄芩、升麻等同用。

②用治邪入少阳的半表半里证，常与法半夏、黄芩等同用。

③用治肝气郁结证,常与白芍、当归等同用。或用治气虚下陷的久泻、脱肛、阴挺等,常与升麻、黄芪等同用。

【用法用量】 水煎服,3～10 g。酒炒可增强升提之力;醋炒可增强止痛之功。

【使用注意】 本品药性升发,凡气逆不降、肝阳上亢者均当慎用。

葛　根

【药用植物】 豆科植物野葛或甘葛藤的根。

【性味归经】 甘、辛,凉。归脾、胃经。

【功能】 发表解肌,生津止渴,透发麻疹,升阳止泻。

【临床应用】

①用治外感风寒表证者,常与麻黄、桂枝等同用;属风热表证者,常与柴胡、黄芩等同用。或用治热病、口渴或消渴,可与天花粉、麦冬等同用。

②用治麻疹初起或疹出不畅,常与升麻、白芍等同用。

③用治脾虚泄泻,常与党参、白术等配伍;湿热泻痢,常与黄芩、黄连等同用。

【用法用量】 水煎服,6～10 g。

【使用注意】 夏日表虚汗多及胃寒者慎用。

2. 用药护理

(1)煎服方法:解表药多属轻清辛散之品,不宜久煎,煮沸后用文火煮 5～10 min。应温服或热服,服后饮热汤或热粥,加衣被助汗,以微汗为宜。

(2)起居调护:室内整洁安静,室温适宜,注意休息,避免外感风寒。

(3)饮食护理:宜清淡、易消化的半流质软食,多饮开水,忌荤腥油腻及生冷之品。

(4)施护观察:注意观察并记录患者体温、脉象等变化。对老幼及重症患者要特别加强护理,防止高热抽搐、虚脱或其他并发症。

(5)用药注意:自汗、盗汗、淋证、失血、久患疮疡等正气虚损、津血亏虚者,虽有表证,也应当慎用或忌用。

(二)清热药

凡以清除里热为主要作用,主治热性病证的药物称清热药。其分为清热泻火、清热解毒、清热凉血、清热燥湿、清热解暑、清热明目、清退虚热七类。清热药物大多药性苦寒,过用易伤脾胃,脾胃虚弱者慎用。

1. 常用药物

(1)清热泻火药:凡具有清热泻火功能,治疗气分实热证的药物称清热泻火药。热为火之渐,火为热之极,凡能清热的药物,大多皆能泻火。本类药物主要适用于热入气分所致高热、口渴、汗出、脉洪大、烦躁,甚至神昏谵语等病证。

石　膏

【药用矿物】 硫酸盐类矿物硬石膏族石膏矿石。

【性味归经】 辛、甘,大寒。归肺、胃经。

【功能】 清热泻火,除烦止渴,生肌收敛。

【临床应用】

①用治肺胃气分实热证,常配知母同用;邪热郁肺证,常与麻黄、杏仁同用;胃火上炎,常与

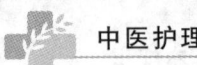

升麻、黄连同用。

②用治肺胃燥热所致烦渴引饮,常与知母、人参等同用。

③外用治疮疡溃不收口、烧伤烫伤等,常与青黛、黄柏等同用。

【用法用量】 水煎服,15～60 g。先煎。清热泻火生用;敛疮止血煅用。

知 母

【药用植物】 百合科植物知母的根茎。

【性味归经】 苦、甘,寒。归肺、胃、肾经。

【功能】 清热泻火,滋阴降火,生津润燥。

【临床应用】

①用治肺胃气分实热,常与生石膏配伍;肺热所致咯吐黄痰,常与黄芩、栀子等同用。

②用治阴虚所致骨蒸潮热,多与黄柏、熟地黄、龟甲等同用。

③用治内热伤津及消渴病,常配生石膏、葛根、天花粉、麦冬等同用;肠燥便秘,常与何首乌、当归、火麻仁等同用。

【用法用量】 水煎服,6～12 g。清热泻火宜生用;滋阴降火宜盐水炙用。

【使用注意】 本品性寒滑润,有滑肠之弊,脾虚便溏者慎用。

栀 子

【药用植物】 茜草科植物栀子的干燥成熟果实,其根也可入药。

【性味归经】 苦,寒。归心、肺、三焦经。

【功能】 泻火除烦,凉血解毒,清热利湿。

【临床应用】

①为热病心烦、躁扰不宁之要药,可与淡豆豉配伍,如栀子豉汤。或治疗湿热黄疸,可配伍茵陈、大黄等,如茵陈蒿汤等。

②用治血淋涩痛,常配木通、车前子、滑石等,如八正散。或治血热吐衄,可配大黄、白茅根、侧柏叶等,如十灰散等。

③用治目赤肿痛,常配大黄等,如栀子汤等。或治火毒疮疡,常配金银花、连翘、蒲公英等。

【用法用量】 水煎服,6～9 g,外用生品适量,研末调敷。

（2）清热解毒药:凡具有清热解毒功能,治疗各种热毒、火毒证的药物称清热解毒药。主要适用于痈疽疔疮、瘟毒发斑、丹毒喉痹、热毒血痢等病证。

金 银 花

【药用植物】 忍冬科植物忍冬、红腺忍冬、山银花或毛花柱忍冬的花蕾。

【性味归经】 甘,寒。归肺、心、胃经。

【功能】 清热解毒,疏散风热,凉血止痢。

【临床应用】

①用治温病初起,身热、口渴、脉数,常与连翘、板蓝根等同用;疮痈初起,红肿热痛,常与蒲公英、野菊花、紫花地丁等同用。

②用治外感风热表证,常与连翘、薄荷、马勃等同用。

③用治热毒血痢,可配马齿苋、白头翁等同用。

【用法用量】　水煎服,6～15 g,热毒重者可用至 30～60 g。

【使用注意】　脾胃虚寒者慎用。

连　　翘

【药用植物】　木犀科植物连翘的果实。

【性味归经】　苦,微寒。归肺、心、小肠经。

【功能】　清热解毒,消痈散结,疏风散热。

【临床应用】

①用治温病初起的发热、头痛、口渴、咽痛,常与金银花、板蓝根、牛蒡子同用;热入心包的高热神昏,常与水牛角、莲子心、竹叶等同用。

②用治痈疮疖肿、瘰疬痰核,常与夏枯草、浙贝母、皂角刺、穿山甲、蒲公英、牡丹皮等同用。

③用治外感风热表证,常与薄荷、桑叶、荆芥等同用。

【用法用量】　水煎服,6～15 g。清热解毒宜用青翘,疏风散热宜用黄翘,清心泻火宜用连翘心。

【使用注意】　脾胃虚寒及虚寒型阴疽慎用。

(3) 清热凉血药:凡具有清热凉血功能,以清营分、血分热的药物称清热凉血药。本类药物适用于营分、血分实热所致身热夜甚、躁扰不安、神昏谵语、吐血衄血等病证。

生　地　黄

【药用植物】　玄参科植物地黄的块根。

【性味归经】　甘、苦,寒。归心、肝、肾经。

【功能】　清热凉血,养阴生津。

【临床应用】

①用治温病热入营血所致壮热神昏,常与水牛角、玄参等同用;血热妄行所致衄血、便血,常与牡丹皮、赤芍、水牛角等同用。

②用治热病伤津及阴虚内热所致发热口渴、大便秘结,常与玄参、麦冬、玉竹同用;骨蒸潮热,可与鳖甲、青蒿等同用。

【用法用量】　水煎服,10～15 g。清热凉血用鲜地黄;滋阴生津用生地黄。

【使用注意】　脾虚食少、腹满便溏者慎用。

玄　　参

【药用植物】　玄参科植物玄参的干燥根。

【性味归经】　甘、苦、咸,微寒。归肺、胃、肾经。

【功能】　清热凉血,泻火解毒,滋阴。

【临床应用】

①用治温病热入营血所致的身热夜甚,心烦口渴,舌绛脉数者,常与生地黄、丹参、连翘等同用,如清营汤等;治疗温病气血两燔所致衄血、便血,常与石膏、知母等同用,如化斑汤等;温病邪陷心包,神昏谵语者,可配麦冬、竹叶卷心、连翘心等,如清宫汤等。

②用治热病伤津及阴虚内热所致发热口渴、大便秘结,常与生地黄、麦冬、玉竹同用;骨蒸潮热,可与鳖甲、青蒿等同用。

③用治肝经热盛,目赤肿痛,可配栀子、大黄、羚羊角等,如玄参饮等,用治瘟毒热盛,咽喉肿痛、白喉,可配黄芩、连翘、板蓝根等,如普济消毒饮等。

【用法用量】 水煎服,10~15 g。

【使用注意】 不宜与藜芦同用。脾胃虚寒、食少便溏者不宜服用。置干燥处,防霉,防蛀。

赤 芍 药

【药用植物】 毛茛科植物赤芍药或川赤芍的干燥根。

【性味归经】 苦,微寒。入肝经。

【功能】 清热凉血,行瘀止痛。

【临床应用】

①用治温病热入营血所致斑疹者,常与水牛角、生地黄、牡丹皮等同用;治疗吐血、衄血者,可配大黄、白茅根等。

②用治血瘀所致经闭、痛经、癥瘕积聚等,常与当归、川芎、延胡索等同用;跌打损伤所致瘀肿疼痛,常与桃仁、红花、当归等同用。

【用法用量】 水煎服,6~12 g。

【使用注意】 血虚经闭者慎服。反藜芦。

(4) 清热燥湿药:凡以清热燥湿为主要作用,治疗湿热内蕴或湿邪化热的药物称清热燥湿药。本类药物主要适用于湿温、暑温、湿疮等湿热病证。其药物苦寒伐胃、性燥伤阴,凡脾胃虚寒、津伤阴亏者慎用。

黄 芩

【药用植物】 唇形科植物黄芩的干燥根。

【性味归经】 苦,寒。归肺、脾、胃、胆、大肠、小肠经。

【功能】 清热燥湿,泻火解毒,止血,安胎。

【临床应用】

①用治湿温郁阻所致胸闷、恶心呕吐、身热不扬者,常与滑石、白蔻仁、通草等同用;湿热中阻所致痞满呕吐,常与黄连、半夏等同用;胃肠湿热下痢,常与黄连、葛根等同用。

②用治肺热所致咯吐黄痰,单用即效;火毒炽盛的疮痈肿毒、咽喉肿痛,常与连翘、牛蒡子、板蓝根等同用;热毒炽盛,迫血妄行,可与牡丹皮、赤芍等同用;阴虚血热,常与地骨皮、丹参、白芍等同用。

③用治孕妇蕴热所致胎动不安,常与白术、白芍等同用。

【用法用量】 水煎服,3~10 g。清热多生用,安胎多炒用,止血炒炭用。

【使用注意】 本品寒凉伤胃,苦燥伤津,故脾胃虚寒及阴虚津伤者慎用。

黄 连

【药用植物】 毛茛科植物黄连、三角叶黄连或云连的干燥根茎。

【性味归经】 苦,寒。归心、脾、胃、胆、大肠经。

【功能】 清热燥湿,泻火解毒。

【临床应用】

①用治湿热阻滞中焦,常与木香、黄芩、半夏等同用;湿热泻痢,常与木香、白芍、白头翁等

同用。

②用治三焦热盛的高热烦躁,常与黄芩、黄柏、栀子等同用;痈疮疔毒症见红、肿、热、痛者,常与黄柏、连翘、金银花等同用。

③用治火热扰心,常配黄芩、栀子等同用;胃火上炎,常配升麻、牡丹皮等同用。

【用法用量】　水煎服,2～5 g;研末吞服,1～1.5 g;外用适量。清心火宜生用,清肝火宜吴茱萸水炒用,胃热呕恶宜姜汁炒用。

【使用注意】　本品寒凉伤胃,苦燥伤津,故脾胃虚寒及阴虚津伤者慎用。

黄　柏

【药用植物】　芸香科植物黄皮树或黄柏的树皮。

【性味归经】　苦,寒。归肾、膀胱、大肠经。

【功能】　清热燥湿,泻火解毒,除骨蒸。

【临床应用】

①用治膀胱湿热所致小便涩痛,常与车前草、萆薢、黄连等同用;带下黄稠臭秽,常与苍术、薏苡仁、车前子等同用;大肠湿热所致泻痢脓血,常与白头翁、黄连等同用;湿热黄疸,常与栀子、茵陈等同用。

②用治热毒壅盛的痈疽疮疡,常与黄芩、黄连、栀子等同用;用于外伤、烧伤、烫伤,常与大黄、芒硝、寒水石等同用。

③用治阴虚火旺,潮热盗汗、腰酸遗精,常与知母相须为用,并配熟地黄、山茱萸、山药等同用,如知柏地黄丸;或配熟地黄、龟甲等同用,如大补阴丸。

【用法用量】　水煎服,3～12 g。外用适量。清热燥湿生用;泻相火、退骨蒸,盐水炒用;清热止血,炒炭用。

【使用注意】　本品苦寒伤胃,脾胃虚寒者忌用。

(5) 清热明目药:凡以清热明目为主要作用,治疗目赤肿痛及目暗不明的药物称清热明目药。本类药物主要适用于因风热、热毒、湿热及脏腑积热上炎所致的目疾诸证。

谷　精　草

【药用植物】　谷精草科植物谷精草带花茎的头状花序。

【性味归经】　辛、甘,凉。归肝、肺经。

【功能】　疏风散热,明目退翳。

【临床应用】

①用治风热上扰所致目赤肿痛、羞明多泪等。常与木贼草、密蒙花、菊花等配伍。

②用治目生翳膜、雀目、视物不明,常与赤芍、白蒺藜、苍术、夜明砂等配伍。

【用法用量】　水煎服,5～10 g。外用适量,煎汤外洗。

【使用注意】　阴虚血亏之眼疾不宜量。

(6) 清虚热药:凡具有清虚热功效,以清虚热为主要作用,治疗虚热病证的药物称清虚热药。本类药物主要适用于阴虚内热所致骨蒸潮热、五心烦热、盗汗等病证。使用这类药物时,应适当配伍凉血养阴之品以治其本。

青　蒿

【药用植物】　菊科植物黄花蒿的地上干燥部分。

【性味归经】　苦、辛,寒。归肝、胆经。

【功能】　清透虚热,凉血除蒸,解暑,截疟。

【临床应用】

①用治温病后期邪伏阴分出现的夜热早凉,常与鳖甲、知母、牡丹皮同用;阴虚内热,常与银柴胡、地骨皮等同用。

②用治外感暑热证,常与滑石、连翘、西瓜翠衣等同用。

③用治邪郁少阳所致寒热往来,常与黄芩等同用;用治间日疟、恶性疟,可单用本品。

【用法用量】　水煎服,6～12 g。外用适量,鲜用绞汁服。

【使用注意】　脾胃虚弱者慎用。

银　柴　胡

【药用植物】　石竹科植物银柴胡的干燥根。

【性味归经】　甘,微寒。归肝、胃经。

【功能】　清虚热,清疳热。

【临床应用】

①用治阴虚内热证,常与鳖甲、地骨皮、青蒿等同用。

②用治小儿食滞或虫积所致的疳积发热,常与胡黄连、使君子、连翘、党参等同用。

【用法用量】　水煎服,3～10 g。

【使用注意】　外感发热、血虚无热者慎用。

地　骨　皮

【药用植物】　茄科植物枸杞或宁夏枸杞的干燥根皮。

【性味归经】　甘,寒。归肺、肝、肾经。

【功能】　凉血除蒸,清肺降火。

【临床应用】

①用治阴虚内热,盗汗骨蒸证,常与鳖甲、知母、银柴胡等同用。

②用治肺热咳嗽,除肺中伏火,常配桑白皮、甘草等。

【用法用量】　水煎服,9～15 g。外用适量。

【使用注意】　外感风寒发热及脾胃虚寒者慎用。

2. 用药护理

(1)煎服方法:煮沸后用文火煮 10～15 min(清热解毒之品,煎煮时间要稍短),饭后 30 min 凉服或微温服。

(2)起居调护:病室宜通风、凉爽。根据患者发热程度,调节室内温度。勿劳累,高热患者应卧床休息,炎热季节应用空调。

(3)饮食护理:饮食宜清淡,忌辛辣油腻煎炒之品。高热口渴时,可多饮清凉饮料,如西瓜汁、芦根煎水代茶饮等以助清热。

(4)施护观察:密切观察并记录患者体温、脉搏、呼吸、神志及伴随症状等变化,必要时给予物理等降温措施。

（5）用药注意：中病即止，不可过用。清热类药物寒凉而易伤脾胃，凡脾胃虚弱、食少便溏者慎用。热证易伤津液，苦寒药物又易化燥伤阴，故阴虚患者亦当慎用。

（三）泻下药

凡以促进排便为主要作用，治疗胃肠积滞、水肿停饮的药物称泻下药。适用于便秘及水肿症。根据药物作用特点及使用范围，可分为攻下药、润下药及逐水药三类。其中攻下药及逐水药泻下峻猛，年老体弱、久病正虚者宜慎用；妇女胎前产后及经期忌用。

1. 常用药物

（1）攻下药：本类药物味苦性寒，具有较强的清热泻火及泻下通便作用，主要适用于热结便秘及火热上炎之里实热证。

大　黄

【药用植物】　蓼科植物掌叶大黄、唐古特大黄、药用大黄的根和根茎。

【性味归经】　苦，寒。归脾、胃、大肠、肝、心包经。

【功能】　泻下攻积，清热泻火，凉血解毒，逐瘀通经。

【临床应用】

①用治热结便秘，单用即可。如里热炽盛，可与芒硝、枳实同用。

②用治血热妄行所致吐血、衄血、咯血者，常与黄芩、黄连同用；火邪上炎所致目赤肿痛、咽喉肿痛、牙龈肿痛、热毒痈肿等，常配金银花、蒲公英、牡丹皮、黄芩等同用；湿热黄疸常与茵陈、栀子等同用。

③用治妇女产后瘀阻腹痛、恶露不尽，常与桃仁、红花等同用；跌打损伤、瘀血肿痛或癥瘕积聚，可与赤芍药、当归、穿山甲、桃仁等同用。

【用法用量】　水煎服，5～15 g。外用适量，研末调敷。攻下通便用生大黄；活血逐瘀用酒制大黄；止血用大黄炭。

【使用注意】　入汤剂应后下，或用温开水泡服，久煎则泻下作用减弱。脾胃虚寒者、孕妇及哺乳期妇女忌用。

芒　硝

【药用矿物】　硫酸钠的天然矿物经加工精制而成的结晶体。

【性味归经】　咸、苦，寒。归胃、大肠经。

【功能】　泻下攻积，润燥软坚，清热消肿。

【临床应用】

①用治实热所致的大便燥结，常与大黄相须为用。

②用治火毒上炎所致咽喉肿痛、口舌生疮，常与硼砂、冰片等外用；肠痈初起，可与大黄、败酱草、金银花、牡丹皮、大蒜等同用。

【用法用量】　烊化冲服，10～15 g。化水外敷治丹毒、乳痈。

【使用注意】　芒硝忌与三棱同用。孕妇与哺乳期妇女忌用。

番　泻　叶

【药用植物】　豆科植物狭叶番泻树或尖叶番泻树的干燥小叶。

【性味归经】 甘、苦,寒。归大肠经。

【功能】 泻热通便,利水。

【临床应用】

①用于热结积滞,便秘腹痛者,可与枳实、厚朴等配伍。

②用治腹水肿胀,单味泡服,或与牵牛子、大腹皮同用。

【用法用量】 温开水泡服,1.5～3 g,入煎剂 2～6 g,宜后下。

【使用注意】 孕妇慎用。服量不宜过大,过量则有恶心、呕吐、腹痛等副作用,一般配木香、藿香等行气和中之品,可减少此弊。

(2) 润下药:本类药物多为植物种仁,富含油脂,具有润燥滑肠作用,使大便易于排出。主要适用于年老津枯、产后血虚、热病伤津及失血等所致的肠燥津枯便秘。使用本类药物需根据病情适当配伍,热盛津伤者宜与清热养阴药同用,血虚者宜与补血药同用,气滞者宜与行气药同用,气虚者宜与益气药同用。

火 麻 仁

【药用植物】 桑科植物大麻的干燥成熟果实。

【性味归经】 甘,平。归脾、胃、大肠经。

【功能】 润肠通便。

【临床应用】 用治津血不足的肠燥便秘,常与郁李仁、杏仁、苏子等同用。

【用法用量】 水煎服,10～15 g。生用或微炒后打碎入煎。

【使用注意】 孕妇及习惯性流产者忌用。食入过量可致中毒。

郁 李 仁

【药用植物】 蔷薇科植物欧李、郁李或长柄扁桃的干燥成熟种子。

【性味归经】 辛、苦、甘,平。归脾、大肠、小肠经。

【功效】 润肠通便,利水消肿。

【临床应用】

①用治津血不足之便秘,常与柏子仁、桃仁等同用。

②用治脚气水肿、腹水胀满,常与茯苓、白术等同用。

【用法用量】 煎服,6～10 g。生用,打碎入煎。

【使用注意】 孕妇慎用。

(3) 逐水药:凡能引起剧烈腹泻,使体内积液从大便排出的药物称逐水药。其中部分药物兼有利尿作用,主要适用于水肿、臌胀、胸胁停饮等病证。本类药物逐水药力峻,有毒,易伤正气,年老体弱者及孕妇忌用。临床应注意用量、炮制方法及禁忌等,做到中病即止,不可久服。

牵 牛 子

【药用植物】 旋花科植物裂叶牵牛、圆叶牵牛成熟的干燥种子。

【性味归经】 苦,寒;有毒。归肺、肾、大肠经。

【功效】 泻水通便,消痰涤饮,杀虫攻积。

【临床应用】

①临床上主要用于腹水肿胀、二便不利及宿食积滞、大便秘结等症。用于腹水、肿胀,可配

甘遂、芫花、大戟等同用。用于痰壅气滞、咳逆喘满,常与葶苈子、杏仁等配合应用。用治痰壅气滞、咳逆喘满,只宜暂用,不可久服。

②用于虫积腹痛,常配伍槟榔、大黄等同用,对蛔虫、绦虫都有驱杀作用。

【用法用量】 3~9 g。水煎服。研末吞服,每次 0.5~1 g,每日 2~3 次。

【使用注意】 本药为峻下之品,少用则通大便,多用则泻下如水,且能利尿。孕妇及胃弱气虚者忌服。

2. 用药护理

(1)煎服方法:大黄须后下或泡服,不宜久煎;芒硝须冲服或溶化后服;番泻叶宜泡服;芦荟宜入丸散服。峻下逐水药多用散剂;巴豆多与他药制成丸剂;润下药多作丸剂。泻下药一般宜空腹服用,如单纯为通便而服用润下药,应于睡前服用。因其苦寒,易伤胃气,应得泻即止,不宜再服。

(2)饮食调护:饮食调理因病而异,实热证者,宜用清补膳食,忌食辛热毒发之物;里寒证者,宜用甘温平补膳食,忌服寒凉滋腻食品。应多食蔬菜等含粗纤维的食物,戒烟酒。

(3)施护观察:服药后要细心认真观察其脉象、血压、神志等变化及腹痛、腹泻情况。如腹痛剧烈、腹泻不止、大汗淋漓,或腹泻不多,但呕吐频频、气短心慌等为中毒现象,应及时报告医生进行处理,以防发生意外。

(4)用药注意:攻下药、峻下逐水药作用峻猛或有毒性,易伤正气,故年老体虚、脾胃虚弱者当慎用。妇女胎前产后及经期须忌用。病后体虚、年老体弱者,产妇津血不足而致大便干结难下者,应选用润下类药物。

(四)祛风湿药

凡以祛除风湿,解除痹痛为主要作用的药物称祛风湿药。适用于风湿痹痛、麻木不仁、半身不遂、腰膝酸痛、下肢痿弱等症。

1. 常用药物

独 活

【药用植物】 伞形科植物重齿毛当归的干燥根。

【性味归经】 辛、苦,微温。归肾、膀胱经。

【功能】 祛风除湿,通痹止痛。

【临床应用】

①凡风寒湿痹,关节疼痛,无论新久,均可应用,尤以下部之痹痛、腰膝酸痛、两足痿痹、屈伸不利等症适宜,常与桑寄生、秦艽、牛膝等同用。

②用于风寒表证,兼有湿邪者,常与羌活同用。

【用法用量】 水煎服,3~9 g。

威 灵 仙

【药用植物】 毛茛科植物威灵仙、棉团铁线莲(山蓼)或东北铁线莲(黑薇)的干燥根及根茎。

【性味归经】 辛、咸,温。归膀胱经。

【功能】 祛风除湿,通络止痛。

【临床应用】

①用于风湿所致的肢体疼痛及脚气疼痛等症,常与羌活、独活、牛膝、秦艽等配伍同用。

②用于诸骨鲠喉,可单用威灵仙15 g,水煎,或加米醋煎汁,分数次含口中,缓缓吞咽。

【用法用量】 水煎服,6～9 g。

【使用注意】 体质虚弱、气血虚者慎用。

防　　己

【药用植物】 防己科植物粉防己的干燥根。

【性味归经】 苦,寒。归膀胱、肺经。

【功能】 利水消肿,祛风止痛。

【临床应用】

①用于水肿,湿脚气,风湿痹痛,湿疹疮毒,小便不利。用于风湿痹痛,多配伍薏苡仁、滑石、蚕沙等清热除湿之品。用于寒湿痹痛,须与温经止痛的肉桂、附子等药同用。用于水肿、小便不利等症,可与椒目、葶苈子、大枣等配伍同用。

②若属虚证,常与黄芪、茯苓、白术等配伍。汉防己偏于利湿走里,可利小便以消肿;木防己偏于祛风而走外,用于祛风湿以止痛。

【用法用量】 水煎服,4.5～9 g。

桑　寄　生

【药用植物】 桑寄生科植物桑寄生的干燥带叶茎枝。

【性味归经】 苦、甘,平。归肝、肾经。

【功能】 补肝肾,强筋骨,祛风湿,安胎元。

【临床应用】

①对肝肾不足、风湿痹痛、腰膝酸痛最为适宜,常与独活、牛膝等配伍应用。对老人体虚,妇女经多带下而肝肾不足、腰膝疼痛、筋骨无力者,每与杜仲、续断等配伍应用。

②用于肝肾虚亏、冲任不固所致胎漏下血、胎动不安,常与续断、菟丝子、阿胶等配伍。近年来临床上常用于治疗高血压。

【用法用量】 水煎服,9～15 g。

狗　　脊

【药用植物】 蚌壳蕨科植物金毛狗脊的干燥根茎。

【性味归经】 苦、甘,温。归肝、肾经。

【功能】 补肝肾,强腰脊,祛风湿。

【临床应用】

①用于风湿痹证的腰膝酸软,下肢无力,风湿痹痛。常配杜仲、续断、海风藤同用。

②用于腰膝酸软,下肢无力证。常配杜仲、牛膝、熟地、鹿角胶同用。

③用于遗尿,白带过多证。常与益智仁、茯苓、杜仲同用。

【用法用量】 水煎服,6～12 g。

豨 莶 草

【药用植物】 菊科植物豨莶、腺梗豨莶或毛梗豨莶的干燥地上部分。

【性味归经】 辛、苦,寒。归肝、肾经。

【功能】 祛风湿,利关节,解毒。

【临床应用】

①用于风湿痹痛,筋骨无力等症,常与臭梧桐同用。

②用于风疹湿疮,可配伍白蒺藜、地肤子、白鲜皮等祛风利湿止痒之品。

【用法用量】 水煎服,9～12 g;外用适量。

【使用注意】 本品性味苦寒,又有化湿热作用,故痹痛偏于湿热的病证尤为适宜。

2. 用药护理

(1)煎服方法:本类药物多对胃肠道有刺激,宜在饭后服用。

(2)起居调护:病室宜温暖、向阳、干燥、通风,防止复感外邪而加重病情。

(3)饮食调护:饮食护理因病而异,宜食易消化、营养丰富之品,忌生冷油腻之物。

(4)用药注意:药性多燥而易耗伤阴血,阴虚血亏者应慎用。

(五)祛湿药

凡以化湿运脾为主要功效,治疗湿浊中阻的药物,称为化湿药。本类药大多气味芳香,故又称为芳香化湿药,主要适用于食少倦怠、呕吐泛酸、脘腹痞满、口甘多涎、大便溏薄、舌苔白腻等症。此外,对湿温、暑温等亦有治疗作用。

1. 常用药物

藿 香

【药用植物】 唇形科植物广藿香或藿香的地上部分。

【性味归经】 辛,微温。归脾、胃、肺经。

【功能】 化湿解暑,和中止呕,辛温解表。

【临床应用】

①治夏季伤暑所致的暑湿证,常与佩兰、薄荷、厚朴等同用。

②用治湿阻中焦,常与半夏、木香、白术、生姜等同用。

③用治夏月外感风寒,常与紫苏、厚朴、法半夏、大腹皮等同用。

【用法用量】 水煎服,3～10 g。鲜品解暑化湿、辟秽力强,用量加倍。

【使用注意】 阴虚内热、舌绛无苔及胃热呕恶者忌用。

苍 术

【药用植物】 菊科植物茅苍术(南苍术)或北苍术的根茎。

【性味归经】 辛、苦,温。归脾、胃、肝经。

【功能】 燥湿健脾,祛风除湿,散寒解表,养肝明目。

【临床应用】

①用治中焦湿滞证,常与茯苓、厚朴、陈皮等同用。

②用治风湿寒痹证,常与桂枝、防风、独活、秦艽等同用;用治风湿热痹证,常与黄柏、知母、生石膏等同用。

③用治外感风寒头痛,常与白芷、川芎、藁本等同用。

④用治青盲、夜盲等,常与黑芝麻、草决明、猪肝等同用。

【用法用量】 水煎服,3~10 g。亦可熬膏或入丸散用。

【使用注意】 苍术香燥伤阴,阴虚内热、大便燥结、表虚多汗者忌用。

厚　朴

【药用植物】 为木兰科植物厚朴或凹叶厚朴的干燥干皮、根皮及枝皮。

【性味归经】 苦、辛,温。归脾、胃、肺、大肠经。

【功能】 燥湿消痰,下气除满。

【临床应用】

①用治湿阻中焦,脘腹胀满,为消除胀满的要药。常与苍术、陈皮等同用。

②用治食积气滞,腹胀便秘者,常与大黄、枳实同用。

③治疗痰饮阻肺,肺气不降,咳喘胸闷者,可与苏子、陈皮、半夏等同用。

④治疗情志郁结,痰气互阻所致的梅核气,可与半夏、茯苓、苏子等配伍。

【用法用量】 煎服,3~9 g。或入丸、散。

 考点提示 藿香、苍术、厚朴的性能、功效、应用。

佩　兰

【药用植物】 为菊科植物佩兰的干燥地上部分。

【性味归经】 辛,平。归脾、胃、肺经。

【功能】 芳香化湿,醒脾开胃,发表解暑。

【临床应用】

①治湿阻中焦之证,每与藿香相须为用。用治脾经湿热,可单用煎汤,或配伍黄芩、白芍、甘草等。

②治暑湿证,常与藿香、荷叶、青蒿等同用。湿温初起,可与滑石、薏苡仁、藿香等同用。

【用法用量】 水煎服,3~9 g。鲜品加倍。

 考点提示 佩兰的功效。

砂　仁

【药用植物】 为姜科植物阳春砂、绿壳砂或海南砂的干燥成熟果实。

【性味归经】 辛,温。归脾、胃、肾经。

【功能】 化湿开胃,温脾止泻,理气安胎。

【临床应用】

①治脾胃不和所致脘腹胀痛等,常用木香、枳实等配伍;若湿滞中焦所致脘腹痞闷不舒者,可与厚朴、枳实、陈皮等配伍。

②本品善于温中暖胃,止呕止泻,并重在温脾。可单用研末吞服,或与干姜、附子等药

同用。

③本品善于理气和中,止呕安胎。若妊娠呕逆不能食,可单用,或与苏梗、白术等同用。

【用法用量】 水煎服,3～6 g,入汤剂宜后下。

薏 苡 仁

【药用植物】 为禾本植物薏苡的干燥成熟种仁。

【性味归经】 甘、淡,凉。归脾、胃、肺经。

【功能】 利水渗湿,健脾,除痹,清热排脓。

【临床应用】

①常治脾虚湿盛所致水肿腹胀、小便不利等,常与茯苓、白术、黄芪等配伍;若治脚气浮肿者,可与防己、木瓜、苍术等配伍。

②本品善治脾虚泄泻,可与人参、茯苓、白术等同用,如参苓白术散。

③若治湿痹而筋脉挛急疼痛者,可与独活、防风、苍术等同用,如意薏仁汤;若湿温初期或暑湿邪在气分,头痛恶寒,胸闷身重者,可配杏仁、白豆蔻、滑石等,如三仁汤。

④若治肺痈胸痛,咳吐脓痰时,可配伍苇茎、冬瓜仁、桃仁等,如千金苇茎汤。若治肠痈腹痛,发热,恶心呕吐时,可配伍附子、败酱草、牡丹皮等,如薏苡附子败酱散。

【用法用量】 水煎服,9～30 g,清利湿热宜生用,健脾止泻宜炒用。

【使用注意】 津液不足者慎用。

◢─考点提示 砂仁的用法用量。

2. 用药护理

(1)煎服方法:某些祛湿类药物气味芳香,富含挥发油,入汤剂不宜久煎,一般煎煮 10 min 即可,以免影响药效。

(2)起居调护:病室宜温暖干燥,向阳通风。

(3)饮食调护:宜食用易消化、营养丰富之食品,忌生冷油腻之物。

(4)用药注意:祛湿类药物多芳香温燥或甘淡渗利,易于耗伤阴津,故素体阴虚津亏、病后体弱者,以及孕妇均应慎用。利尿通淋药多苦寒清利,易于损伤阳气,故素体阳气不足者应慎用。

(六)温里药

凡以温里祛寒,治疗里寒证为主的药物,称温里药。本类药物味辛而性温热,以其辛散温通、善走脏腑而能温里祛寒,温经止痛,故可治疗里寒证,尤以里寒实证为主。

1. 常用药物

附 子

【药用植物】 毛茛科植物乌头的子根的加工品。

【性味归经】 辛、甘,大热;有毒。归心、肾、脾经。

【功能】 回阳救逆,补火助阳,散寒止痛。

【临床应用】

①用于亡阳证。本品能上助心阳、中温脾阳、下补肾阳,为"回阳救逆第一品药"。常与干

姜、甘草同用,治吐利汗出,发热恶寒,四肢拘急,手足厥冷,或大汗、大吐、大泻所致亡阳证。

②用于阳虚证。本品辛甘温煦,有峻补元阳、益火消阴之效,凡肾、脾、心诸脏阳气衰弱者均可应用。常配肉桂、山茱萸、熟地等,可治肾阳不足,命门火衰所致阳痿滑精、宫寒不孕、腰膝冷痛、夜尿频多者。

③用于寒痹证。本品走而不守,能温经通络,逐经络中风寒湿邪,故有较强的散寒止痛作用。凡风寒湿痹周身之骨节疼痛者均可用之,尤善治寒痹痛剧者。

【用法用量】 水煎服,3~15 g;本品有毒,宜先煎0.5~1 h,至口尝无麻辣感为度。

【使用注意】 孕妇及阴虚阳亢者忌用。本品反半夏、瓜蒌、贝母、白蔹、白及。生品外用,内服必须炮制后使用。若内服过量,或炮制、煎煮方法不当,可引起中毒。

干 姜

【药用植物】 姜科植物姜的干燥根茎。

【性味归经】 辛,热。归脾、胃、肾、心、肺经。

【功能】 温中散寒,回阳通脉,温肺化饮。

【临床应用】

①用于腹痛,呕吐,泄泻证。本品为温暖中焦之主药,多与党参、白术等同用,治脾胃虚寒,脘腹冷痛。

②用治心肾阳虚,阴寒内盛所致亡阳厥逆,脉微欲绝者,每与附子相须为用。

③用于寒饮喘咳证。常与细辛、五味子、麻黄等同用,治寒饮喘咳,形寒背冷,痰多清稀之证。

【用法用量】 水煎服,3~9 g。

【使用注意】 本品辛热燥烈,阴虚内热、血热妄行者忌用。

肉 桂

【药用植物】 樟科植物肉桂的干燥树皮。

【性味归经】 辛、甘,大热。归肾、脾、心、肝经。

【功能】 补火助阳,引火归元,散寒止痛,温通经脉。

【临床应用】

①用于阳痿,宫冷证。本品为治命门火衰之要药。常配附子、熟地、山茱萸等,用治肾阳不足,命门火衰的阳痿宫冷,腰膝冷痛,夜尿频多,滑精遗尿等。

②用于腹痛,寒疝证。治寒邪内侵或脾胃虚寒的脘腹冷痛,可单用研末,酒煎服。

③用于虚阳上浮诸症。本品大热入肝肾,能使因下元虚衰所致上浮之虚阳下行,故曰引火归元,常与山茱萸、五味子、人参、牡蛎等同用。

④用于腰痛、胸痹、阴疽、闭经、痛经证。本品辛散温通,能行气血、运经脉、散寒止痛。常与独活、桑寄生、杜仲等同用,治风寒湿痹,尤以治寒痹腰痛为主。

【用法用量】 水煎服,1~4.5 g,宜后下或焗服;研末冲服,每次1~2 g。

【使用注意】 阴虚火旺,里有实热,血热妄行出血者及孕妇忌用。畏赤石脂。

吴 茱 萸

【药用植物】 芸香科植物吴茱萸、石虎或疏毛吴茱的干燥近成熟果实。

【性味归经】 辛、苦,热;有小毒。归肝、脾、胃、肾经。

【功能】 散寒止痛,降逆止呕,助阳止泻。

【临床应用】

①用于寒凝疼痛证。本品为治肝寒气滞诸痛之主药,常与生姜、人参等同用,治厥阴头痛,干呕吐涎沫,苔白脉迟等。

②用于胃寒呕吐证。本品善散寒止痛,疏肝解郁,降逆止呕,兼能制酸止痛。常与干姜、甘草同用,治霍乱心腹痛,呕吐不止。

③用于虚寒泄泻证。本品为治脾肾阳虚,五更泄泻之常用药,多与补骨脂、肉豆蔻、五味子等同用。

【用法用量】 水煎服,1.5~4.5 g。外用适量。

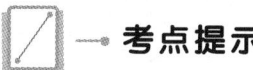

考点提示 附子、干姜的性味归经、功效、应用

丁 香

【药用植物】 桃金娘科植物丁香的干燥花蕾。

【性味归经】 辛,温。归脾、胃、肺、肾经。

【功能】 温中降逆,补肾助阳。

【临床应用】

①用治胃寒呕逆之要药,常与柿蒂、党参、生姜等同用,治虚寒呕逆。

②用治胃寒脘腹冷痛,常与延胡索、五灵脂、橘红等同用。

③用于阳痿,宫冷证。本品温肾助阳起痿,可与附子、肉桂、淫羊藿等同用。

【用法用量】 水煎服,1~3 g。内服或研末外敷。

考点提示 丁香的功效。

2. 用药护理

(1) 煎服方法:肉桂宜后下,附子宜先煎、久煎;阴寒太盛、药物入口即吐者,宜采用冷服,或少佐苦寒、咸寒之品。

(2) 起居调护:病室温暖,防寒保暖。服药后宜卧床休息,加厚衣被以助药力。

(3) 饮食调护:宜食用温补、营养丰富、易消化的流质或半流质食物,忌生冷瓜果之品。

(4) 用药注意:本类药物药性多辛热燥烈,易耗阴助火,凡实热之证、阴虚火旺、津血亏虚者忌用,孕妇应慎用。

(七) 理气药

凡以疏畅气机为主要作用,治疗气滞或气逆证为主的药物称为理气药。本类药味多辛、苦,气多芳香,性多偏温,善于行散或泄降,主要适用于脾胃气滞之脘腹胀痛、嗳腐吞酸、恶心呕吐、腹泻或便秘等;肝气郁滞之胁肋胀痛、抑郁不乐、疝气疼痛、乳房胀痛、月经不调等;肺气壅滞之胸闷胸痛、咳嗽气喘等;兼治食积脘胀、湿滞中焦等。

1. 常用药物

陈 皮

【药用植物】 芸香科植物橘及其栽培变种的成熟干燥果皮。

【性味归经】 辛、苦,温。归脾、肺经。

【功能】 理气健脾,燥湿化痰。

【临床应用】

①治疗中焦寒湿脾胃气滞,脘腹胀痛、恶心呕吐、泄泻等,常与苍术、厚朴等同用。

②治疗呕吐、呃逆,常配伍生姜、竹茹、大枣;若脾胃寒冷,呕吐不止,可配生姜、甘草同用。

③用于湿痰、寒痰咳嗽证。本品为治痰之要药。治湿痰咳嗽,多与半夏、茯苓等同用。

④治疗胸痹胸中气塞短气,可配伍枳实、生姜等。

【用法用量】 水煎服,3～9 g。

枳 实

【药用植物】 芸香科植物酸橙及其栽培变种或甜橙的干燥幼果。

【性味归经】 苦、辛、酸,温。归脾、胃、大肠经。

【功能】 破气消积,化痰散痞。

【临床应用】

①治饮食积滞,脘腹痞满胀痛,常与山楂、麦芽、神曲等同用;若胃肠积滞,热结便秘,腹满胀痛,则与大黄、芒硝、厚朴等同用。

②治胸阳不振、痰阻胸痹之胸中满闷、疼痛,多与薤白、桂枝、瓜蒌等同用。

③治疗气血阻滞之胸胁疼痛,可与川芎配伍,如枳芎散;若属寒凝气滞,可配桂枝,如桂枳散。

④用治产后瘀滞腹痛、烦躁,如枳实芍药散,或与当归、益母草同用。

【用法用量】 水煎服,3～9 g,大量可用至 30 g。炒后性较平和。

【使用注意】 孕妇慎用。

木 香

【药用植物】 菊科植物木香、川木香的根。

【性味归经】 辛、苦,温。归脾、胃、大肠、胆、三焦经。

【功能】 行气止痛,健脾消食。

【临床应用】

①用于治脾胃气滞,脘腹胀痛,可单用本品或配砂仁、藿香等同用。

②用治湿热泻痢所致里急后重,常与黄连配伍,如香连丸;若治饮食积滞之脘腹胀满、大便秘结或泻而不爽,可与槟榔、青皮、大黄等同用。

③用治脾失运化、肝失疏泄之脘腹胀痛、胁痛、黄疸,可与郁金、大黄、茵陈等配伍。

④用治寒凝气滞、胸痹心痛,可与赤芍、姜黄、丁香等同用。

【用法用量】 水煎服,1.5～6 g。生用行气力强,煨用行气力缓而实肠止泻,用于泄泻腹痛。

【使用注意】 本品气芳香能醒脾开胃,故在补益方剂中用之,能减轻补益药的腻胃和滞气之弊,有助于消化吸收。

香　附

【药用植物】　莎草科植物莎草的干燥根茎。

【性味归经】　辛、微苦、微甘,平。归肝、脾、三焦经。

【功能】　疏肝解郁,调经止痛,理气调中。

【临床应用】

①用于肝郁气滞,胁痛、腹痛证。本品为疏肝解郁,行气止痛之要药。治肝气郁结之胁肋胀痛,多与柴胡、川芎、枳壳等同用;用治寒凝气滞、肝气犯胃之胃脘疼痛,可配高良姜用。

②用于月经不调,痛经,乳房胀痛证。本品为妇科调经之要药。治月经不调、痛经,可单用,或与柴胡、川芎、当归等同用。

③用于脾胃气滞腹痛证,本品可配砂仁、甘草同用。

【用法用量】　煎服,6～9 g。醋炙止痛力增强。

 考点提示　陈皮、枳实、木香、香附的性能、功效、应用。

乌　药

【药用植物】　樟科植物乌药的块根。

【性味归经】　辛,温。归肺、脾、肾、膀胱经。

【功能】　行气止痛,温肾散寒。

【临床应用】

①用治胸腹胁肋闷痛,常与香附、甘草等配伍,也可与薤白、瓜蒌、延胡索等同用;若治脘腹胀痛,可配伍木香、青皮等;治寒疝腹痛,多与小茴香、青皮、高良姜等配伍;若寒凝气滞痛经,可与吴茱萸、当归、香附、木香等同用。

②用于尿频,遗尿证。本品常与益智仁、山药等同用,治肾阳不足、膀胱虚冷之小便频数、小儿遗尿。

【用法用量】　水煎服,3～9 g。

薤　白

【药用植物】　百合科植物小根蒜或薤的地下干燥鳞茎。

【性味归经】　辛、苦,温。归心、肺、胃、大肠经。

【功能】　通阳散结,行气导滞。

【临床应用】

①用于胸痹证。本品为治胸痹之要药。治寒痰阻滞、胸阳不振所致胸痹证,常与瓜蒌、半夏、枳实等配伍。

②用于脘腹痞满胀痛,泻痢里急后重证。本品治胃寒气滞之胃脘痞满胀疼可与高良姜、砂仁、木香等同用;若治胃肠气滞,泻痢里急后重,可与木香、枳实配伍。

【用法用量】　水煎服,5～9 g。

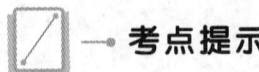 **考点提示**　乌药、薤白的功效、主治病证。

大 腹 皮

【药用植物】　棕榈科植物槟榔的干燥果皮。

【性味归经】　辛,微温。归脾、胃、大肠、小肠经。

【功能】　行气宽中,利水消肿。

【临床应用】

①用于胃肠气滞,脘腹胀闷,大便不爽证。本品为宽中利气之捷药。用治食积气滞之脘腹痞胀,嗳气吞酸,大便秘结或泄而不爽,可与山楂、麦芽、枳实等同用。

②用于水肿胀满,脚气浮肿,小便不利证。如治疗水湿外溢之水肿、小便不利,可与茯苓皮、五加皮等同用。

【用法用量】　水煎服,4.5～9 g。

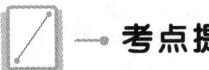 **考点提示**　大腹皮的功效。

2. 用药护理

(1) 煎服方法:本类药物多含有挥发油成分,不宜久煎。

(2) 起居调护:病室宜安静、整洁、舒适,温度适宜,空气新鲜,避免噪声等不良刺激。生活起居有节,注意休息。保持精神愉快。

(3) 饮食调护:宜温通类的膳食,忌生冷瓜果、油腻厚味之品。

(4) 用药注意:本类药物大多辛温香燥,须中病即止,不宜过剂。血虚、阴虚火旺者以及孕妇慎用。

(八) 消食药

凡以消化食积为主要作用,主治饮食积滞的药物,称为消食药。本类药多味甘性平,主归脾、胃二经。具消食化积,健脾开胃,和中降逆之功。主治宿食停留,饮食不化所致脘腹胀满,嗳气吞酸,恶心呕吐,不思饮食,大便失常;以及脾胃虚弱,消化不良等证。

1. 常用药物

山 楂

【药用植物】　蔷薇科植物山里红或山楂的成熟果实。

【性味归经】　酸、甘,微温。归脾、胃、肝经。

【功能】　消食健胃,行气散瘀。

【临床应用】

①用于饮食积滞证。本品为消化油腻肉食积滞之要药。凡肉食积滞之脘腹胀满、嗳气吞酸、腹痛便溏者,均可应用。

②用于泻痢腹痛,疝气痛证。治泻痢腹痛,可单用焦山楂水煎服,或用山楂炭研末服;亦可配木香、槟榔等同用。治疝气痛,常与橘核,荔枝核等同用。

③用于瘀阻胸腹痛,痛经证。治瘀阻胸胁痛,常与川芎、桃仁、红花等同用。若治疗产后瘀

阻腹痛、恶露不尽或痛经、经闭,可与当归、香附、红花同用。

【用法用量】　水煎服,9～12 g,大剂量 30 g。生山楂、炒山楂多用于消食散瘀,焦山楂、山楂炭多用于止泻痢。

鸡　内　金

【药用动物】　雉科动物家鸡的砂囊内壁。

【性味归经】　甘,平。归脾、胃、小肠、膀胱经。

【功能】　健胃消食,涩精止遗,通淋化石。

【临床应用】

①用于饮食积滞,小儿疳积证。本品用于米面薯芋乳肉等各种食积证。若配山楂、麦芽等,可治疗食积较重者。若与白术、山药、使君子等同用,可治小儿脾虚疳积。

②用于肾虚遗精、遗尿证。可以鸡内金单味炒焦研末,温酒送服治遗精;若配菟丝子、桑螵蛸等,可治遗尿。

③用于砂石淋证,胆结石证。本品与金钱草、海金沙、琥珀等药同用,治砂石淋证或胆结石。

【用法用量】　水煎服,3～9 g;研末服,每次 1.5～3 g。

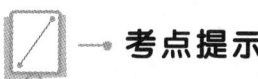 **考点提示**　　山楂、鸡内金的性能、功效、应用。

神　　曲

【药用植物】　面粉和其他药物混合后经发酵而成的加工品。

【性味归经】　甘、辛,温。归脾、胃经。

【功能】　消食化积,健脾和胃。

【临床应用】

①用于饮食积滞证。本品常配山楂、麦芽、木香等同用,治疗食滞脘腹胀满,食少纳呆,肠鸣腹泻者。又因本品略能解表退热,故尤宜外感表证兼食滞者。

②凡丸剂中有金石、贝壳类药物者,可用本品糊丸以助消化。

【用法用量】　水煎服,6～15 g。消食宜炒焦用。

麦　　芽

【药用植物】　禾本科植物大麦的成熟果实经发芽干燥而成。

【性味归经】　甘,平。归脾、胃、肝经。

【功能】　行气消食,健脾开胃,回乳消胀。

【临床应用】

①用于米面薯芋食滞证。本品能促进淀粉性食物的消化。主治米面薯芋类积滞不化,常配山楂、神曲、鸡内金同用。

②本品有回乳之功。用于断乳、乳房胀痛证。

③本品常配川楝子、柴胡等,用治肝气郁滞或肝胃不和之胁痛、脘腹痛等。

【用法用量】　水煎服,10～15 g;回乳炒用 60 g。

考点提示　　神曲、麦芽的功效、主治病证。

2．用药护理

（1）煎服方法：宜饭后温服。

（2）饮食调护：以平补之类膳食为宜。定时定量，少食多餐，以软、烂、清淡、易消化、富有营养为原则。忌生冷坚硬、肥甘厚味之品。

（3）用药注意：服人参时忌用莱菔子；哺乳期妇女忌用麦芽。

（九）止血药

凡能制止体内外出血的药物，称为止血药。其适用于各部位出血病证，如咯血、衄血、吐血、尿血、便血、崩漏、紫癜及创伤出血等。

1．常用药物

小　蓟

【药用植物】　菊科植物刺儿菜的全草或根。

【性味归经】　甘、微苦，凉。归心、肝、脾经。

【功能】　凉血止血，清热消肿。

【临床应用】

主治咳血、吐血、衄血、尿血、血淋、便血、血痢、崩中漏下、外伤出血、痈疽肿毒。

【用法用量】　内服：水煎服，10～15 g；鲜品可用 30～60 g，或捣汁。外用：适量，捣敷。

【使用注意】　脾胃虚寒而无瘀滞者忌服。

地　榆

【药用植物】　蔷薇科植物地榆的根及根茎。

【性味归经】　苦、酸、涩，微寒。归肝、大肠经。

【功能】　凉血止血，泻火敛疮。

【临床应用】

①用于便血、血痢、痔疮出血、尿血、崩漏等证。

②用于烫伤、皮肤溃烂、流脂水、疼痛等证。

【用量与用法】　水煎服，10～15 g。外用适量。

三　七

【药用植物】　五加科植物三七的干燥根。

【性味归经】　甘、微苦，温。归肝、胃经。

【功能】　祛瘀止血，活血止痛。

【临床应用】

①用于吐血、衄血、便血等。

②用于各种瘀滞疼痛与跌打伤痛等。

【用量与用法】　水煎服，3～9 g。

白　及

【药用植物】　兰科植物白及的块茎。

【性味归经】　苦、甘、涩,微寒。归肺、胃、肝经。

【功能】　收敛止血,消肿生肌。

【临床应用】　用于咯血、呕血、衄血、外伤出血、疮疡肿痛,溃疡久不收口及手足皲裂等。

【用法与用量】　水煎服,3～10 g,大剂量可用至 30 g。研粉吞服或冲服,每次 2～3 g。外用适量。

艾　叶

【药用植物】　菊科植物艾(栽培品)的叶(少数带茎)。

【性味归经】　辛、苦,温。归肝、脾、肾经。

【功能】　温经止血,散寒止痛,安胎。

【临床应用】　用于咯血、衄血、便血、月经过多、妊娠漏红及经行腹痛等。

【用法与用量】　水煎服,3～10 g。

大　蓟

【药用植物】　菊科植物蓟的地上部分。

【性味归经】　甘、苦,凉。归心、肝经。

【功能】　凉血止血,散瘀解毒。

【临床应用】

①用于咯血、衄血、崩漏、尿血等。治疗咯血、衄血、崩中下血、尿血等,常与小蓟、生地、蒲黄、藕节等药配伍应用。

②大蓟鲜草可用于疮痈肿毒,无论内服、外敷,都有散瘀消肿的功效。

【用量与用法】　水煎服,10～15 g,鲜草可用 30～60 g。外用适量,捣敷患处。

白　茅　根

【药用植物】　禾本科植物白茅的干燥根茎。

【性味归经】　甘,寒。归肺、胃、膀胱经。

【功能】　凉血止血,清热利尿。

【临床应用】　用于血热吐血,衄血,尿血,热病烦渴,黄疸,水肿,热淋涩痛。

【用法用量】　水煎服,15～30 g,鲜品 30～60 g。

蒲　黄

【药用植物】　香蒲科植物水烛香蒲、东方香蒲或同属植物的干燥花粉。

【性味归经】　甘,平。归肝、心包经。

【功能】　止血,活血化瘀,利尿。

【临床应用】

①用于呕血、咯血、尿血、便血、崩漏、创伤出血等证。

②用于心腹疼痛,产后瘀痛,痛经等证。

【用量与用法】 水煎服,3～10 g,包煎。

2. 用药护理

(1)煎服方法:止血药用量用法可根据病情炒炭或不炒,用于汤剂或直接研粉吞服,或须用量较大等,各随药性应用之。

(2)起居调护:出血期应注意卧床休息。大出血者须绝对卧床,减少语言等活动,以免耗气动血。

(3)饮食护理:饮食以营养丰富、易消化为原则,禁烟酒、辛辣、煎炸、质地干燥之品,以免辛燥动火,迫血妄行。

(4)情志护理:应耐心细致地劝慰、疏导、安抚患者,消除其紧张、恐惧心理,保持情绪稳定,身心平和,配合治疗。

(5)施护观察:须观察出血的部位、数量、颜色、次数,动态监测血压、脉搏、呼吸等,如发现异常,应及时报告医生。大出血时,须立即采取急救措施。

(十) 活血化瘀药

凡以通畅血行,消散瘀血为主要作用的药物,称为活血化瘀药。其中活血化瘀之力峻猛者,又称破血逐瘀药。

1. 常用药物

川 芎

【药用植物】 伞形科植物川芎的干燥根茎。

【性味归经】 辛,温。归肝、胆、心包经。

【功能】 活血行气,祛风止痛。

【临床应用】

①用于血瘀气滞痛证。本品为"血中之气药",为妇科要药。若治心脉瘀阻之胸痹心痛,常与丹参、桂枝、檀香等同用;若治肝郁气滞之胁痛,常配柴胡、白芍、香附;若血瘀经闭,痛经,常与赤芍、桃仁等同用;若寒凝血瘀者,可配桂心、当归等;若治产后恶露不下,瘀阻腹痛,可配当归、桃仁、炮姜等;若治月经不调,经期超前或错后,可配益母草、当归等。

②用于头痛,风湿痹痛证。本品治风寒头痛,配羌活、细辛、白芷;若配菊花、石膏、僵蚕,可治风热头痛;若治风湿头痛,可配羌活、独活、防风,如羌活胜湿汤;配当归、白芍,可治血虚头痛,如加味四物汤;若治血瘀头痛,可配赤芍、麝香等。

③治风湿痹痛,常配独活、秦艽、防风、桂枝等同用。

【用法用量】 水煎服,3～9 g。

【使用注意】 阴虚火旺,多汗,热盛及无瘀血之证者和孕妇慎用。

延 胡 索

【药用植物】 罂粟科植物延胡索的干燥块根。

【性味归经】 辛、苦,温。归肝、脾经。

【功能】 活血,行气,止痛。

【临床应用】

①用于气血瘀滞之痛证。本品为活血行气止痛之良药。若治心血瘀阻之胸痹心痛,常与丹参、桂枝、薤白、瓜蒌等药同用;治气滞瘀血胃痛,可配香附、木香、砂仁、丹参、五灵脂等;若治

肝郁气滞之胸胁痛,可配伍柴胡、郁金等;治气滞血瘀之痛经、月经不调、产后瘀滞腹痛,常配当归、红花、香附等药用;治跌打损伤、瘀肿疼痛,常与乳香、没药同用。

②若治寒疝腹痛,可配小茴香、吴茱萸等药用;若配党参、白术、白芍等,可治中虚胃痛;若配川楝子,可治热证胃痛,如金铃子散;治寒证胃痛,可配桂枝、高良姜等药用;治肝郁化火之胸胁痛,配伍川楝子、栀子等;治风湿痹痛,可配秦艽、桂枝等。

【用法用量】　水煎服,3～10 g;研末吞服,每次 1.5～3 g。

郁　　金

【药用植物】　姜科植物温郁金、姜黄、广西莪术或蓬莪术的块根。

【性味归经】　辛、苦,寒。归肝、胆、心经。

【功能】　活血止痛,行气解郁,清心凉血,利胆退黄。

【临床应用】

①用于气滞血瘀之胸、胁、腹痛证。本品常与木香配伍,气郁倍木香,血瘀倍郁金,如颠倒木金散;若治肝郁气滞之胸胁刺痛,可配柴胡、白芍、香附等。若治心血瘀阻之胸痹心痛,可配瓜蒌、薤白、丹参等;若治肝郁有热、气滞血瘀之痛经、乳房胀痛,常与柴胡、栀子、当归、川芎等;若治癥瘕痞块,可配鳖甲、莪术、丹参、青皮等。

②用于热病神昏,癫痫痰闭证。用于痰浊蒙蔽心窍、热陷心包之神昏,可配伍石菖蒲、栀子;治癫痫痰闭之证,可配伍白矾以化痰开窍。

③用于吐血、衄血、倒经、尿血、血淋证。用于气火上逆之吐血、衄血、倒经,可配生地黄、牡丹皮、栀子等以清热凉血,解郁降火;用于热结下焦之尿血、血淋,可配生地黄、小蓟等。

④用于肝胆湿热黄疸、胆石症。治湿热黄疸,配茵陈蒿、栀子等;配伍金钱草、海金沙等,可治胆石症。

【用法用量】　水煎服,5～12 g;研末服,2～5 g。

【使用注意】　畏丁香。

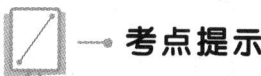

考点提示　　川芎、延胡索、郁金的性能、功效、应用;延胡索的用法。

丹　　参

【药用植物】　唇形科植物丹参的干燥根及根茎。

【性味归经】　苦,微寒。归心、心包、肝经。

【功能】　活血调经,祛瘀止痛,清心除烦,凉血消痈。

【临床应用】

①用于月经不调,闭经痛经,产后瘀滞腹痛证。丹参为妇科调经常用药。常用于月经不调,经闭痛经及产后瘀滞腹痛,常配川芎、当归、益母草等。

②用于血瘀心痛、脘腹疼痛、癥瘕积聚、跌打损伤及风湿痹证。治血脉瘀阻之胸痹心痛,脘腹疼痛,可配伍砂仁、檀香;治癥瘕积聚,可配伍三棱、莪术、鳖甲等;治跌打损伤,肢体瘀血疼痛,常配伍当归、乳香、没药等;治风湿痹证,可配伍防风、秦艽等祛风除湿药。

③用于热毒瘀阻引起的疮痈肿毒。如治乳痈初起,可配伍金银花、连翘等。

④用于热病烦躁神昏、心悸失眠证。用于热病邪入心营之烦躁不寐,甚或神昏,可配伍生

地黄、玄参、黄连、竹叶等;用于血不养心之失眠、心悸,常配伍生地黄、酸枣仁、柏子仁等。

【用法用量】 水煎服,5~15 g。活血化瘀宜酒炙用。

【使用注意】 反藜芦。

红　花

【药用植物】 菊科植物红花的筒状花冠。

【性味归经】 辛,温。归心、肝经。

【功能】 活血通经,祛瘀止痛。

【临床应用】

①为妇产科血瘀病证的常用药。用于血滞经闭、痛经、产后瘀滞腹痛证,常与当归、川芎、桃仁等相须为用。治痛经,可配伍赤芍药、延胡索、香附等以理气活血止痛;治经闭,可配伍当归、赤芍、桃仁等,如桃红四物汤;治产后瘀滞腹痛,可与荷叶、蒲黄、牡丹皮等配伍,如红花散。

②用于癥瘕积聚证,常配伍三棱、莪术、香附等。用于瘀热郁滞之斑疹色暗,常配伍紫草、大青叶等用,如当归红花饮。

③用于胸痹心痛、血瘀腹痛、胁痛证。若治胸痹心痛,常配桂枝、瓜蒌、丹参等;治瘀滞腹痛,常配伍桃仁、川芎、牛膝等;治胁肋刺痛,可配伍桃仁、柴胡、大黄等。

④本品为治跌打损伤,瘀滞肿痛之要药。用于跌打损伤,瘀滞肿痛证,常配木香、苏木、乳香、没药等;或制为红花油、红花酊涂擦。本品还可用于回乳、瘀阻头痛、眩晕、中风偏瘫、喉痹、目赤肿痛等证。

【用法用量】 水煎服,3~10 g。外用适量。

【使用注意】 孕妇慎用,有出血倾向者慎用。

牛　膝

【药用植物】 苋科植物牛膝(怀牛膝)和川牛膝(甜牛膝)的根。

【性味归经】 苦、甘、酸,平。归肝、肾经。

【功能】 逐瘀通经,补肝肾,强筋骨,利尿通淋,引火(血)下行。

【临床应用】

①用于瘀血阻滞之经闭、痛经、经行腹痛、胞衣不下及跌扑伤痛证。治瘀阻经闭、痛经、月经不调、产后腹痛,常配当归、桃仁、红花等;治胞衣不下,可与当归、瞿麦、冬葵子等同用;治跌打损伤、腰膝瘀痛,与续断、当归、乳香、没药等同用。

②用于腰膝酸痛、下肢痿软证。用于肝肾亏虚之腰痛、腰膝酸软,可配伍杜仲、续断、补骨脂等同用;用于痹痛日久,腰膝酸痛,常配伍独活、桑寄生等;若与苍术、黄柏同用,可治湿热成痿,足膝痿软。

③用于淋证、水肿、小便不利证。治热淋、血淋、砂淋,常配冬葵子、瞿麦、车前子、滑石等,如牛膝汤;治水肿、小便不利,常配熟地黄、泽泻、车前子等。

④用于火热上炎,或阴虚火旺之头痛、眩晕、齿痛、口舌生疮、吐血、衄血证。治肝阳上亢之头痛眩晕,可与代赭石、生牡蛎、生龟板等配伍;治胃火上炎之齿龈肿痛、口舌生疮,可配生地黄、石膏、知母等同用;治气火上逆,迫血妄行之吐血、衄血,可配白茅根、栀子、代赭石等。

【用法用量】 水煎服,6~15 g。活血通经、利水通淋、引火(血)下行宜生用;补肝肾、强筋骨宜酒炙用。

【使用注意】　本品为动血之品,性专下行,孕妇及月经过多者忌服。中气下陷,脾虚泄泻,下元不固,多梦遗精者慎用。

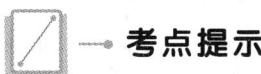 **考点提示**　丹参、红花、牛膝的性能、功效、应用;丹参的使用注意。

乳　香

【药用植物】　橄榄科植物乳香树及其同属植物皮部渗出的树脂。

【性味归经】　辛、苦,温。归心、肝、脾经。

【功能】　活血定痛,消肿生肌。

【临床应用】

①用于跌打损伤、疮疡痈肿证。乳香为外伤科要药。治跌打损伤,常配没药、血竭、红花等药同用。

②用于气滞血瘀之痛证。本品可用于一切气滞血瘀之痛证。治胃脘疼痛,可与没药、延胡索、香附等同用。

【用法用量】　水煎服,3～10 g,宜炒去油用。外用适量,生用或炒用,研末外敷。

【使用注意】　胃弱者慎用,孕妇及无瘀滞者忌用。

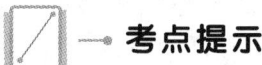 **考点提示**　乳香的功效、主治病证。

桃　仁

【药用植物】　蔷薇科植物桃或山桃的干燥成熟种子。

【性味归经】　苦、甘,平。有小毒。归心、肝、大肠经。

【功能】　活血化瘀,润肠通便,止咳平喘。

【临床应用】

①用于瘀血阻滞病证。本品为治疗多种瘀血阻滞病证的常用药。治瘀血经闭、痛经,常与红花相须为用,并配当归、川芎、赤芍等。

②用于肺痈、肠痈证。本品配苇茎、冬瓜仁等,用治肺痈;配伍大黄、牡丹皮、败酱草等,治疗肠痈等。

③用于肠燥便秘证。本品配伍当归、火麻仁、瓜蒌仁等,可用于肠燥便秘证。

④用于咳嗽气喘证。本品治咳嗽气喘,既可单用煮粥食用,又常与杏仁同用,如双仁丸。

【用法用量】　水煎服,5～10 g,捣碎用;桃仁霜入汤剂宜包煎。

【使用注意】　孕妇忌用,便溏者慎用;本品有毒,不可过量。

鸡　血　藤

【药用植物】　豆科植物密花豆的干燥藤茎。

【性味归经】　苦、微甘,温。归肝、肾经。

【功能】　活血补血,调经止痛,舒筋活络。

【临床应用】

①用于月经不调、痛经、闭经证。凡妇人血瘀及血虚之月经病证,均可配伍当归、川芎、香附、白芍药等同用。

②用于风湿痹痛,手足麻木,肢体瘫痪及血虚萎黄证。本品为治疗经脉不畅,络脉不和病证的常用药。如治风湿痹痛,肢体麻木,可配伍独活、威灵仙、桑寄生等;治中风手足麻木,肢体瘫痪,可配伍黄芪、丹参、地龙等;治血虚,筋脉失养所致肢体麻木,以及血虚萎黄,可配伍黄芪、当归、阿胶等。

【用法用量】 水煎服,10～30 g。或浸酒服,或熬膏服。

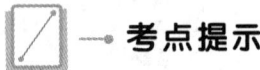 **考点提示** 桃仁、鸡血藤的功效、主治病证。

莪　术

【药用植物】 姜科植物蓬莪术或温郁金、广西莪术的干燥根茎。

【性味归经】 辛、苦,温。归肝、脾经。

【功能】 行气破血,消积止痛。

【临床应用】

①用于癥瘕积聚、经闭及心腹瘀痛证。本品常与三棱相须为用。用治癥瘕痞块,常与三棱、当归、香附等同用;治胁下痞块,可配丹参、三棱、鳖甲、柴胡等;治血瘀经闭、痛经,可配当归、红花、牡丹皮等;治心痛胸痹,可配丹参、川芎等;治体虚血瘀而久留不去等证,可配黄芪、党参等。

②用于食积脘腹胀痛证。用于食积不化之脘腹胀痛,可配伍青皮、槟榔用,如莪术丸。

【用法用量】 水煎服,6～15 g。醋制后可加强祛瘀止痛作用。外用适量。

【使用注意】 孕妇及经量过多者禁用。

三　棱

【药用植物】 黑三棱科植物黑三棱的干燥块茎。

【性味归经】 辛、苦,平。归肝、脾经。

【功能】 破血行气,消积止痛。

【临床应用】 所治病证与莪术基本相同,常相须为用。然三棱偏于破血,莪术偏于破气。

【用法用量】 水煎服,4.5～10 g。醋制后可加强祛瘀止痛作用。

【使用注意】 孕妇及经量过多者禁用。不宜与芒硝、玄明粉同用。

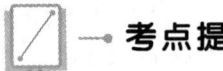 **考点提示** 莪术、三棱的功效。

2. 用药护理

(1)煎服方法:多宜用酒、醋制,饭后服,或酌配消食健胃药,以助药物吸收。

(2)饮食护理:饮食有节。若治疮疡肿毒之证,饮食以清补为主,忌食鸡、鲤鱼、虾、蟹及辛辣之品;治跌打损伤等证,饮食以平补为宜。

(3)施护观察:注意观察患者疼痛的程度、肿块的大小、软硬度的变化等。

（4）用药注意：本类药物易耗血动血，忌用于经期出血过多及其他出血证无瘀血者。孕妇慎用或忌用。

（十一）化痰止咳平喘药

凡能化痰、止咳、平喘的药物，称为化痰止咳平喘药。痰液与咳嗽、气喘密切相关，故将化痰、止咳、平喘合并阐述。化痰药不仅用于因痰引起的咳嗽、气喘，并可用于瘰疬、瘿瘤、癫痫、惊厥等证。

临床用化痰止咳药时，如有外感者，须配合解表药同用；如虚劳者，配合补虚药同用。咳嗽而咯血时，不宜用性质燥烈的化痰药，以免引起大出血。麻疹初期虽有咳嗽症状，但须以解表透疹为主。

1. 常用药物

半 夏

【药用植物】 天南星科植物半夏的块茎。

【性味归经】 辛，温。有毒。归脾、胃、肺经。

【功能】 燥湿化痰，消痞散结，降逆止呕。

【临床应用】

①用于痰多咳嗽。半夏为治湿痰的要药。用治痰湿壅滞所致咳嗽气逆等，常与陈皮、茯苓等配伍；治痰多咳嗽，与贝母配伍应用。用治寒痰，宜与白芥子、生姜等同用；治热痰，可与瓜蒌、黄芩等配伍；治风痰，宜与天南星等同用。

②用于胸脘痞闷、胸痹、结胸等症。用于痰湿内阻、胸脘痞闷症，可配陈皮、茯苓等；如寒热互结，可配黄芩、黄连、干姜等，如半夏泻心汤。用于胸痹疼痛，可配瓜蒌、薤白等；治结胸症，可与瓜蒌、黄连等同用。

③用于瘿瘤、瘰疬、疮疡肿痛、梅核气等。用于治瘿瘤、瘰疬、痰核，可与海藻、浙贝母等配用。痈疽未溃者，可用生半夏配生南星等同研，调醋外敷。用于治梅核气，可配厚朴、紫苏等。

④用于胃气上逆、恶心呕吐。如治胃寒呕吐，可配生姜或藿香、丁香等；治胃热呕吐，可配黄连、竹茹等；治妊娠呕吐，可配灶心土等；治胃虚呕吐，可与人参、白蜜同用。

此外，配秫米同用，可治胃不和而卧不安；配硫黄而治肾阳不足、大便失调之证。

【用量与用法】 水煎服，3～10 g。外用适量。

【使用注意】 半夏生用有毒，生姜、明矾能制其毒；阴虚津少者应慎用。

天 南 星

【药用植物】 天南星科植物天南星、异叶天南星或东北天南星的块茎。

【性味归经】 苦、辛，温。有毒。归肺、肝、脾经。

【功能】 燥湿化痰，祛风解痉。

【临床应用】

①用于顽痰咳嗽，胸膈胀闷等症。常与半夏相须为用。如治湿痰阻肺，咳喘痰多，胸膈胀闷等，可配枳实、橘红等，如导痰汤。

②用于风痰眩晕、癫痫，中风及破伤风、口噤强直等。治风痰眩晕、目眩、呕逆、胸闷少食等症，常与半夏、天麻、生姜等配伍；治风痰壅盛、呕吐涎沫、口眼㖞斜等，常与半夏、白附子、川乌等配伍；治破伤风，常与白附子、天麻、防风、白芷、羌活等同用。

此外,本品生用外敷痈肿、跌扑损伤,有消肿定痛作用。

【用量与用法】　水煎服,3～10 g。

【使用注意】　天南星有毒,内服须注意剂量;阴虚燥痰者或孕妇忌用。

白　芥　子

【药用植物】　十字花科植物白芥的成熟种子。

【性味归经】　辛,温。归肺、胃经。

【功能】　温肺化痰,利气散结,通络止痛。

【临床应用】

①用于寒痰壅滞、胸满胁痛、咳嗽气逆痰多等,可配苏子、莱菔子,用于痰多咳嗽;如配甘遂、大戟,可治痰涎停留胸膈。

②用于痰注肢体、关节疼痛及流注阴疽等,可与肉桂、没药、木香等配伍;治流注阴疽,可与麻黄、肉桂、熟地黄、炮姜、鹿角胶、甘草等同用。

此外,本品捣烂外敷,有活血消肿、散寒逐饮的功效,可用于胸胁刺痛、寒痰哮喘的轻症。

【用量用法】　水煎服,3～6 g。外用适量。

【使用注意】　肺虚久咳、阴虚火旺及胃火炽盛者忌用。

桔　　梗

【药用植物】　桔梗科植物桔梗的根。

【性味归经】　苦、辛,平。归肺经。

【功能】　宣肺利咽,化痰排脓。

【临床应用】

①用于咳嗽痰多及咽痛音哑等症。如外感风寒者,可与荆芥、防风、紫苏叶、杏仁等配伍;外感风热,可与前胡、牛蒡子、菊花、桑叶等配伍应用。如咽喉肿痛、声音嘶哑,可与牛蒡子、甘草、山豆根、射干等同用。

②用于肺痈及咽喉肿痛等。治肺痈,可与生薏苡仁、冬瓜仁、桃仁、鲜芦根、鱼腥草等配伍;治咽喉痛肿,可与板蓝根、牛蒡子、马勃、白僵蚕、甘草等同用。

【用量用法】　水煎服,3～10 g。

川　贝　母

【药用植物】　百合科植物川贝母、暗紫贝母、甘肃贝母或梭砂贝母的鳞茎。

【性味归经】　苦、甘,微寒。归肺、心经。

【功能】　润肺止咳,清热化痰,散结消肿。

【临床应用】

①用于肺虚久咳、痰少咽燥及外感风热咳嗽,郁火痰结咳嗽、咯痰黄稠等。用治肺虚久咳、痰少咽燥者,可与沙参、麦冬、天冬等配伍;用治肺热、肺燥所引起的咳嗽,常与桑叶、杏仁、牛蒡子、前胡或知母等同用。

②用于瘰疬、疮痈肿毒及肺痈、乳痈等。用治痰火郁结之瘰疬,可与玄参、牡蛎等配伍;治热毒壅结乳痈,可与连翘、蒲公英、天花粉等配伍;治肺痈,可与鲜芦根、薏苡仁、冬瓜仁、鱼腥草等同用。

【用量用法】　水煎服,3～10 g。研粉吞服,每次吞服 1～2 g。

【使用注意】　反乌头。脾胃虚寒及有湿痰者禁用。

瓜　蒌

【药用植物】　葫芦科植物瓜蒌和双边瓜蒌的成熟果实。

【性味归经】　甘、微苦,寒。归肺、胃、大肠经。

【功能】　清肺化痰,宽胸散结,润肠通便。

【临床应用】

①用于痰热咳嗽、咯痰稠厚、咳吐不利及肺痈等,常与知母、浙贝母、薏苡仁、冬瓜仁等配伍同用。

②用于治胸痹胁痛,常与薤白配伍。用于乳痈初起、肿痛而未成脓者,与蒲公英、乳香等合用。

③用于肠燥便秘等,常与火麻仁、郁李仁等配伍。

【用量用法】　水煎服,全瓜蒌 10～20 g,瓜蒌皮 6～12 g,瓜蒌仁 10～15 g。

竹　茹

【药用植物】　禾本科植物青秆竹、大头典竹或淡竹的茎的中间层。

【性味归经】　甘,微寒。归肺、胃经。

【功能】　清热化痰,除烦止呕。

【临床应用】

①用于肺热咳嗽,咯痰稠厚,常与桑白皮、瓜蒌等同用;治痰火内扰,胸闷痰多,心烦不寐者,常配枳实、半夏、茯苓等,如温胆汤。

②用于胃热呕吐、呃逆。常与橘皮、半夏等药同用;对妊娠呕吐之症,可配枇杷叶、陈皮等同用。

【用量与用法】　水煎服,6～10 g。

杏　仁

【药用植物】　蔷薇科植物山杏、西伯利亚杏、东北杏或杏的种仁。

【性味归经】　苦,微温。有小毒。归肺、大肠经。

【功能】　止咳化痰,润肠通便。

【临床应用】

①用于咳嗽气喘,常与麻黄、甘草,或贝母、前胡等配伍。

②用于肠燥便秘,可与火麻仁、瓜蒌仁等配伍。

【用量用法】　水煎服,3～10 g。

枇　杷　叶

【药用植物】　蔷薇科植物枇杷的叶。

【性味归经】　苦,微寒。归肺、胃经。

【功能】　清肺止咳,降逆止呕。

【临床应用】

①用于肺热咳嗽、气逆喘息等,可与桑白皮、杏仁、马兜铃等同用。

②用于呕吐呃逆症,常与半夏、陈皮、竹茹等配伍;用治口渴症,可与鲜芦根、麦冬、天花粉等同用。

【用量用法】 水煎服,5～10 g。

款 冬 花

【药用植物】 菊科植物款冬的花蕾。

【性味归经】 辛、微苦,温。归肺经。

【功能】 润肺下气,止咳化痰。

【临床应用】

①用于咳嗽气喘,肺虚久咳等,常与紫菀同用。用于痰嗽气喘,遇冷即发者,可配麻黄、杏仁、苏子等。

②用于痰嗽带血等,可与百合研末,制蜜丸服,如百花丸。

【用量用法】 水煎服,5～10 g。

紫 菀

【药用植物】 菊科植物紫菀的根及根茎。

【性味归经】 苦、辛、甘,微温。归肺经。

【功能】 润肺化痰止咳。

【临床应用】

①本品温而不热,质润而不燥,为化痰止咳要药。用于风寒犯肺,咳嗽咽痒,咯痰不爽,可配荆芥、桔梗、百部等,如止嗽散等。

②治肺虚久咳、痰中带血,常与款冬花、川贝、麦冬、阿胶等同用。

【用量用法】 水煎服,5～10 g。

百 部

【药用植物】 百部科植物蔓生百部、直立百部或对叶百部等的块根。

【性味归经】 甘、苦,微温。归肺经。

【功能】 润肺止咳,灭虱杀虫。

【临床应用】

①为治肺痨咳嗽的要药,且尤以久咳为良,用治顿咳,也有很好疗效。临床常配合紫菀、款冬花、黄芩、白及等同用。

②用于蛲虫病,每天用生百部 30 g,加水煎,取浓汁 30 mL,在晚上 9～10 时做保留灌肠。用本品制成 20% 的醇浸液或 50% 的水煎液涂搽,对人畜的头虱、体虱及虱卵都有强烈的杀灭力。

【用量用法】 水煎服,5～15 g。外用适量。

2. 用药护理

(1)煎服方法:半夏、南星、苦杏仁等大多有毒,内服剂量不宜过大;祛痰药宜饭后温服;平喘药宜在哮喘发作前服。

（2）饮食护理：应给予清淡、易消化、富有营养的食物。哮喘发作期以素食、流质为宜，忌辛辣刺激、过咸、过甜、油腻食物，戒烟酒。

（3）施护观察：重点观察咳嗽的变化及痰的质、量、色、味及咳痰是否通畅。痰多咳嗽无力者，应协助拍背排痰，必要时用吸痰器排痰；呼吸困难者应给予氧气吸入。若咳嗽增剧、胸痛，则提示病情加重，应及时报告医生。

（4）用药注意：外感咳喘初起或痰壅咳喘者，不宜用敛肺止咳药。

（十二）平肝熄风药

凡以平定肝阳、熄灭内风为主要作用，主治肝阳上亢或肝风内动病证的药物，称平肝熄风药。平肝熄风药适用于肝阳上亢、头目眩晕，以及肝风内动、惊痫抽搐等。本类药物药性寒凉，脾虚慢惊病患者，则非所宜；另外有些药物又偏温燥，血虚伤阴者宜慎用。本类药中矿石类、介贝类质坚沉重，用量应大，生用时宜先煎；全蝎、蜈蚣为有毒之品，用量不宜过大。

1. 常用药物

石　决　明

【药用动物】　鲍科动物杂色鲍、皱纹盘鲍、羊鲍、澳洲鲍、耳鲍或白鲍的贝壳。

【性味归经】　咸，寒。归肝经。

【功能】　平肝潜阳，清肝明目。

【临床应用】

①用于阴虚阳亢而风阳上扰证之头晕目眩，常与白芍药、生地黄、牡蛎等配伍。

②用于目赤肿痛、青盲雀目、视物模糊等，可配菊花、蝉蜕、木贼等。

【用量用法】　水煎服，15～30 g，先煎。

天　麻

【药用植物】　兰科植物天麻的干燥块茎。

【性味归经】　甘，平。归肝经。

【功能】　平抑肝阳，熄风止痉，祛风通络。

【临床应用】

①用于肝虚之头晕目眩，可配钩藤、牛膝等。

②用于热病动风、惊痫抽搐、破伤风等，可配羚羊角、全蝎等。

③用于肢体麻木、手足不遂等，可配牛膝、杜仲等。

【用量用法】　水煎服，3～9 g。研末吞服，每次 1～1.5 g。

地　龙

【药用动物】　巨蚓科动物参环毛蚓、通俗环毛蚓、威廉环毛蚓或栉盲环毛蚓的干燥体。

【性味归经】　咸，寒。归肝、脾、膀胱经。

【功能】　清热熄风，通经活络，平喘利尿。

【临床应用】

①用于高热烦躁，惊痫抽搐，风湿痹痛，半身不遂，肺热喘咳等。

②用于小便不利、水肿及砂淋等症。可配合车前子、冬瓜皮等同用。

【用量用法】　水煎服，3～9 g。研末吞服，每次 1～2 g。

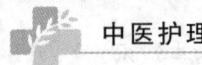
珍 珠 母

【药用动物】 蚌科动物三角帆蚌、褶纹冠蚌或珍珠贝科动物马氏珍珠贝的贝壳。

【性味归经】 咸,寒。归肝、心经。

【功能】 平肝潜阳,镇惊安神,清肝明目。

【临床应用】 用于头痛眩晕,烦躁失眠,肝热目赤,肝虚目昏。

【用法用量】 水煎服,10～25 g,先煎。

僵 蚕

【药用动物】 蚕蛾科昆虫家蚕的幼虫感染白僵菌而致死的干燥虫体。

【性味归经】 咸、辛,平。归肝、肺、胃经。

【功能】 熄风止痉,疏散风热,化痰散结。

【临床应用】 用于惊痫抽搐,头痛、目赤、咽喉肿痛,风疹瘙痒,瘰疬结核等。

【用量用法】 水煎服,3～9 g。研粉吞服,每次1～1.5 g。

全 蝎

【药用动物】 钳蝎科动物东亚钳蝎的干燥全体。

【性味归经】 辛,平。有毒。归肝经。

【功能】 熄风解痉,通络止痛,解毒散结。

【临床应用】 用于惊痫抽搐,破伤风,头痛,风湿痹痛,疮疡肿痛等。

【用量用法】 水煎服,3～6 g。

2. 用药护理

(1) 煎服方法:矿石、贝壳类质重性降,用量应大,生用打碎先煎;虫类药物宜研末冲服;全蝎有毒,用量不宜过大。

(2) 饮食护理:饮食以清淡、营养丰富、易消化、流质为主。

(3) 施护观察:注意观察血压、脉搏、神志、瞳孔等变化。若见异常,应迅速报告医生。

(4) 用药注意:一般脾虚慢惊者,非寒凉所宜;阴虚血亏者,又当慎用温燥之品。

(十三)开窍药

凡具辛香走窜之性,以开窍醒神为主要作用的药物,称开窍药。主要用于温病热陷心包、痰浊蒙蔽清窍之神昏谵语,以及惊风、癫痫、中风等猝然昏厥、痉挛抽搐等证。临床常作为急救之品。

开窍药一般用于神昏闭症,闭症有寒闭、热闭之分,寒闭者多见面青身冷、苔白脉迟;热闭者多见面赤身热、苔黄脉数。治寒闭宜温开宣窍,须配祛寒药同用;治热闭宜凉开宣窍,须配清热药同用。本类药物辛香走窜,对于大汗亡阳引起的虚脱及肝阳上亢所致的昏厥,都应慎用。

1. 常用药物

麝 香

【药用动物】 鹿科动物林麝、马麝或原麝成熟雄体香囊中的干燥分泌物。

【性味归经】 辛,温。归心、脾经。

【功能】　开窍醒神,活血散结,催产下胎。

【临床应用】

①用于邪蒙心窍、神志昏迷等。

②用于痈疽疮疡、瘰疬痰核、咽喉肿痛等。

③用于胞衣不下或胎死腹中,瘀血经闭,癥瘕,心腹暴痛,跌扑损伤及风寒湿痹痛等。用以催生,常与肉桂配伍同用。

【用量用法】　内服:每次 0.03~0.1 g。内服只宜配入丸、散剂,外用适量。

石　菖　蒲

【药用植物】　天南星科植物石菖蒲的干燥根茎。

【性味归经】　辛、苦,温。归心、胃经。

【功能】　化湿和胃,开窍醒神,宁神益志。

【临床应用】

①用于痰湿蒙蔽清窍,或高热引起的神昏,以及癫狂、痴呆、耳鸣耳聋等。

②用于胸腹胀闷及噤口痢等。

【用量用法】　水煎服,3~9 g。

苏　合　香

【药用植物】　金缕梅科植物苏合香树的树干渗出的香树脂。

【性味归经】　辛,温。归心、脾经。

【功能】　开窍醒神,辟秽,止痛。

【临床应用】　用于气郁暴厥、猝然昏倒、心腹闷痛,以及惊风、癫痫等。

【用量用法】　内服,每次 0.3~1 g,宜作丸剂。

2. 用药护理

(1)煎服方法:本类药物内服多数仅入丸剂、散剂,不宜煎服。且为救急、治标之品,只宜暂服,不可久用。

(2)饮食护理:宜摄入营养丰富、易消化的流质或半流质食物。高热昏迷者须禁食,予以静脉输液补充足够的水分和营养。

(3)施护观察:密切观察体温、脉搏、呼吸、血压等变化,及面色、汗出、舌象等情况。昏迷患者要保持呼吸道通畅,并及时清除口腔、鼻腔内的分泌物。

(4)用药注意:忌用于高血压、脑血管意外、颅脑外伤等所致昏厥者。

(十四)安神药

凡以镇静安神为主要功效,治疗心神不宁病证的药物,称为安神药。重镇安神药,用于心神不宁、躁动不安等。本类药物能镇定浮阳,但不能消除导致浮阳的其他因素。因此,在应用时应考虑配伍适当的药物。

1. 常用药物

朱　砂

【药用矿物】　硫化物类矿物辰砂族辰砂矿石,主含硫化汞。

【性味归经】　甘,微寒。有毒。归心经。

【功能】 清心安神,定惊解毒。

【临床应用】

①用于神志不安,心悸怔忡,失眠,惊痫等。

②用于疮毒肿痛,口舌生疮,咽喉肿痛等。

【用量用法】 每次吞服0.1～0.5 g,多入丸散剂。或拌其他药物,或研末冲服,一般不入汤剂煎服。外用适量。

龙 骨

【药用动物】 古代多种哺乳动物(象、犀牛、三趾马、鹿、牛等)骨骼的化石。

【性味归经】 甘、涩,平。归心、肝、肾经。

【功能】 重镇安神,平肝潜阳,收敛固涩。

【临床应用】

①用于神志不安,心悸健忘,失眠多梦,惊痫,癫狂等。

②用于虚阳上越、头晕目眩等。

③用于遗精,滑精,崩漏,虚汗,泄泻,带下等。本品外用,又可敛疮生肌。

【用量用法】 水煎服,15～30 g,生用者须先煎。

牡 蛎

【药用动物】 牡蛎科动物长牡蛎、大连湾牡蛎或近江牡蛎的贝壳。

【性味归经】 咸,微寒。归肝、胆、肾经。

【功能】 镇静安神,平肝潜阳,收敛固涩,软坚散结。

【临床应用】

①用于神志不安,胆怯惊恐,心悸怔忡,失眠等。

②用于肝阳上亢、头晕目眩、耳聋耳鸣,以及肝风内动、惊痫、四肢抽搐等。

③用于遗精,崩漏,虚汗,泄泻,带下,瘰疬,瘿瘤,胃痛泛酸等。

【用量与用法】 水煎服,15～30 g,生用宜先煎。

酸 枣 仁

【药用植物】 鼠李科落叶灌木或小乔木酸枣的成熟种子。

【性味归经】 甘、酸,平。归心、肝、胆经。

【功能】 养肝,宁心安神,益阴敛汗。

【临床应用】 用于虚烦失眠,心悸怔忡,虚汗证等。

【用量用法】 水煎服,9～15 g。如果用治失眠,可以在临睡前吞服。

柏 子 仁

【药用植物】 柏科常绿乔木侧柏的干燥成熟种仁。

【性味归经】 甘,平。归心、肾、大肠经。

【功能】 养心安神,润肠通便。

【临床应用】

①用于心阴不足,心血亏虚,心神失养之心悸失眠,可配人参、五味子、白术等,如柏子仁

丸等。

②用于阴血亏虚,年老、产后等肠燥便秘等疾病,常与郁李仁、松子仁、杏仁等同用,如五仁丸等。

【用法用量】　水煎服,4.5~9 g。

【使用注意】　便溏、精滑、咳嗽痰多、腹泻者忌用。

远　志

【药用植物】　远志科多年生草本植物远志的根皮。

【性味归经】　苦、辛,温。归心、肾、肺经。

【功能】　宁心安神,祛痰利窍,消散痈肿。

【临床应用】

①用于痰迷神昏,惊悸,失眠健忘,神志恍惚及癫痫等证。

②用于咳嗽痰多,黏稠不爽;疮痈初起,乳房痈肿等。

【用量用法】　水煎服,3~9 g。外用适量。

2. 用药护理

(1)煎服方法:矿石介壳类药物质重,应打碎先煎、久煎。研粉服用易伤胃气,不宜多服、久服。脾胃虚弱者,更须慎用。远志能引起恶心呕吐,所以应注意用量用法。安神药晚上临睡前服用,以达安神催眠之效。

(2)饮食护理:饮食有节,以清淡可口为原则,忌烟酒、辛辣厚腻之品。晚餐不宜过饱。

(3)施护观察:注意了解其失眠的原因及伴随症状,观察其睡眠情况、用药情况及反应等。

(4)用药注意:朱砂有毒,不宜入煎剂及过量用药,当慎用。

(十五) 补虚药

凡具有补虚扶弱作用,治疗人体虚损不足的药物,称为补益药。补益药主要用于虚证。一般虚证有气虚、阳虚、血虚、阴虚等。补益药可分为补气药、助阳药、养血药、滋阴药等。对实邪未尽的患者,补益药应慎用,以免病邪留滞。

1. 常用药物

(1)补气药:补气药是能治疗气虚病证的药物。具有补肺气、益脾气的功效,适用于肺气虚及脾气虚等病证。补气药又常用于血虚的病证,因为“有形之血,不能速生;无形之气,所当速固”。所以,临床上有“血脱益气”的治法。补气药如应用不当,有时也会引起胸闷腹胀、食欲减退等证,必须注意。

人　参

【药用植物】　五加科多年生宿根草本植物人参的根。

【性味归经】　甘、微苦,微温。归脾、肺、心经。

【功能】　大补元气,补肺益脾,生津,安神。

【临床应用】

①用于气虚欲脱、脉微细,或肺肾虚喘,气短喘促,行动无力,动则喘甚,自汗脉微等。

②用于脾胃虚弱、倦怠乏力、食欲不振、胸腹胀满,以及久泻脱肛等。

③用于消渴,热病耗伤津液;神志不安,心悸怔忡,失眠等。

此外,人参与祛邪之药同用,可用于邪未清而正气已虚的病证,以起到扶正祛邪的功效。

【用量用法】 单独煎,取浓汁服,5～10 g。最多可每次用15～30 g。

【使用注意】 实证、热证、肝阳上亢证均忌用。反藜芦,畏五灵脂。

党 参

【药用植物】 桔梗科多年生缠绕草本植物党参的根。

【性味归经】 甘,平。归脾、肺经。

【功能】 补脾益气,补血,生津。

【临床应用】

①用于气虚不足,倦怠乏力,气急喘促,脾虚食少,面目浮肿,久泻脱肛等,常与黄芪、白术、山药等配伍应用。

②用于血虚萎黄及慢性出血引起的气血两亏病证,可配熟地、当归等同用。

【用量用法】 水煎服,9～30 g。

太 子 参

【药用植物】 石竹科多年生草本植物孩儿参的块根。

【性味归经】 甘、微苦,平。归脾、肺经。

【功能】 补气健脾,生津润肺。

【临床应用】 用于病后虚弱,倦怠乏力,饮食减少,心悸,自汗,津少口渴及小儿消瘦等。

【用量用法】 水煎服,9～30 g。

黄 芪

【药用植物】 豆科多年生植物内蒙黄芪、膜荚黄芪的根。

【性味归经】 甘,微温。归脾、肺经。

【功能】 补气健脾,升阳举陷,固表止汗,托疮生肌,利水退肿。

【临床应用】

①用于气虚衰弱,倦怠乏力,或中气下陷、脱肛、子宫脱垂、表虚不固的自汗等。

②用于气血不足、疮疡内陷、脓成不溃或久溃不敛者。

③用于水肿、脚气、面目浮肿等。

【用量用法】 水煎服,9～30 g。

白 术

【药用植物】 菊科多年生植物白术的根茎。

【性味归经】 甘、苦,温。归脾、胃经。

【功能】 补脾益气,燥湿利水,固表止汗,安胎。

【临床应用】

①用于脾胃虚弱,食少胀满,倦怠乏力,泄泻等。

②用于水湿停留之痰饮、水肿等。

③用于表虚自汗,或脾虚所致胎动不安等。

【用量用法】 水煎服,6～12 g。

山　药

【药用植物】　薯蓣科植物薯蓣的块根。

【性味归经】　甘，平。归肺、脾、肾经。

【功能】　补脾肺肾，益气养阴，固精止带。

【临床应用】

①用于脾胃虚弱，食少体倦，泄泻，及妇女白带等。

②用于肺虚久咳，肾虚梦遗精滑，小便频数等。

【用量用法】　水煎服，15～30 g。

甘　草

【药用植物】　豆科植物甘草的根和根状茎。

【性味归经】　甘，平。归心、肺、脾、胃经。

【功能】　补中益气，清热解毒，润肺祛痰，缓和药性，缓急止痛。

【临床应用】

①用于脾胃虚弱及气血不足等。

②用于疮疡肿毒，咽喉肿痛等。

③用于咳嗽气喘，腹中挛急作痛等。

【用量用法】　水煎服，1.5～9 g。

黄　精

【药用植物】　百合科植物黄精的根茎。

【性味归经】　甘，平。归脾、肺、肾经。

【功能】　补气养阴，健脾润肺，益肾。

【临床应用】　用于脾胃虚弱，体倦乏力，肺虚咳嗽，消渴，及病后虚羸等。

【用量用法】　水煎服，9～15 g。

（2）补阳药：补阳药是能治疗阳虚病证的药物。具有助肾阳、益心阳、补脾阳的功能，适用于肾阳不足、心阳不振、脾阳虚弱等病证。肾阳虚有畏寒、肢冷、阳痿、遗精、遗尿等症。心阳虚有冷汗淋漓、面色㿠白、脉细欲绝或脉结代等。脾阳虚则完谷不化，便溏、泄泻、食欲不振等。

淫羊藿

【药用植物】　小檗科植物淫羊藿及同属其他植物的全草。

【性味归经】　辛、甘，温。归肝、肾经。

【功能】　补肾助阳，祛风除湿。

【临床应用】

①用于肾虚阳痿、遗精早泄、腰膝酸软、肢冷畏寒等。

②用于寒湿痹痛或四肢拘挛麻木等。

【用量用法】　水煎服，9～15 g。

肉　苁　蓉

【药用植物】 列当科植物肉苁蓉的带鳞叶的肉质茎。

【性味归经】 甘、咸,温。归肾、大肠经。

【功能】 补肾助阳,润肠通便。

【临床应用】

①用于肾虚阳痿,遗精早泄及腰膝冷痛,筋骨痿弱等。

②用于年老体弱、肾气虚弱之便秘。

【用量用法】 水煎服,10～15 g。

益　智　仁

【药用植物】 姜科植物益智的成熟种仁。

【性味归经】 辛,温。归脾、肾经。

【功能】 补肾固精,缩尿,温脾止泻,摄涎唾。

【临床应用】

①用于下元虚冷所致的遗精、早泄、尿频、遗尿及白浊等。

②用于脾寒泄泻,腹部冷痛及口涎自流等。

【用量用法】 水煎服,3～10 g。

菟　丝　子

【药用植物】 旋花科植物菟丝子的成熟种子。

【性味归经】 辛、甘,平。归肝、肾、脾经。

【功能】 补肾固精,养肝明目,止泻,安胎。

【临床应用】

①用于肾虚阳痿,遗精,早泄,耳鸣,小便频数、淋沥及肾虚腰痛,带下等,或肾虚所致胎动不安。

②用于肝肾不足之两目昏糊,或脾肾虚弱所致久泻不止等。

【用量用法】 水煎服,10～20 g。

杜　仲

【药用植物】 杜仲科落叶乔木杜仲的树皮。

【性味归经】 甘,温。归肝、肾经。

【功能】 补肝肾,强腰膝,安胎。

【临床应用】

①用于肝肾不足,腰膝酸痛,乏力,眩晕,阳痿,小便频数等。

②用于孕妇体虚,胎元不固,腰酸,胎动。

【用量用法】 水煎服,9～15 g。

(3) 养血药:养血药具有补血功能,用于治疗血虚病证如面色萎黄、口唇及指甲苍白、头晕耳鸣、心悸、健忘失眠、女子月经不调等。养血药应适当配用补气药,如血虚累及阴虚的,需配用滋阴药。养血药多兼补阴功效,可作为滋阴药使用。养血药性多滋腻,凡湿浊中阻,脘腹胀满,食少便溏者忌用;脾胃虚弱者,应与健脾和胃药物同用,以免影响食欲。

熟 地 黄

【药用植物】 玄参科植物怀庆地黄经蒸制后的块根。

【性味归经】 甘,微温。归肝、肾经。

【功能】 补血滋阴,填精益髓。

【临床应用】

①用于血虚萎黄、眩晕、心悸、失眠及月经不调、崩漏等。

②用于肾阴不足,骨蒸潮热,盗汗,遗精及消渴等。

【用量与用法】 水煎服,9～30 g。

何 首 乌

【药用植物】 蓼科植物何首乌的块根。

【性味归经】 苦、甘、涩,微温。归肝、肾经。

【功能】 补肝肾,益精血,润肠通便,解毒,截疟。

【临床应用】

①用于血虚萎黄,眩晕,失眠,头发早白,腰膝酸软等。

②用于肠燥便秘,瘰疬,疮痈及久疟等。

【用量用法】 水煎服,10～30 g。

当 归

【药用植物】 伞形科植物当归的根。

【性味归经】 甘、辛,温。归肝、心、脾经。

【功能】 补血调经,活血止痛,润肠通便。

【临床应用】

①用于月经不调、痛经、经闭、崩漏及血虚体弱等。

②用于跌打损伤瘀痛,痈肿血滞疼痛,产后瘀滞腹痛,风湿痹痛及经络不利等。

③用于血虚肠燥便秘,常与肉苁蓉、生首乌等配伍。

【用量用法】 水煎服,5～15 g。

白 芍 药

【药用植物】 毛茛科植物芍药的根。

【性味归经】 苦、酸,微寒。归肝、脾经。

【功能】 养血敛阴,柔肝止痛,平抑肝阳。

【临床应用】

①用于月经不调,经行腹痛,崩漏,以及自汗、盗汗等。

②用于肝气不和所致的胁痛、腹痛,以及手足拘挛疼痛,或肝阳亢盛所引起的头痛、眩晕等。

【用量用法】 水煎服,5～15 g,最大剂量可达 15～30 g。

阿　胶

【药用动物】　马科动物驴的皮熬制成的胶块。

【性味归经】　甘,平。归肺、肝、肾经。

【功能】　补血止血,滋阴润肺。

【临床应用】

①用于血虚萎黄,眩晕,心悸;或热病伤阴,虚烦不眠等。

②用于虚劳咯血、吐血、便血、尿血、崩漏,或阴虚咳嗽、咯血,常与麦冬、沙参、马兜铃等配伍。

【用量用法】　9～15 g,单用或烊化后冲入药汁内服。

(4) 滋阴药:滋阴药具有滋肾阴、补肺阴、养胃阴、益肝阴等功效。适用于肾阴不足、肺阴虚弱、胃阴耗损、肝阴亏乏等病证。滋阴药多甘寒滋腻,如脾肾阳虚,痰湿内阻,胸闷食少,便溏腹胀者,不宜应用。

北　沙　参

【药用植物】　伞形科植物珊瑚菜的根。

【性味归经】　甘、微苦,微寒。归肺、胃经。

【功能】　润肺止咳,养胃生津。

【临床应用】

①用于肺热燥咳、干咳少痰,或久咳声哑等。

②用于胃阴津伤,咽干口渴等。

【用量用法】　水煎服,9～15 g。鲜者用量加倍。

麦　冬

【药用植物】　百合科植物麦冬的块根。

【性味归经】　甘、微苦,微寒。归心、肺、胃经。

【功能】　清心润肺,养胃生津。

【临床应用】

①用于肺热阴伤,燥咳,咯血,以及心烦不安等。

②用于津少口渴、肠燥便秘等。

【用量用法】　水煎服,6～12 g。

石　斛

【药用植物】　兰科植物石斛的干燥茎。

【性味归经】　甘,微寒。归胃、肾经。

【功能】　滋阴清热,养胃生津。

【临床应用】　用于热病伤阴,口干燥渴,或病后津亏虚热,以及胃阴不足、舌绛少津等。

【用量用法】　水煎服,3～9 g。鲜者用量加倍。

玉　竹

【药用植物】　百合科植物玉竹的根茎。

【性味归经】　甘,微寒。归肺、胃经。

【功能】　滋阴润肺,养胃生津。

【临床应用】　用于肺阴受伤,肺燥咳嗽,干咳少痰,以及胃热炽盛,津伤口渴,消谷易饥等。

【用量用法】　水煎服,9～15 g。

百　合

【药用植物】　百合科植物百合的肉质鳞叶。

【性味归经】　甘,微寒。归心、肺、胃经。

【功能】　润肺止咳,宁心安神。

【临床应用】

①用于肺燥或肺热咳嗽等。

②用于热病后余热未清,神思恍惚等。

【用量用法】　水煎服,9～15 g。

枸　杞　子

【药用植物】　茄科落叶灌木宁夏枸杞的成熟果实。

【性味归经】　甘,平。归肝、肾经。

【功能】　补肾益精,养肝明目。

【临床应用】　用于肝肾不足,遗精,腰膝酸痛,以及头晕、目眩等。

【用量用法】　水煎服,6～12 g。

女　贞　子

【药用植物】　木犀科常绿乔木女贞的成熟果实。

【性味归经】　甘、苦,凉。归肝、肾经。

【功能】　补肾滋阴,养肝明目。

【临床应用】　用于肝肾不足,头晕耳鸣,两目昏糊,头发早白等症。

【用量用法】　水煎服,9～15 g。

龟　甲

【药用动物】　龟科动物乌龟的腹甲及背甲。

【性味归经】　甘,寒。归肾、心、肝经。

【功能】　滋阴潜阳,益肾健骨,养血补心。

【临床应用】

①用于肾阴不足、骨蒸劳热、潮热盗汗,或阴虚阳亢以及热病伤阴、阴虚风动等。

②用于腰脚痿弱,筋骨不健,小儿囟门不合等。

③用于血热所致的崩漏等。

【用量用法】　水煎服,9～30 g,先煎。

鳖　甲

【药用动物】　鳖科动物鳖的背甲。

【性味归经】　咸、甘,寒。归肝、肾经。

【功能】　滋阴潜阳,退热除蒸,散结消痞。

【临床应用】

①用于肾阴不足、潮热盗汗,或阴虚阳亢,以及热病伤阴、阴虚风动等。

②用于久疟、疟母、胸胁作痛及月经不通,癥瘕积聚等。

【用量用法】　水煎服,9～30 g,先煎。

2. 用药护理

(1)煎服方法:补虚药大多质重味厚,宜多加水浸透、煎透,一般煮沸后文火煎煮 20～30 min,趁热过滤,取汁频服。阿胶宜烊化,人参另煎。本类药宜饭前或空腹服用。

(2)饮食护理:应遵循药补结合食补的原则,在辨证的基础上,以平补膳食缓缓调理,忌辛辣、油腻、生冷及不易消化之品。

(3)起居调护:注意生活规律,起居有节,勿过劳,保持充足的睡眠和休息,节制房事。

(4)用药注意:进补应以渐进为主,不可大量摄补,以防壅滞之弊。

(十六) 收涩药

凡以收敛固涩为主要作用的药物,称收涩药。适用于体虚正气不固所致之久咳虚喘、久泻久痢、自汗盗汗、遗精滑精、遗尿尿频及崩带不止等滑脱不禁的病证。凡属外感邪实者,应当禁用或慎用,以免留邪;而虚极欲脱之证,治当求本,非收涩药所能凑效。

五　味　子

【药用植物】　木兰科植物五味子的成熟果实。

【性味归经】　酸、甘,温。归肺、心、肾经。

【功能】　收敛固涩,益气生津,补肾养心。

【临床应用】

①用于气虚津伤所致的体虚汗多,气短心悸、口干等证。

②用于肺虚喘咳,尤适于肺肾不足之喘咳。常与山茱萸、熟地等配伍,如都气丸。

③用于体虚自汗、盗汗、遗精、尿频、久泄等滑脱不固的证候。如治虚汗证,常与柏子仁、牡蛎配用;治疗遗精、尿频,常与桑螵蛸、益智仁配用;治疗久泻不止,常与补骨脂、肉豆蔻配用。

【用法用量】　水煎服,3～9 g。

【使用注意】　凡表邪未解,内有实热,咳嗽初起,麻疹初发均不宜用。

乌　梅

【药用植物】　蔷薇科植物梅的干燥近成熟果实。

【性味归经】　酸、涩,平。归肝、脾、肺、大肠经。

【功能】　敛肺止咳,涩肠止泻,生津止渴,安蛔止痛。

【临床应用】　用于肺虚久咳,久痢滑肠,虚热消渴,蛔厥呕吐腹痛,胆道蛔虫症。

【用法用量】　水煎服,6～12 g。

海 螵 蛸

【药用动物】 乌贼科动物无针乌贼或金乌贼的干燥内壳。

【性味归经】 咸、涩,微温。归肝、肾经。

【功能】 收敛止血,涩精止带,制酸止痛,收湿敛疮。

【临床应用】

①用于胃痛吞酸,吐血衄血,崩漏便血,遗精滑精,赤白带下。

②外治可用于损伤出血,溃疡多脓,久不愈合者。

【用法用量】 水煎服,6~12 g。外用适量,研末敷患处。

芡 实

【药用植物】 睡莲科植物芡的成熟种仁。

【性味归经】 甘、涩,平。归脾、肾经。

【功能】 健脾止泻,固肾涩精,除湿止带。

【临床应用】

①用于脾虚久泻不止证,常与党参、白术、茯苓等同用。

②用于肾虚精关不固所致的遗精、早泄,以及小便频数之证,常与菟丝子、桑螵蛸、金樱子等同用。

③用于湿热带下或脾肾虚弱的带下。若治湿热带下,白带色黄者,常配白果、山药、黄柏等同用。脾虚有湿,则多与白术、党参、金樱子、泽泻等配用。

【用法用量】 水煎服,9~15 g。

莲 子

【药用植物】 睡莲科植物莲的干燥成熟种子。

【性味归经】 甘、涩,平。归脾、肾、心经。

【功能】 补脾止泻,益肾涩精,止带,养心安神。

【临床应用】 用于脾虚久泻,遗精带下,心悸失眠等。

【用法用量】 水煎服,6~15 g。

山 茱 萸

【药用植物】 山茱萸科落叶小乔木山茱萸除去果核的成熟果肉。

【性味归经】 酸、涩、甘,微温。归肝、肾经。

【功能】 补益肝肾,敛汗固脱。

【临床应用】

①用于肝肾亏虚,精关不固引起的遗精、盗汗、尿频、腰痛、眩晕、崩漏等证,如六味地黄丸。

②用于大汗亡阳,阴虚阳浮,或阴阳俱虚等引起的暴脱证,可与人参、附子、龙骨、牡蛎等同用。

【用法用量】 水煎服,6~12 g。亦可重用至 30 g。

浮 小 麦

【药用植物】 禾本科植物小麦未成熟的颖果。

【性味归经】 甘,凉。归心经。

【功能】 固表止汗,除热,益气。

【临床应用】

①用于自汗、盗汗。治体虚自汗不止,可与牡蛎、麻黄根、黄芪同用。

②用于骨蒸劳热,用退劳热,多与生地、麦冬、地骨皮等药同用。

【用法用量】 水煎服,15~30 g,或炒焦研末服。

肉 豆 蔻

【药用植物】 肉豆蔻科植物肉豆蔻的干燥种仁。

【性味归经】 辛,温。归脾、胃、大肠经。

【功能】 温中行气,涩肠止泻。

【临床应用】 用于脾胃虚寒,久泻不止,脘腹胀痛,食少呕吐等。

【用法用量】 水煎服,3~9 g。

金 樱 子

【药用植物】 蔷薇科植物金樱子的干燥成熟果实。

【性味归经】 酸、涩,平。归肾、膀胱、大肠经。

【功能】 固精缩尿,涩肠止泻。

【临床应用】 用于遗精,滑精,遗尿,尿频,崩漏带下,久泻久痢等。

【用法用量】 水煎服,6~12 g。

2. 用药护理

(1) 饮食护理:宜富有营养、易消化,忌食生冷、寒凉之品。

(2) 用药注意:本类药性涩敛邪,忌用于表邪未解,咳嗽初起,湿热所致之泻痢带下,血热出血以及郁热未清者。

(刘爱军)

任务三　饮食护理

一、概述

　　饮食护理,是指在疾病治疗的过程中,根据辨证施护的原则,利用食物的特性,对患者进行膳食护理和指导,以调整脏腑阴阳,使脏腑功能旺盛,气血充实,从而提高患者的抵抗能力,加快疾病康复的方法。饮食是维持人体生命活动的物质基础,五脏六腑、四肢百骸所需之气血精微皆来源于饮食。中医学历来就重视饮食调护,强调饮食须有节制。如果饮食不节、饮食不洁、饮食偏嗜等,皆可导致疾病的发生。合理的饮食护理不仅为患者提供足够的营养,而且可辅助治疗,缩短病程,以促进早日康复。

二、食物的性味与功效

(一) 四气

1. 寒、凉 具有清热、泻火、解毒、养阴之功效,适宜于发热、痢疾、痈肿以及目赤肿痛、咽喉肿痛等热证。如苦瓜、西瓜、丝瓜、莲藕、梨、李子、绿茶、绿豆、豆腐、甲鱼等。这类食物多易损伤阳气,故忌用于阳气不足、脾胃虚弱证。

2. 温、热 具有温中祛寒、益火助阳、通阳散寒等作用,适用于阳气虚弱的虚寒证或阴寒内盛的实寒证。如羊肉、狗肉、鲤鱼、糯米、桂圆、红糖、生姜、大蒜、白酒、辣椒等。这类食物多辛香炽烈,容易助火、伤津、耗液,故忌用于热证、阴虚火旺证。

3. 平性 这类食物没有明显的寒凉或温热偏性,作用较和缓,故不致积热或生寒,往往适宜于患者的恢复期。但因其味有辛、甘、酸、苦、咸之别,因而其功效也不同,应根据患者的病情和体质状况合理选用。

(二) 五味

1. 辛味 有发散、行气和行血之功效,适宜于表证、气血阻滞证,如姜、葱、蒜、辣椒、胡椒等。

2. 甘味 有补益、和缓、缓急之功效,适宜于虚证,如红糖、桂圆肉、红枣、蜂蜜、米面等。

3. 酸味 有收敛、固涩之功效,适宜于气虚、阳虚不摄所致的自汗、盗汗、久泻、尿频、遗精、滑精等病证,如乌梅、山楂、山茱萸、石榴等。

4. 苦味 有"泄"和"燥"之功效,泄有通泄、降泄、清泄之不同,适宜于热结便秘、气逆及热盛心烦之病证,而燥性食物适宜于湿邪偏盛的病证,如橘皮、苦杏仁、苦瓜等。

5. 咸味 有软坚、散结、泻下之功效,适宜于瘰疬、痰核、痞块及热结便秘等,如盐、海带、紫菜、海蜇等。

五味作用各不相同,且五味与五脏,又各有其一定的亲和性。如《素问·宣明五气篇》曰:"五味所入,酸入肝,辛入肺,苦入心,咸入肾,甘入脾,是谓五入。"所以在选择食物时,须根据病证的性质、食物的性味,选用相宜的食物配膳,做到寒热协调,五味不偏,则有益于健康。

(三) 食物的类别

1. 汤羹类 肉、蛋、鱼、银耳、莲子等,经水煮或蒸、炖而成。可根据食物的性能加入适当的佐料。其中,较稀薄者为汤,较稠厚者为羹。汤羹主要有补益或清润之功效,如山药羊肉汤能补益脾肾,鲤鱼红枣汤能补脾养血,冬葵鸡蛋汤能清热润燥,银耳羹能滋养肺胃之阴等。

2. 粥食类 一般以粳米、糯米、粟米、玉米、大麦、小麦等富含淀粉的粮食和某些果实、蔬菜或肉类,加水煮成稀粥。若加入的食物有渣,不宜同煮,可先煎熬取汁或绞取汁液,再与粮食同煮。粥食有广泛的适用范围,是食疗应用较多的一个类型。

3. 米饭、面食类 以粳米、糯米、小麦、豆类等富含淀粉的食物为主要原料,加入其他食物或药物而制成的各种米饭、糕点、小吃等。此类食物品种较多,包括蒸食的米饭、粽子、包子,以及煮食的面条等。

4. 膏滋类 又称煎膏。一般选取滋养补益性食物加水煎煮,取汁液浓缩至一定稠度,再加入炼制过的蜂蜜或白糖、冰糖,浓缩至呈半固体状。服用时以沸水化服。膏滋类有滋养补虚、润燥生津、润肺止咳等功效,如秋梨膏。

5. 散剂类 指将富含淀粉、蛋白质的谷物、干果(或加入适宜的药物)晒干或烘干,炒燥,研磨而成的细粉末。以沸水调匀食用,或以温开水、米饮送服。

6. 菜肴类 具有食疗作用的荤素菜肴的总称,选材广泛,如蔬菜、肉、蛋等。加工方法多样,如炙、蒸、煎、烩、炒、烧、煮、炸、爆、炖、溜、渍、腌等。一般应加入适量调味品。由于所用食物和菜肴品种不同,因而吃法各异,作用也不同。

7. 饮料类 汤、酒剂、乳、茶、露、汁等。酒剂,由有药效的食物或药物加酒浸泡过滤后制成;乳品,常用人乳或牛、羊等动物乳以及酥酪等乳类制品;茶类,由单独用茶叶或与某些食物、药物混合制成;露,由菜果草木花叶诸品含水之物,取其鲜品,蒸馏得水而成;汁,由新鲜多汁的植物果实、茎叶或块根,经压榨或捣烂绞取汁液而成。

三、饮食护理的基本原则

(一) 饮食有节

1. 定时 指养成按时进餐的良好习惯。有规律的进食,可保证食物在机体内符合人体生理规律地被消化、吸收,并转输至全身;否则,将扰乱胃肠道正常的消化规律,使脾胃功能失调,消化能力减弱,日久则食欲减退,影响机体的健康。

2. 定量 指进食要以人体的生理功能需要为度,饥饱适宜,恰到好处。若饮食摄入不足,过度饥饿则气血生化乏源,日久则成虚证;饮食摄入过量,暴饮暴食,超过脾胃的消化能力,食物壅滞而致食积气滞。

(二) 饮食清洁

谨记饮食卫生,防止"病从口入"。《金匮要略·禽兽鱼虫禁忌并治》曰:"秽饭、馁肉、臭鱼,食之皆伤人。"饮食不洁或误食有毒之物,易引起胃肠疾病或食物中毒,可见脘腹疼痛、恶心呕吐、腹泻等,甚则危及生命。

知识链接　　　　3-3　有害食物介绍

(三) 膳食均衡

在日常生活中,应根据个体生理需要、饮食习惯、经济收入和当地物产等,适量调节食品摄取,最好粗细混食,荤素搭配,品种切忌单一。即以谷类为主,多吃蔬菜、水果和薯类,常吃奶类、豆类及其制品。如《素问·脏气法时论》曰:"毒药攻邪,五谷为养,五果为助,五畜为益,五菜为充,气味合而服之,以补精益气……四时五脏,病随五味所宜也。"这五类食物,所含营养成分各不相同,是人体不可或缺的营养成分。食物种类多样,粮食、肉类、蔬菜、水果等为其主要品种。

1. 谷物及薯类 如小麦、大米、小米、马铃薯等,主要提供糖类、蛋白质、膳食纤维及 B 族维生素。

2. 动物性食物　如肉、禽、鱼、奶、蛋等,主要提供蛋白质、脂肪、矿物质、A 族和 B 族维生素。

3. 豆类　如大豆及豆制品,主要提供蛋白质、脂肪、膳食纤维、矿物质及 B 族维生素。

4. 蔬菜、水果类　如胡萝卜、南瓜、西红柿、绿叶蔬菜等,主要提供膳食纤维、矿物质、维生素 C 和胡萝卜素。

5. 纯热能食物　如动植物油、酒类,主要提供能量、维生素 E 和必需脂肪酸等。

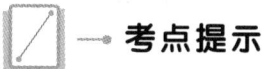 **考点提示**　饮食护理的基本原则包括哪几个方面?

四、饮食护理方法

(一) 因人制宜

1. 年龄、性别　小儿脏腑娇嫩,正处于生长发育期。须培养其形成良好的饮食习惯,按时进餐,相对定量,不吃零食,勿挑食。饮食宜富有营养、易消化,性味不宜过偏。老年人气血衰少而脾胃运化功能逐渐减退,饮食以清淡、软烂为原则。女子以血为本,饮食应以滋阴养血为主;而孕妇饮食,宜富于营养,清淡可口,易于消化,进食应按时、定量,忌过食大冷、大热、甘肥黏腻、辛辣之物,以免酿生胎寒、胎热等病证。

2. 体质　人体禀赋先天遗传,受后天多种因素影响,与自然、社会环境相适应形成相对稳定的特性。个体体质形成与先天禀赋、后天因素,如性别、年龄、生活条件、饮食、地理环境、体育锻炼等因素有关。2009 年中华中医药学会发布了《中医体质分类与判定》,将体质分为阴虚质、阳虚质、气虚质、痰湿质、湿热质、瘀血质、气郁质、特禀质、平和质九个类型。

(1) 阴虚质:体质特征为瘦小或瘦长体型,怕热,手足心热;皮肤偏干或偏油,肤色苍或赤,面部偏红或颧红,常有烘热感;眼睛巩膜红丝较多,浑浊,目干涩,视物昏花;唇红微干,咽喉干燥;大便偏干或秘结,小便短黄;舌体瘦小,舌红少苔,脉细数;性格急躁易怒,睡眠质量差或经常睡眠时间短;不耐夏热;容易早衰;易患虚劳、不寐等,感邪易从热化。

本类体质者,忌食煎、炸、炒、烘、烤,以及温燥、香辣、辛燥、刺激之物,如辣椒、葱、姜、蒜、咖啡、红茶、狗肉、羊肉、酒等。宜食寒凉清润之物,如葡萄、西瓜、梨、苦瓜、绿豆、百合、桑葚、山药、鸭肉、田螺、海参、龟肉等。

(2) 阳虚质:胖瘦之人均可见,中年常发胖;乳房发育不佳;毛发易脱落,面色㿠白无华,口唇色淡,肢体不温,背部和膝关节以下怕冷;喜温热食物,大便偏溏,小便清长,夜尿多,容易水肿,舌质淡而胖嫩,苔白水滑,脉沉细;性格多沉静,消沉,悲观;易神疲倦怠,不喜运动;缺乏性欲;耐夏不耐冬。

本类体质者,忌食生冷、苦寒、黏腻的食物,如梨、西瓜、香蕉、枇杷、甘蔗、柿子、冬瓜、黄瓜、丝瓜、苦瓜、芹菜、茄子、蚕豆、绿豆、百合、甲鱼、鸭肉、田螺、蟹肉、绿茶、冷冻饮料等。宜食温热、甘缓的食物,如荔枝、龙眼、樱桃、杏、核桃、栗子、韭菜、芥菜、香菜、胡萝卜、洋葱、香菇、黄豆芽、黑豆、山药、雀肉、牛肉、羊肉、狗肉、鹿肉、鸡肉、鹌鹑肉、黄鳝、草鱼、海虾、饴糖、酒、咖啡、红糖、生姜、辣椒、胡椒、糯米等。

(3) 气虚质:胖瘦之人均可见,四肢倦怠,肌肉松软,不喜运动,稍动即汗出;面色、口唇淡白,头晕目眩,食后腹部坠胀,食少不化或喜食甜食,大便正常或不爽;舌淡嫩,边有齿痕,脉虚缓。冬怕寒,夏怕热,易于感冒;性情多温和,喜静懒言,目光少神;病后康复缓慢。

本类体质者,平时应注意饮食调理,适当进补,宜缓补而忌滥补。忌食生冷、苦寒、辛辣燥热、肥甘油腻之品。宜食性质平和而性偏温的食物,如山药、龙眼肉、莲子、大枣、鹌鹑肉、母鸡肉、羊肉、栗子、粳米、糯米、胡萝卜、南瓜、鲫鱼、黄鱼、黄鳝、苹果、葡萄干、蜂蜜、饴糖等。

(4)痰湿质:肥胖者多见,腰腹肥满,头身困重倦怠,嗜睡,打鼾;面部皮肤油脂较多,肤色偏白,口干而不喜饮水,口中常感黏腻,喜食肥甘厚味香浓之品,胸满或腹部胀满;大便稀溏或后重而黏滞;白带量多;舌体胖大,舌苔白腻,脉濡或滑;易患消渴、中风、胸痹等。

本类体质者,宜控制饮食,忌暴饮暴食和进食速度过快。限制食盐摄入。忌食油腻、肥甘、滋补、酸敛收涩以及寒凉的食物,如醋、芝麻、核桃、百合、银耳、燕窝、西瓜、李、梨、栗子、桃、杏、橘、香蕉、枇杷、甘蔗、猪肉、鳖肉等。宜食清淡、稍偏温燥或有祛湿作用的食物,如薏苡仁、白扁豆、赤小豆、白果、黄豆芽、辣椒、咖喱、白萝卜、葫芦、豆角、冬瓜、鲫鱼、鲤鱼、鲈鱼、羊肉等。

(5)湿热质:肤色偏黄"浊";胸脘痞闷,口苦口臭,唇红;喜食肥甘油腻之品;大便燥结或黏滞不爽,臭秽难闻,小便黄赤;带下色黄异味;舌质红,舌苔黄腻,脉滑数;性情多急躁易怒,烦闷懈怠;易患疮疖、黄疸、热淋等。

本类体质者,宜戒烟限酒,忌食肥甘厚味、辛辣温燥、酸涩之品,如奶油、动物内脏、辣椒、菠萝、橘子、山楂、柿子、石榴、羊肉、狗肉、燕窝、乌梅、莲子、芡实等,宜食清淡祛湿的食物,如薏苡仁、冬瓜、木瓜、苦瓜、丝瓜、黄瓜、西瓜、绿豆、赤小豆、芹菜、莴笋、芥菜、鲜藕、扁豆、豆角、绿豆芽、豆腐、萝卜、田螺、鲫鱼、鲤鱼、海带、泥鳅、葫芦、大麦、蚕豆等。

(6)瘀血质:面色晦暗,易生色斑及黑眼圈,口唇色暗,皮肤干燥,瘙痒;口干但欲漱水不欲咽;时有疼痛(如头痛、胸痛、胃脘痛、腹痛、痛经等);月经不调;舌质暗淡,有瘀点或瘀斑,舌下静脉曲张;脉涩;情志抑郁不舒;易患癥瘕及痛证、血证等。

本类体质者,忌食寒凉、温燥、油腻、收涩之品。宜食具有健胃、行气、活血作用的食物,如山楂、黑木耳、桃仁、黑豆、韭菜、蘑菇、香菇、刀豆、茄子、莲藕、柠檬、洋葱、酒、红糖、醋、桂皮、茴香、螃蟹等。

(7)气郁质:形体瘦者为多;神情抑郁,情感脆弱,烦闷不乐;舌质淡红,苔薄白,脉弦;易患脏躁、梅核气、百合病及郁证等。

本类体质者,宜食具有疏肝解郁、调理脾胃功能的食物,如佛手、橙子、白萝卜、莴苣、黄花菜、大蒜、刀豆、蘑菇、芹菜、菊花等。

(8)特禀质:先天生理缺陷,或过敏反应如哮喘、荨麻疹等。

本类体质者,宜清淡饮食,忌食辛辣刺激、海鲜鱼腥发物,如鱼、虾、蟹等。过敏体质者,避免食用或接触各种致敏食物。

(9)平和质:胖瘦匀称,健壮有力,毛发润泽,目光有神,精力充沛;既耐寒又耐热,对环境的适应性较强;胃纳佳,没有特殊的饮食嗜好;二便正常;舌质淡红,苔薄白,脉律匀整;性格平和,情绪稳定,睡眠良好。

本类体质者,应粗细搭配,荤素结合,饮食有节,勿刻意进补。

3. 辨证进食　食物有四性五味之别,疾病有阴阳表里之分,寒热虚实之辨。故《金匮要略》曰:"所食之味,有与病相宜,有与身为害;若得其宜则益体,害则成疾,以此致危。"患者所患疾病的性质有别,对食物的性味要求也不一。如寒证患者应食温性食品,忌食生冷瓜果等凉性食物;热证患者应食凉性食品,忌食辛辣等热性食物;阳虚患者应食温补壮阳食品,可食羊肉、韭菜等,忌食生冷寒凉食物;阴虚患者应食滋补养阴食品,可食粥、银耳、鸭肉等,忌食温热辛辣食物。只有食物的性味与疾病的性质相宜,才能收到调护疾病的效果,否则,会影响身体的恢复,甚至加重病情。

(二)因时制宜

1. 春季　春天气候转暖,阳气升发,万物复苏;肝主疏泄,其功能属性与春季相类似。故在饮食上,宜食荠菜、韭菜、葱、竹笋、香菜、新茶等辛温升散,有助于阳气升发之品。忌食酸敛之味,以防肝木太过而克伐脾土。

2. 夏季　气候炎热,万物蒸荣,人体腠理开泄,宜食清淡、解渴、生津、消暑之物,如冬瓜、西瓜、苦瓜、丝瓜、黄瓜、西红柿、绿豆汤、乌梅赤小豆汤、荷叶粥、藿香茶等,酌情选食西洋参、太子参、白扁豆、莲子、赤小豆、薏苡仁等益气、养阴、祛湿之品。暑热常致汗出较多,应及时补充水分,切忌贪凉暴饮。夏季为肠道疾病高发季节,故须注意饮食卫生,谨防"病从口入"。

3. 秋季　气候凉爽干燥,万物肃杀,易致咽干口燥、大便干结不畅等,饮食宜以滋阴润肺为主。应多饮温开水,宜食果汁、豆浆、牛奶、红萝卜、莲藕、梨、红枣、银耳、百合、芝麻、葡萄、山药、龙眼肉等。忌食葱、姜等辛辣以及煎炸之品,以防助燥伤阴。

4. 冬季　气候寒冷,万物收藏,宜食用滋阴潜阳、温热及血肉有情之品,如核桃、龙眼肉、狗肉、羊肉、鹿肉、鸡肉、海参、人参等,宜进食热饮食,以保护阳气,忌食生冷寒凉之品。

(三)因地制宜

我国幅员辽阔,地理气候差别较大。人体的生理活动、病理变化易受地域环境的影响,应根据所在地域调配膳食。如我国西北地势高,气候偏于寒冷干燥,宜食温阳散寒或生津润燥之食物;东南地势低,气候偏于温热湿润,宜进食清淡除湿之食物。

食物具有治疗疾病的功效,已经成为人们的共识,历代医家都十分强调"食疗"的作用。中医学认为米面、果菜性质平和,味道适宜,具有调节人体机能、补益脏腑气血的功效。如《素问·生气通天论》曰:"是故谨和五味,骨正筋柔,气血以流,腠理以密,如是则骨气以精,谨道如法,长有天命。"如体质虚弱或慢性虚弱证患者,可食用血肉有情之品。如鸡汤可用于虚劳,当归羊肉汤可用于产后血虚等。某些食物还具有祛邪安脏的功效,如大蒜治痢疾,山楂消食积,鳗鱼治肺痨,薏苡仁健脾祛湿,藕汁治咳血,赤小豆治水肿,猪胰治消渴,蜂蜜润燥等。饮食亦可起到调和阴阳的作用,阳虚患者可选狗肉、羊肉等温热食品,以温里助阳;阴虚患者可选百合、甲鱼等甘凉、咸寒食品,以养阴生津。

(刘爱军)

任务四　情志护理

一、概述

中医学认为情志变化是一种正常的心理反应。情志即指喜、怒、忧、思、悲、恐、惊,即常说的七情。这是人体对外界客观事物和现象所做出的不同情绪反应。七情在正常情况下一般不会致病,但如果情志过度波动超出人体耐受的常度,就可引起脏腑气血功能的紊乱,导致疾病的发生。情志护理是指以中医基础理论为指导,应用情志学说对患者进行护理的方法,改善和消除患者不良情绪状态,从而达到预防和治疗疾病的一种方法。

患者由于备受疾病的折磨,精神负担较重,对医护人员的一言一行极为敏感,护士应及时进行情志疏导,避免行为不当或语言不慎而影响患者的情绪。如患者病情突变,禁止在患者面前表现出惊慌失措的神态,要沉着冷静,积极配合医生抢救,同时做好患者及家属的安慰工作,稳定患者的情绪。如肝阳上亢的患者若能避免大怒,则可阻止中风病的发生。

在疾病过程中,情志的异常变化往往能影响病情的发展与变化。护士在护理中,对患者进行适当的心理调护,可改善其不良心境,促进疾病的康复。注意指导患者合理处理与家庭人员的关系,协调患者与周围人群的关系,为患者的康复创造良好的人际环境。对治疗缺乏信心而终日忧虑的患者,可安置其与性格开朗、对治疗充满信心的患者,或治疗效果理想的患者生活在一起,以相互开导、启发和影响,可去忧解烦,增强其信心。

二、情志变化对健康的影响

情志过激不仅可以引起多种疾病的发生,而且对疾病的发展有着重要影响。不同的情志变化可影响不同的脏腑功能,从而产生不同的疾病。不同的疾病也会有不同的情志改变,并可影响疾病的转归和预后。

(一) 影响情志变化的因素

1. 致病因素 情志异常可引起脏腑功能失常,而机体脏腑气血病变,也会引起情志的异常变化。《素问·调经论》指出:血有余则怒,不足则恐。《灵枢·本神篇》曰:肝气虚则恐,实则怒……心气虚则悲,实则笑不休。这都说明内脏病变可导致情志的改变,五脏虚实不同,亦可引起不同的情志变化。

2. 个体因素 人的体质有强弱之异,性格有刚柔之别,年龄有长幼之殊,性别有男女之分。因此,对同样的情志刺激,会有不同的情绪变化。就体质而言,体质强弱不同,对情志刺激的耐受力也有一定的差异。体质较强者,对于情志刺激的耐受性较强,一般情况下不易为情志所伤;而体质较弱者,轻微的精神心理变化,就可能引起或诱发疾病。

性格是人们个性心理特征的重要方面。一般而言,性格开朗乐观之人,心胸开阔,遇事心平气和而自安,故不易感受病邪;性格抑郁之人,心胸狭隘,精神脆弱,情绪波动较激烈,易酿成疾病。在年龄方面,儿童脏腑娇弱,气血未充,元神发育尚不完善,多可惊恐致病;成年人,气血方刚,积极向上,又处在各种错综复杂的环境中,易为怒、思所伤;老年人,由于生活阅历丰富,一生中历经坎坷,尤其是离退休者,从工作岗位上下来,感到精神失落,常易产生孤独情感,易为忧郁、悲伤、思虑所伤而致病。性别与情绪也有关系,男性属阳,以气为主,其性刚悍,不易受情志因素影响;女性属阴,以血为本,其性柔弱,一般比男性更易受情志影响而患病,以悲忧、哀思致病为多见。

3. 社会因素 社会因素可以影响人的情绪和心理,从而影响人体的健康。社会因素十分复杂,其对人精神上的影响也很复杂。如人们的社会地位和生活条件的变迁、青年男女的感情纠葛、家庭生活不协调、家庭成员的生死离别、社会动荡、流亡生活等,都可以引起人们情志的异常变化。

4. 环境因素 在自然环境中,某些刺激因素作用于人体,可使情绪发生相应变化。如四时更迭、阴晴雨雪、自然灾害、声音、气味、颜色、食物等,都可以影响情绪的变化。气候的剧烈变化更易对人的情绪产生明显的影响。安静、幽雅、和谐的生活环境,可使人感到心情舒畅、精神振奋。否则,喧嚣、杂乱、无序的生活环境,常使人心情压抑、沉闷,甚至厌倦、烦躁。

（二）情志变化对人体健康的影响

1. 情志正常,脏气调和　正常的情志活动是人体脏腑、气血、阴阳调和的反应,同时又能反作用于人体。正常的情志活动,能够调畅脏气,助正抗邪,增强人体抗病能力,预防疾病的发生,对维护人体的健康起着积极的促进作用。俗话所说"人逢喜事精神爽,雨后青山分外明",就是指喜悦的心境有益于人的身心健康。适度的喜悦对人体的健康十分有利,喜能调剂精神,乐而忘忧,同时调和营卫、畅通气血,促进人体的生命活动。一般愤怒被认为是一种消极、否定的情绪,但怒作为人的基本情感之一,对人体的健康也有着其积极的一面,怒为肝之志,正常情况下有助于肝气的疏泄条达,从而加强肝脏的功能活动。

2. 情志异常,内伤脏腑　中医认为不良的情绪变化对人体健康有重要的影响,并已引起历代医家学者的高度重视。如《灵枢·本神篇》曰:"心怵惕思虑则伤神,神伤则恐惧,流淫不止。"从而说明,过度的情志波动则导致身体的损伤。

（1）直接伤及内脏:由于生理上情志与五脏有着密切的关系,因此,七情过激往往直接损伤相应的内脏。一般认为,喜伤心,怒伤肝,思伤脾,悲伤肺,恐伤肾。从临床上看,七情致病以心、肝、脾三脏为多见,因为心主血脉而藏神,肝藏血而主疏泄,脾主运化,为气血生化之源。其中心在情志发病因素中起主导作用,心为五脏六腑之主,精神之所舍,情志发生之处,故情志太过首先伤及心神,然后影响到其他脏腑,从而引起疾病,正如《灵枢》所说:悲哀愁忧则心动,心动则五脏六腑皆摇。

（2）影响脏腑气机:情志致病,主要是导致脏腑气机紊乱,升降出入运动失常,脏腑功能活动失调。如《素问·举痛论》曰:"怒则气上,喜则气缓,悲则气消,恐则气下,惊则气乱,思则气结。"怒则气上,是指过度愤怒可使肝失疏泄,肝气郁结,血随气逆,并走于上。即"怒则气逆,甚则呕血及飧泄,故气上矣"（《素问·举痛论》）。临床可见头痛头晕、面红目赤,或呕血,甚则昏厥猝倒。喜则气缓,是指过度喜乐使心气涣散,神气不能收持,出现精神不能集中,甚则喜笑不休、失神狂乱等症状。悲（忧）则气消,是指过度悲忧可耗伤肺气。临床常见精神萎靡、意志消沉、胸闷乏力、少气懒言等症。恐则气下,是指过度恐惧可使肾气不固,气泄于下。临床可见腰膝酸软、二便失禁、滑精等症。惊则气乱,是指突然受惊导致心气紊乱,气血失和,心神失常。临床可见心悸、失眠、多梦、小儿夜啼,甚则精神失常等症。思则气结,是指思虑过度导致脾气郁结,运化失常,出现纳呆、脘腹胀满、便溏泄泻等症。

（3）影响病情变化:在疾病过程中,情志的异常变化往往影响病情的发展与变化。患者因自身脏腑气血功能失调,容易产生不良心境,引起情志的异常波动;而较大的情志波动,反过来又能加剧脏腑气血功能失调,促使疾病加重,甚至导致病情迅速恶化。

三、情志护理的原则

情志护理应根据患者个体情况,以促进患者的身心康复为目的,采取积极的护理措施,避免因情志而诱发或加重病情。

（一）诚挚体贴,全面照顾

由于角色、环境的改变,患者的情志状态和行为不同于常人,容易产生焦虑、紧张、悲观、抑郁等情绪。护士应了解患者日常生活情况、对自己疾病的看法、存在的心理问题、家庭角色关系、人际交往等情况,运用多学科的知识来处理患者的心理反应,调动其主观能动性,帮助树立战胜疾病的信心,以和蔼诚恳的态度,同情、关心患者,协助患者适应新的社会角色。

(二)因人施护,有的放矢

《灵枢·寿夭刚柔篇》曰:"人之生也,有刚有柔,有弱有强,有短有长,有阴有阳。"患者由于家庭、职业、年龄、经济条件、知识经验、生活阅历、性格、所患疾病及病程长短的不同,其心理状态也不同。因此,在情志护理过程中,应根据患者的性格特点、性别、年龄、自然条件、社会环境、精神状况等因人施护。

(三)乐观豁达,怡情养性

孙思邈《备急千金要方·养性》指出:"夫养性者,欲所习以成性,性自为善……性既自善,内外百病皆悉不生,祸乱灾害,亦无由作,此养性之大经也。"修身养性,保持心情舒畅,能使机体神安气顺,心清形静,气血调和,脏腑功能平衡协调,从而有益于健康。对患者而言,不管其病情如何,乐观豁达的心态均有利于疾病的康复。护士应向患者说明保持情绪稳定的重要性,积极向患者宣传心理养生知识,调动患者与疾病做斗争的积极性。

(四)避免刺激,稳定情绪

人患病后,身体适应噪声的能力减弱。如体质虚弱或心悸、癫狂等证的患者听到轻微的声响就会坐立不安,心惊胆战,影响睡眠与休息。安静的环境则能使患者心情愉快,身体舒适,睡眠充足,饮食增加,有利于疾病的康复。因此,护士在工作中应注意做到"四轻",对于探视者,应视患者病情,提醒其保持情绪稳定,言语平和,避免给患者带来各种不良刺激。

四、情志护理的方法

情志护理的方法有多种,可根据患者的具体病情选择合适的方法,以取得较好的效果。

(一)说理开导

《灵枢·师传》指出:"人之情,莫不恶死而乐生,告之以其败,语之以其善,导之以其所便,开之以其所苦,虽有无道之人,恶有不听者乎?"护士应针对患者不同的症结,以说理开导的方法,动之以情,晓之以理,喻之以例,明之以法,有的放矢,尽快消除不良情志对人体的损害,帮助患者从各种不正常的心态中解脱出来,促进患者康复。

(二)顺情从欲

顺情从欲是指顺从患者的意志、情绪,满足患者身心需要的一种治疗方法。适用于当某种个人欲望未能得到满足,遂致内怀深忧而生的情志病变。护士应鼓励患者毫无保留地进行倾诉,充分宣泄内心深处的心理矛盾和痛苦,将压抑已久的不愉快情绪、欲望与冲突等全部发泄出来。对于患者心理上的欲望,应分析对待,在条件允许的情况下,应尽量满足其合理的所求或所恶,或对其想法表示同情、理解和支持。对那些胡思乱想,淫欲邪念,放纵无稽等错误的、不切实际的欲望,不能纵容迁就,应采用善意的、诚恳的说服教育等方法处理,特别是对所患疾病有思想顾虑的患者,可为其说明该疾病的有关知识,帮助其消除疑虑。

(三)移情解惑

移情指排遣情思,使心理关注点转移他处。有些患者往往将注意力过度集中在疾病上,整日胡思乱想,陷入苦闷烦恼和忧愁之中。对于这类患者,可采用心理诱导的方法,转移患者的注意力,解除患者的思想顾虑,常有不药而愈的疗效。

解惑是通过心理疏导的方法解除患者对事物的误解和疑惑,从而尽快恢复患者的身体健康。俗语讲"病者多疑",特别是一些性格抑郁、沉默寡言的患者表现更为突出。如患者常常产生这样或那样的疑惑或猜测,或小病疑大,或轻病疑重,或久病疑死,最终疑虑成疾,使无病之躯真的疑出一场大病。对于这类患者,医护人员应耐心向其介绍病情,宣传相关疾病的防治知识,解除患者的重重疑虑,决不可敷衍搪塞,进一步增加患者的疑虑。对严重的疑心病患者,甚至可以用合理的假设,巧妙地让其信以为真。

(四)发泄解郁

发泄解郁法是指通过发泄、哭诉等方式,将忧郁、悲伤等不良情绪宣泄出来,达到释情舒怀、摆脱苦恼、怡悦身心、恢复心理平衡的目的。古人云:"神者,伸也,人神好伸而恶郁,郁者伤神,为害非浅。""郁者发之。"常用的发泄解郁法有挥泪痛哭法、倾诉苦衷法、"模拟"发泄法等。对于确有悲郁之情的患者,应引导其向医护人员哭诉苦衷,使悲郁之情得以发泄舒展,使气机调畅。但哭泣不宜过久、过重,以免伤身。

(五)以情胜情

以情胜情是指有意识地采用一种情志抑制另一种情志,达到淡化,甚至消除不良情志,以保持良好精神状态的一种护理方法。五行学说的以情胜情法,是中医学独特的情志治疗、护理方法,为历代医家所重视。张子和在《儒门事亲》中指出:悲可以治怒,以怆恻苦楚之言感之;喜可以治悲,以谑浪亵狎之言娱之;恐可以治喜,以迫遽死亡之言怖之;怒可以治思,以污辱欺罔之言触之;思可以治恐,以虑彼志此之言夺之。常用以情胜情法有激怒疗法、喜乐疗法、悲哀疗法、惊恐疗法、思虑疗法等。在运用以情胜情方法时,要掌握患者对情感刺激的敏感程度,选择适当的方法,避免情志刺激太过。

(六)心理暗示

心理暗示法指医护人员运用语言、情绪、行为、举止等给患者以暗示,从而使患者解除精神压力,增强战胜疾病信心的护理方法。暗示作用不仅影响人的心理与行为,且能影响人体的生理功能。如《三国演义》中"望梅止渴"的故事情节,即是心理暗示法的典型例证。暗示治疗时,还要特别注意患者接受暗示的承受能力是各不相同的,应该区别对待。施治前,必须征得患者及家属的充分信任与合作,且每次施治应尽量取得成功。否则,会动摇患者的信心,影响患者对医护人员的信任。

(七)药食疗法

选用适当的方药或食物,可调整五脏虚实,聪明益智,养心安神,疏肝理气,以达到调节情志活动的目的。如逍遥散有疏肝解郁、调畅情志之功效;泻青丸有清泻肝火之功效,可缓解郁怒而致的肝火郁结等病。

五、调养情志的方法

以中医形神理论和脏象五志理论为基础,喜、怒、忧、思、悲、恐、惊七情概括了复杂情感过程的基本状态,是情绪、情感等心理活动的外在表现。要预防情志致病,就必须保持心情舒畅,精神乐观,避免情志过激。

(一)清静养神

我国历代医家认为神气清静,五脏安和,可以健康长寿。清静养神,是指采取各种措施使人们保持淡泊宁静的精神状态,不为七情六欲所干扰。神是生命活动的主宰,它统御精气,是生命存亡的根本和关键。而患者对于情志刺激尤为敏感,调摄精神就更为重要。只有将"静"融于人的日常生活中,做到精神内守,心平气和,精气才能日见充实,形体亦可随之健壮,从而达到"恬淡虚无,真气从之,精神内守,病安从来"的境界(《素问·上古天真论》)。清静养神的方法很多,精神内守为清净养神的主要方法。要树立清静为本的思想,不可过分劳耗心神,乐观随和,做到静神不用,劳神有度,用神不躁。此外,还要努力减少外界对神气的不良刺激,创造清静养神的有利条件。

(二)情志舒畅

情绪乐观,心胸宽广,性格开朗,精神愉快,可使营卫和调,气血和畅,生机旺盛,身心健康。《遵生八笺》曰:"安神宜悦乐。"通过各种情趣高雅、动静相济的娱乐活动,如音乐欣赏、书法绘画、读书赋诗、种花养鸟、弈棋垂钓,以及外出旅游等,可以颐养心情,舒畅情怀,陶冶情操,从而达到远离疾病、延年益寿的目的。要善于化解忧虑、烦恼之事。人在一生中不可能不遇到忧虑、烦恼之事,关键在于正确对待,妥善处理,及时解脱。如退一步思量,对减轻烦恼具有积极的作用;若退一步思量还不能减轻烦恼时,可通过吐露交谈,听取别人的劝慰以消除心中的烦恼。

(三)修身养性

古人把道德和性格修养作为养生的一项重要内容,认为养生和养德是密不可分的,甚至把养性和养德列为摄生首务。养德可以养气、养神,有利于神定心静,气血调和,精神饱满,形体健壮,使"形与神俱",从而健康长寿。道德和性格良好的人,待人宽厚,性格豁达,志向高远,对生活充满希望和乐趣。他们一般具有良好的心理素质和精神状态,能较好地控制和调节自己的情绪。如果道德品质低劣、心胸狭隘,则常常会损神伤身。

(四)平和情志

1. 以理胜情　即考虑问题要符合客观规律,能用理性控制情感上的冲动,使情志活动保持在适度状态,思虑有度,喜怒有节。若喜乐太过或不及,则可使心神受伤。

2. 宽容养性　即人必须具有良好的精神素养,拥有宽广的胸怀,遇事能够冷静而不急躁,在日常生活中淡泊名利,淡忘烦恼。神静则宁,情动则乱,应倡导清静少欲,避免大喜大怒,常保平和心情。如果人的情绪剧烈波动,出现大怒或暴怒,可使肝阳升发太过,血随气逆则出现呕血,甚至血壅清窍,猝然昏不知人。

3. 以宣消郁　悲忧可使人体的气血受损,尤其损伤肺气,导致出现气短胸闷、意志消沉、精神萎靡、倦怠乏力等症状。悲哀忧伤的消除方法,就是及时用各种方法宣泄情绪,以免气机郁遏而发生疾病。常用的宣泄方法如向亲朋好友倾诉,或用个人喜欢的方法发泄情绪,避免寂寞独处等。

4. 思虑有度　适度的思虑能强心健脑,有益于健康;若思虑过度,所思不遂,则可影响气机的正常运行,引起脾胃功能失调。一般思虑的时间不宜过长,如工作 1~2 h 后应做适当活动,以解除持续思虑后的紧张和疲劳。平常应坚持体育锻炼,晚间不宜过度熬夜,要养成按时作息的好习惯。

5. 慎避惊恐　过度的惊恐对人体的危害极大,可导致气机紊乱,心神受损,肾气不固,出现心神不定、手足无措、下焦胀满、遗尿等症状,甚则心惊猝死。故要有意识地锻炼自己,培养勇敢坚强的性格,以预防惊恐致病。此外,还应避免接触易导致惊恐的因素和环境。

(孙治安)

任务五　生活起居护理

《素问·上古天真论》曰："上古之人,其知道者,法于阴阳,和于术数,饮食有节,起居有常,不妄做劳,故能形与神俱,而尽终其天年,度百岁乃去。"记述了古代先人遵循人体生长壮老已的自然规律,注意饮食生活调理的预防医学思想。生活起居护理是指患者在患病期间,护士根据患者个体的特点,在生活起居护理方面给予有针对性的专业指导,并精心照料的过程。其目的是保养患者的正气,调整机体的阴阳平衡,增强人体抗御病邪的能力,促进疾病的治疗和康复。

一、起居有常

中医学认为人与自然界是一个有机的整体。如《黄帝内经》指出:"人以天地之气生,四时之法成","人与天地相应",因此在护理工作中,应根据四时气候变化的自然规律,合理指导患者的生活起居。

(一) 因时制宜,平衡阴阳

自然界有春、夏、秋、冬四个季节,在气候变化上有春温、夏热、秋燥、冬寒之特点。因此,有"春夏属阳,秋冬属阴"之说。在日常生活中,人体的生理活动也随着季节的变化而改变,以适应自然规律,保持人体内外环境的协调统一,祛病延年。在护理上,应遵循"春夏养阳,秋冬养阴"的原则,春季保养肝脏,夏季保养心脏,秋季保养肺脏,冬季保养肾脏。若不顺应其变化,则可导致疾病的发生或加重,力争做到"虚邪贼风,避之有时"。

春季阳气生发,多风干燥,气候变化幅度较大,人们应"夜卧早起,广步于庭",适度进行运动,使春季生发之气有序,人体阳气增长循序渐进,以符合"春夏养阳"的要求。在衣着方面,应遵循"春捂秋冻"的原则,根据气温变化,及时增减衣服,维持身体阳气的生发。春季木气当令,肝脏属木,肝脏在生理上主疏泄,喜调达而恶抑郁,故应保持心胸开阔,情绪乐观,心情舒畅,顺应肝气的疏泄条达之性,使体内阳气得以疏发,保持与外界环境的协调和谐。春季阳气生发,饮食上应多食辛甘发散,性属阳性之品,以顺应肝木疏泄之性,如大葱、大枣、花生等。不宜过食酸味食物,以免影响阳气的升发和肝气的疏泄。

夏季光照充足,气候炎热,万物生机勃勃,人体阳气旺盛,身体代谢加快,出汗较多,人体津液易于丢失,应"夜卧早起,无厌于日"。同时,适当进行适度的午间休息,以避酷暑炎热,消除疲劳。在衣着方面,应选用麻纱、丝绸等散热、透汗、舒适、凉爽的面料。汗出后,应及时沐浴更衣,以免受凉。居室宜阴凉通风,温度适宜,保持室内空气新鲜,但应避免身体直接受风。夏季应多食性凉多津、清热解暑之品,如西瓜、黄瓜、苦瓜、清茶、绿豆汤、赤小豆汤、酸梅汤等,切忌贪凉而暴食冷饮、冰水等,以免寒凉太过伤及脾胃阳气。忌食肥腻、辛辣、燥热等品,以免助阳化火,聚湿生热,影响脾胃的运化功能。

秋季气候特点为"阳消阴长",冷暖气流交汇,气候逐渐转凉,秋令为燥,性主收敛。秋天应"早卧早起,与鸡俱兴"。在衣着方面,应逐渐增加衣服,使人体逐渐适应向寒冷季节转换的环境。秋天万物萧条,人们容易产生悲秋之感,故应指导患者建立积极向上的心态,主动调节自身的情绪,保持神志安宁,适应气候的变化。秋季气候特点是干燥,燥邪伤人,易伤肺气,耗人阴津,可多吃新鲜蔬菜、瓜果,如梨、苹果、甘蔗、荸荠等,以润肺生津。

冬季夜长昼短,光照时间短暂,气候寒冷,阴气盛极,阳气潜伏,冬季以潜藏为用。冬气五行属水,与肾气相通。宜"早卧晚起,必待日光",早睡晚起以固养人体阳气。在衣着方面,要以保暖舒适透气为原则,避免不顾气候特点,为追求美感而衣服单薄。冬天由于人体活动减少,新陈代谢缓慢,是一年四季中营养物质最易蓄积的时期,故可在医生指导下适当进补。日常生活中,应心平气和,情绪安宁,避免情志剧烈波动,最忌恐惧、惊吓,以免恐则伤肾,影响人体阳气的潜藏。如《素问·本神篇》曰:"恐惧而不解,则伤精,精伤则骨痿厥,精时自下。"

(二)睡眠充足,颐养精神

睡眠是人体生命活动的重要部分,是一种最理想、最彻底的休息。人入睡时心静神定,形体和精神都得到了充分的放松和休息。如《素问·五脏生成篇》曰:"故人卧血归于肝,肝受血而能视,足受血而能步,掌受血而能握,指受血而能摄。"从而说明,通过充分的睡眠,身体各脏腑器官可得到必要的自我修复和完善,能最有效地消除疲劳,调节情绪,保养精气,强身健体。

"服药千朝,不如独眠一宿",说明了充足睡眠的重要性。否则,易耗伤正气。患者应有充足的时间睡眠,应督促患者养成按时就寝、按时起床的作息习惯。重病患者则应卧床休息,但应避免昼息夜作,阴阳颠倒。同时,外邪侵袭人体,也可影响患者的睡眠。如《灵枢》曰:"邪从外袭内,而未有定舍,反淫于脏,不得定处,与营卫俱行,而与魂魄飞扬,使人卧不得安,而喜梦。"从而表明外邪侵袭,导致人体营卫气血运行不畅,五脏六腑失养,睡眠受到影响,抵御外邪的能力降低,而出现夜卧不安、梦魇纷纭之现象。尤其是脑力劳动者,适度的睡眠更能促进脑力的开发和运用。

(三)未雨绸缪,慎避外邪

在正常气候情况下,风、寒、暑、湿、燥、火称为"六气",一般不对人体造成较大的损害。如果气候发生异常变化,超出了人们的适应能力;或者人体正气不足,防御外邪能力降低,此时,风、寒、暑、湿、燥、火这六种气候因素就可变成侵害人体的淫邪,故称为"六淫"。因此,患者一般正气虚弱,更易感受六淫和疫疬之气等外邪。在生活护理中,应正确指导患者特别是慢性病患者,根据四时气候的变化及时增减衣物;在反常气候或遇到传染病流行时,应注意进行必要的隔离保护,提高人体抗病能力,避免外邪的侵袭。

在生活起居护理中,既要注意身体的保养,更要注重精神的调摄。形是神的物质基础,神是形的外在表现,两者密切相关,相辅相成。所谓养形,是指通过适当的休息和活动,对人的五脏六腑、气血津液、四肢百骸、五官九窍等形体进行适当的调养和护理。所谓养神,是指应用各种方式调节患者的情志活动,使其达到情绪稳定、心平气和的精神状态,以利于疾病的康复。

二、劳逸适度

合理调节劳动和休息,是保持人体健康的重要基础。在护理工作中,应指导患者劳逸结合、动静结合,做到形劳而不倦。如《素问·宣明五气篇》曰:"五劳所伤,久视伤血,久卧伤气,久坐伤肉,久立伤骨,久行伤筋,是谓五劳所伤。"因此,过度劳累会损害人体,或者过度安逸亦可致病。只有动静结合,劳逸适度,才能活动筋骨,通畅气血,强健体魄,增强毅力,保持旺盛的生命力。

（一）避免过劳

劳动是人类生存的基础，既是人类谋生的手段，又是保证人体健康的重要方法。经常进行适当的体力劳动和脑力劳动，可使人们精力充沛，经络通畅，气血调和，肢体灵活，体质强壮，抗病能力增强。孙思邈《备急千金要方》指出："养性之道，常欲小劳，但莫大疲及强所不能堪耳。"中医学认为，无论体力劳动还是脑力劳动，若过度劳累均能降低身体抵抗力，影响脏腑器官的功能；若持续过久，均可造成身体损害。

1. 劳力过度 一般劳力太过表现在两个方面。一是过度用力则伤气，损伤脏腑的精气，导致脏腑功能减退。因为肺为气之主，脾胃为气血生化之源，肾主纳气，故劳力太过，尤易耗伤肺、脾、肾之气，可出现少气懒言、神疲体倦、喘息汗出等症状。故《素问·举痛论》曰："劳则气耗。"二是过度劳力，则可导致形体损伤，如"久立伤骨，久行伤筋"等，甚至积劳成疾。

2. 避免神劳 神劳即用脑过度。指长期过度用脑，思虑劳神而成疾。中医学认为，心主血脉而藏神，脾主统血而在志为思，故思虑劳神过度，最易耗伤心血，损伤脾胃运化之功能，以致心神失养，神志不宁，而出现心悸、健忘、失眠、多梦等，以及脾失健运出现纳少、腹胀、便溏、消瘦等。故在护理工作中，应指导患者合理用脑，注意脑力劳动与体力劳动相结合，在用脑间隙，应安排一定时间的体力活动，如体操、家务劳动等，以解除精神疲劳。

3. 避免房劳 房劳即房事太过，或过度手淫，或妇女早孕多育等，耗伤肾精、肾气而致病。由于肾藏精，为先天之本，肾精是维持人体生长发育、生殖的基础。若出现房劳过度，肾精耗伤，可出现腰膝酸软、眩晕耳鸣、精神萎靡、阳痿、早泄、不孕不育、月经不调、带下过多等。《素问·痿论篇》曰：思想无穷，所愿不得，意淫于外，入房太甚，宗筋弛纵，及为白淫。故《下经》曰："筋痿者，生于肝，使内也。"因此，在临床护理中，应指导患者适度进行性生活，避免房劳过度。

（二）避免过逸

过逸指过度的安逸，包括体力过逸和脑力过逸两个方面。中医学认为"逸则气滞"。一旦形体过度安逸，肌肉筋骨活动过少，容易使人气血迟滞而不流畅，脾胃运化功能减退，抵抗力下降。同时筋骨肌肉日久不用，必然出现"用进废退"的后果。因此，在日常生活中要避免过度安逸。肢体过度安逸，可以导致三个方面的结果。一是安逸少动，气机不畅。如长期运动减少，则人体气机失于调达，可出现脾胃运化功能障碍，而致食少纳差、胸闷腹胀、肢体困倦、痿弱无力或肥胖臃肿等。二是阳气不振，正气虚弱。过度安逸，躺卧日久，则会损伤人体阳气，可使人的气血运行迟缓，阳气不振，导致气血阻滞，脏腑功能低下，出现动则气短乏力、气喘、心悸、汗出等。三是长期缺乏脑力劳动，加之阳气不振，可致精神萎靡、健忘、反应迟钝等。因此，在临床中，应合理指导患者进行必要的体力活动和脑力劳动，尤其是老年患者要避免久坐久卧，每天必须安排适度的体育活动，或进行适宜的躯体按摩，促进机体气血运行，强健体魄。

三、环境适宜

整洁安静的病室环境有利于患者的康复，否则，影响患者的身心健康。故医护人员要积极为患者创造舒适优美的就医环境。在护理工作中，应根据患者的病情布置合理的病室环境，如寒证、阳虚证者多畏寒怕风，应安置在向阳温暖的病室；热证、阴虚证者多恶热喜凉，可安置在阴凉清爽的病室，使患者感到心静、凉爽，以利于患者的休养。病室须保持安静，避免噪声污染，特别是心气虚患者，以免因突然的声响而致心悸不已。

病室应经常通风换气，保持空气新鲜，可使患者神清气爽，气血通畅，促进患者康复，但忌强风及对流风,以避免感冒。病室的陈设应简单实用,保持地面和床、椅等用品的整洁,并定期消毒。厕所、浴室、洗手室应每日刷洗,定期消毒,一次性便器应放在指定的位置,以免污浊气味逸进病室。

病室应保持适宜的温度,一般以 18～20℃为宜。室温过高,可使患者感到燥热难耐,又易感受暑邪;室温过低,使患者感到寒冷,又易外感寒邪,故应视患者的病情相应调整室内温度。一般病室湿度以 50％～60％为宜,湿度过高,患者感到胸闷、困倦、乏力,特别是风寒湿痹、脾虚湿盛的患者,更易加重病情;湿度过低,患者感到口干唇燥、咽喉干痛,特别是对于阴虚肺热的患者,会出现呛咳不止。

病室内应光线充足而柔和,使患者感到舒适而不刺眼,避免日光直射到患者的面部。患者休息时,应用窗帘遮挡,避免室内光线过亮。对不同病证可适当调节光线,对感受风寒、风湿、阳虚及里寒证的患者,室内光线宜充足。对感受暑热之邪的热证患者和阴虚及肝阳上亢、肝风内动的患者,室内光线应暗淡。痉证、癫狂证患者,强光可诱发疾病,应用黑窗帘遮挡。

(郭鹏飞)

直通护考

1. 在病情观察中,中医的"四诊"方法是（　　　）。

A. 望、触、扣、听　　　　B. 望、触、问、切　　　　C. 望、闻、问、切

D. 触、摸、按、压　　　　E. 触、摸、扣、听

2. 望神最主要可以判断（　　　）。

A. 气血的盛衰　　　　B. 精液的盈亏　　　　C. 病性的寒热

D. 精气的盛衰　　　　E. 邪正的强弱

3. 下列哪项鉴别假神最有意义?（　　　）

A. 本以失神,突然神志转清　　　　B. 两目晦暗,突然目光转亮

C. 本不能食,突然欲进饮食　　　　D. 本不能言,突然言语不休

E. 局部症状好转与整体病情恶化不符合

4. 满面通红多见于何证?（　　　）

A. 实热证　　　B. 阴虚证　　　C. 阳虚　　　D. 戴阳证　　　E. 气虚发热

5. 面色白而虚浮,多属（　　　）。

A. 气虚　　　B. 血虚　　　C. 阴虚　　　D. 阳虚　　　E. 营血亏虚

6. 小儿惊风的典型面色是（　　　）。

A. 面色淡青或青黑　　　　B. 面色与口唇青紫　　　　C. 眉间、鼻柱、唇周发青

D. 面色青黄　　　　E. 两颧发红

7. 苔黄厚而腻多为（　　　）。

A. 风寒表证　　　B. 食滞　　　C. 湿热　　　D. 瘀血　　　E. 津液亏虚

8. 下列不属于中医急重症的是（　　　）。

A. 高热　　　B. 神昏　　　C. 痉证　　　D. 痿证　　　E. 血证

9. 带下黄稠而臭秽者,多属（　　　）。

A. 寒湿　　　B. 瘀血　　　C. 湿热　　　D. 虚寒　　　E. 气滞

10. 厌食油腻,胁肋胀痛,舌苔黄腻,多为(　　)。

A.痰湿内蕴　　B.脾胃湿热　　C.肝胃不和　　D.肝胆湿热　　E.饮食积滞

11. 现代煎药用具以(　　)最宜。

A.陶瓷用具　　B.银制用具　　C.铜制用具　　D.铝制用具　　E.铁制用具

12. 矿物、贝壳类药物的煎法是(　　)。

A.后下　　　　B.包煎　　　　C.打碎先煎　　D.另煎　　　　E.烊化

13. 附子入汤剂先煎的主要目的是(　　)。

A.充分煎出有效成分　　　　B.减轻毒性　　　　　　　　　C.增强功效

D.改变原有性能　　　　　　E.改变口感

14. 饮食护理的基本原则不包括(　　)。

A.饮食有节　　B.饮食清洁　　C.膳食均衡　　D.辨证进食　　E.粗细粮搭配

项目四　中医护理基本技术

学习目标

1. 掌握常用中医护理基本技术：按摩、艾灸、拔罐、刮痧、热熨及熏洗、穴位贴敷和中药灌肠等。
2. 熟悉常用经络的分布、腧穴的位置和功能。
3. 了解常用中医护理技术的注意事项。

任务一　经络系统与腧穴

经络是经脉和络脉的总称，是运行气血，联络脏腑肢节，沟通内外上下，调节人体功能的一种特殊的通路系统。经脉贯通上下，沟通内外，是经络系统中纵行的主干。络脉是经脉别出的分支，较经脉细小。经络相互贯通，遍布全身，通过有规律的循行和联络交会，把人体五脏六腑、肢体官窍及皮肉筋骨等组织紧密地联结成有机的整体，维持人体生命活动的正常进行。

一、十二经脉

（一）十二经脉的命名

十二经脉是结合脏腑、手足、阴阳三方面内容而命名的，由于十二经脉是经络系统的主干，故称为十二正经。《灵枢·经水篇》曰："经脉十二者，外合于十二经水，而内属于五脏六腑。"《灵枢·五乱篇》曰："经脉十二，以应十二月。"古人在这种"人应自然"的观点指导下，确定了十二经脉。十二经脉的命名包含手足、阴阳、脏腑三个方面。

1. 手足　每一条经脉的循行都要走向肢体：或循行于上肢，或循行于下肢。循行于上肢的称为手经，循行于下肢的称为足经。

2. 阴阳　中医学认为，脏属阴、腑属阳，内为阴、外为阳，故属脏并在肢体内侧的经脉为阴经，属腑并在肢体外侧的经脉即为阳经。由于阴阳本身又存在着盛衰消长的变化，阳气初起为少阳，阳气较盛为太阳，两阳相合、阳气极盛为阳明；阴气初起为少阴，阴气较盛为太阴，两阴相交、阴气消尽为厥阴。这样，将三阴、三阳分别配合脏腑、手足，从而形成一个完整的十二经脉循环系统。

3. 脏腑 每一条经脉均分属于一个脏或一个腑,从内向外或由表入里分布于机体,贯穿于周身。经脉属于哪一个脏腑,便冠以该脏腑的名称。

（二）十二经脉的体表分布规律

十二经脉在体表的分布有一定规律,其左右对称地分布于头面、躯干和四肢,纵贯全身。

1. 头面部 十二经脉在头面部的分布是阳明在前,少阳在侧,太阳在后。手足阳明经分布于面额部;手足少阳经分布于耳颞部;手太阳经分布于面颊部;足太阳经分布于头顶、枕项部。由于手三阳经止于头面,足三阳经起于头面,手三阳经与足三阳经在头面部交接,所以说"头为诸阳之会"。

2. 躯干部 足三阴与足阳明经分布在胸、腹部（前）,手三阳与足太阳经分布在肩胛、背、腰部（后）,手三阴、足少阳与足厥阴经分布在腋、胁、侧腹部（侧）（表4-1）。

表 4-1　十二经脉的躯干分布表

部位		第一侧线	第二侧线	第三侧线
前	胸部	足少阴肾经 （距前正中线 2 寸）	足阳明胃经 （距前正中线 4 寸）	足太阴脾经 （距前正中线 6 寸）
	腹部	足少阴肾经 （距前正中线 0.5 寸）	足阳明胃经 （距前正中线 2 寸）	足太阴脾经 （距前正中线 4 寸） 足厥阴肝经从少腹 斜向上到胁
后	肩胛部	手三阳经		
	背、腰部	足太阳膀胱经 （距后正中线 1.5 寸）	足太阳膀胱经 （距后正中线 3 寸）	—
侧	腋部	手三阴经		
	胁、侧腹部	足少阳胆经、足厥阴肝经		

3. 四肢部 十二经脉在四肢的分布规律:阴经分布在四肢的内侧面,阳经分布在外侧面。在小腿下部和足背部,肝经在前,脾经在中线。向上循行至内踝上 8 寸处两经交叉,脾经在前,肝经在中线（表4-2）。

表 4-2　十二经脉的四肢分布表

部位		内侧	外侧
手	前	太阴经（肺）	阳明经（大肠）
	中	厥阴经（心包）	少阳经（三焦）
	后	少阴经（心）	太阳经（小肠）
足	前	太阴经（脾）	阳明经（胃）
	中	厥阴经（肝）	少阳经（胆）
	后	少阴经（肾）	太阳经（膀胱）

（三）十二经脉的走向和交接规律

十二经脉有着规律性循行走向:手三阴经和足三阳经离心而走,手三阳经和足三阴经向心而行。如《灵枢·逆顺肥瘦篇》曰:"手之三阴从胸走手,手之三阳从手走头,足之三阳从头走足,足之三阴从足走腹(胸)。"此规律揭示了十二经脉的起点和终点。

十二经脉的交接传递规律:其一,互为表里的阴阳经脉交接于四肢末端,上肢为阴经交阳经,下肢为阳经交阴经。如手太阴肺经交手阳明大肠经,足阳明胃经交足太阴脾经等。其二,同名手足阳经交接于头面,均为手经交足经。如手阳明大肠经交足阳明胃经等。其三,异名手足阴经交接于胸腹部,均为足经交手经。如足太阴脾经交手少阴心经等。

(四)十二经脉的气血流注顺序

十二经脉是气血运行的主要通道,气血流注从手太阴肺经开始,依次流注至足厥阴肝经,再流注至手太阴肺经,形成了一个"阴阳相贯,如环无端"的十二经脉气血流注系统(表4-3)。

表4-3 十二经脉气血流注顺序表

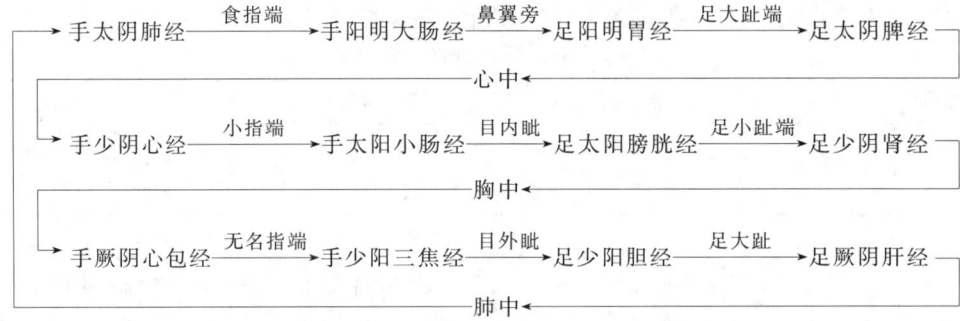

考点提示 十二经脉的名称及流注顺序。

二、奇经八脉

奇经八脉包括任脉、督脉、冲脉、带脉、阴维脉、阳维脉、阴跷脉、阳跷脉。其与十二正经不同,既不属络脏腑,又无表里关系,别道奇行。

奇经八脉纵横交错地循行分布于十二经脉之间。其主要功能:其一,沟通十二经脉之间的联系,将部位相近、功能相似的经脉联系起来,达到统摄有关经脉气血、协调阴阳的作用。其二,对十二经脉气血有蓄积和渗灌的调节作用,当十二经脉气血旺盛时,奇经八脉能加以蓄积,当人体功能活动需要时,奇经八脉又能渗灌供应。

三、经络的生理功能及临床应用

(一)经络的生理功能

经络将人体内外、脏腑、肢节、官窍联结成为一个有机的整体,在人体的生命活动中具有十分重要的生理功能。

1. 沟通表里,联络脏腑 经络具有联络人体的五脏六腑、四肢百骸、五官九窍、皮肉筋骨等肌肉器官的功能,故《灵枢·海论》曰:夫十二经脉者,内属于脏腑,外络于肢节。这说明经络可联通表里,贯穿上下,联系脏腑组织器官,保持机体的内外上下构成一个统一的有机整体。

2. 通行气血,营养周身 《灵枢·本脏篇》曰:经脉者,所以行血气而营阴阳,濡筋骨,利关节者也。人体的各个脏腑组织器官均需气血的温养濡润,经络运行的气血是脏腑组织发挥其正常生理功能的基础。《灵枢·经脉篇》曰:谷入于胃,脉道以通,血气乃行。而气血的运行必须依赖经络的传注,才能输布周身,以温养濡润全身各脏腑组织器官,维持机体的正常功能。

3. 经络感传,反映病候　腧穴是脏腑、经络之气血输注于体表的部位。脏腑的病变可通过经络散布到人体的肌表,肌表外感的病邪也可通过经络内传于脏腑。故《灵枢·本脏》曰:卫气和,则分肉解利,皮肤调柔,腠理致密矣。

4. 平衡阴阳,抗御外邪　经络能运行气血、协调阴阳,使人体机能活动保持相对的平衡。在患病情况下,人体出现气血不和及阴阳偏胜的虚实证候,运用针灸、推拿等治法,通过适当的穴位和运用适当的刺激方法来激发经络本身的功能,可以扶正祛邪,使机体恢复正常状态。

(二) 经络在临床诊断中的应用

1. 依经辨证　由于经络在人体的分布具有一定的规律,故临床上可以根据症状出现的部位判断病属何经。例如头痛,其痛在前额者多与阳明经有关,痛在两侧者多与少阳经有关,痛在后项者多与太阳经有关,痛在巅顶者多与厥阴经有关。由于经络系统内连脏腑,外络肢节及体表各个组织器官,内在的病变可以通过经络反映于体表,故《灵枢·经脉》对经脉病候有详细的记述,如"肺手太阴之脉……是主肺所生病者,咳,上气,喘渴,烦心,胸满,臑臂内前廉痛厥,掌中热",临床上可根据上述症状诊断病变在手太阴肺经。

2. 经络穴位诊察　当脏腑或组织器官发生病变时,常常在有关的经脉循行通路上或经气聚集的某些穴位上出现压痛、结节、条索、凹陷等阳性反应,或出现皮肤温度等的改变,以此可诊断病属于何经或何脏腑。临床上较为常用的是经穴压诊、经络电测定、知热感度测定等。

3. 扣穴诊病　如果人体出现疾病变化,可在经络循行部位或特定穴上出现压痛、皮下结节或凹陷等反应,一般经常见于募穴、背俞穴、原穴、郄穴等特定穴上,如《灵枢·九针十二原》曰:五脏有疾也,应出于十二原,十二原各有所出,明知其原,睹其应而知五脏之害矣。这说明通过检查特定穴尤其是原穴可用来诊断疾病。如阑尾炎(肠痈)患者,多在足阳明胃经的足三里和上巨虚之间出现压痛;胆囊病变时,多在足少阳胆经的阳陵泉之下出现压痛;呼吸系统疾病多在手太阴肺经的孔最及肺俞、中府等处出现压痛。

(三) 经络在治疗中的应用

1. 循经取穴　依据"经脉所通,主治所及"的理论来治病。如胃脘痛可循经取胃经的足三里、梁丘等;胁痛者可循经取肝、胆经的阳陵泉、太冲等;前额头痛与阳明经有关,可循经取上肢之合谷、下肢之内庭等治疗。如《四总穴歌》曰:肚腹三里留,腰背委中求,头项寻列缺,面口合谷收。所言就是循经取穴的临床例证。

2. 皮部取穴　根据"凡十二经络脉者,皮之部也。""欲知皮部以经脉为纪"(《素问·皮部论篇》)的理论,当内脏或经络有病时,可在皮部出现压痛、硬结、色泽等变化。因此,可在皮部进行皮肤针叩刺,或皮内针埋藏治疗。

3. 络脉取穴　络脉是经脉的极小分支,凡属经络瘀滞、火热实邪、痹阻所引起的病证,可通过刺络脉出血,以泻除邪气,这就是现代应用广泛的刺络疗法。如刺太阳穴出血治目赤肿痛,刺少商穴出血治咽喉肿痛,刺委中穴出血治腰扭伤,在面颊内侧刺络放血治面瘫等。故《灵枢·官针篇》曰:"络刺者,刺小络之血脉也。"

4. 筋病取穴　经筋的病变,多表现为拘挛、强直、抽搐、弛缓等。在治疗上多以局部取穴为主,即在病变部位的局部取穴治疗。即"以痛为输",或取其压痛点"阿是穴"进行治疗。

5. 按时取穴　经络气血的运行与时间有关,因而有"子午流注"取穴法。该法包括纳甲法、纳子法。此外,还有"灵龟八法",均属按时取穴法。

四、腧穴

(一) 腧穴概述

1. 腧穴的定义　腧穴是人体脏腑经络气血输注于体表的部位,是针灸治疗疾病时刺激的部位。经络腧穴与脏腑相关,内外相应,形成腧穴—经络—脏腑间的相互联系,内通外达。脏腑病证可以通过经络反映到体表腧穴,而针灸体表腧穴,也能通过经络作用于脏腑等。

2. 腧穴的分类

(1) 十四经穴:归属于十二经脉和任、督二脉的腧穴,简称"经穴"。这些腧穴分布在十四经的循行路线上,与经脉、脏腑的关系密切。不仅能治疗本经病证,而且还可以反映和治疗与十四经有关的脏腑病证,其中十二经脉的腧穴为左右对称分布的双穴,任脉和督脉的腧穴分别分布于人体的前后正中线。

(2) 经外奇穴:分布于十二经之外,且有固定名称、明确位置和主治功能等的腧穴,称为经外奇穴,简称"奇穴"。之所以称"奇",是因为它们的位置、取法相对奇特,对某些病证具有奇特的疗效,如四缝穴治疗小儿疳积,定喘穴治疗哮喘。经外奇穴是与十四经穴相对而言的,有的奇穴本来就分布在十四经的循行路线上,如印堂穴、阑尾穴、胆囊穴等;有的虽不分布在十四经的循行路线上,但却与十四经有着密切的联系。

(3) 阿是穴:因按压其处患者会发出"啊"的声音而得名。这类腧穴既无固定名称,又无固定部位,而是以痛处或反应点为取穴原则,故《黄帝内经》称为"以痛为腧"。但并不是所有压痛的位置都是阿是穴,因为当脏腑患病时,某些腧穴也会有压痛。临床上,阿是穴主要用于治疗疼痛性疾病。

3. 腧穴的命名　《千金翼方》曰:凡诸孔穴,名不徒设,皆有深意。经穴的名称多以取类比象的方法命名。根据所在部位命名,如乳根、颧髎;根据治疗作用命名,如睛明、光明、牵正;以水流比拟气血的运行来命名,如曲池、少海、后溪;以山谷形容筋骨突起和凹陷来命名,如合谷、承山、梁丘;以生物和器具象征部位的外形来命名,如犊鼻、伏兔、缺盆,以建筑和天象等特点来命名,如神门、地仓、日月;以中医学理论命名,如三阴交、三阳络等。

4. 腧穴的定位　腧穴的定位又称取穴。历代医家都非常重视腧穴定位,取穴是否正确直接影响到治疗效果。临床常用的腧穴定位法有骨度分寸折量法、体表标志法、手指同身寸法。

(1) 骨度分寸折量法:以人体骨节为主要标志来分别测定其长度,并以该尺寸按比例折算,作为取穴位的标准。不论男女、老少、高矮、胖瘦,均可按照此标准测量(表4-4)。

表4-4　骨度分寸折量法对照表

部位	起止点	骨度	度量
头面部	眉心(印堂)至第七颈椎棘突下(大椎)	18寸	直寸
	前发际正中至后发际正中	12寸	
	眉心(印堂)至前发际正中	3寸	
	后发际正中至第七颈椎棘突下(大椎)	3寸	
	前额两发角(头维)之间	9寸	横寸
	耳后两乳突(完骨)之间	9寸	

续表

部位	起止点	骨度	度量
胸腹部	胸骨上窝(天突)至胸剑联合中点(歧骨)	9寸	直寸
	胸剑联合中点(歧骨)至脐中	8寸	
	脐中至耻骨联合上缘(曲骨)	5寸	
	两乳头之间	8寸	横寸
腰背部	肩胛骨内缘至后正中线	3寸	横寸
	肩峰至后正中线	8寸	
上肢部	腋前、后纹头至肘横纹	9寸	直寸
	肘横纹至腕掌(背)侧远端横纹	12寸	
下肢部	耻骨联合上缘至股骨内侧髁上缘	18寸	直寸
	胫骨内侧髁下方至内踝尖	13寸	
	股骨大转子至腘横纹	19寸	
	腘横纹到外踝尖	16寸	

（2）体表标志法：以人体的各种体表解剖标志为依据确定腧穴位置。体表标志有固定标志和活动标志两类。固定标志指不受人体活动影响而固定不移的标志。如五官、毛发、指甲、乳头、肚脐以及各种骨节突起和凹陷部。由于这些标志固定不移,定位靠近这些标志的腧穴时可直接以此为据,如两眉之间取印堂,脐中取神阙。活动标志指必须取相应的动作姿势才能出现的标志。如屈肘纹头取曲池,握拳掌横纹头取后溪。此外,将体表标志法简化后得出一种简便易行的取穴方法,如两耳尖直上取百会,立正垂手中指端取风市。

（3）手指同身寸法：以患者的手指为标准,进行测量定穴的方法。①中指同身寸：以患者中指中节屈曲时内侧两端纹头之间作为1寸,可用于四肢部阳经的直寸取穴和背部的横寸取穴；②拇指同身寸：以患者拇指指关节的横度作为1寸,可用于四肢部的直寸取穴；③横指同身寸：又名一夫法,令患者四指并拢,以中指中节横纹处为准,四指横量作为3寸,用于四肢部及腹部的取穴。

（二）常用腧穴

1. 手太阴肺经

【尺泽】

［定位］　仰掌,微屈肘,在肘横纹中,肱二头肌腱桡侧缘。

［功能］　调理肺气,清热和中。

［主治］　咳嗽,气喘,胸部胀满,咳血,咽痛,潮热,小儿惊风,乳痈,肘臂挛痛,吐泻。

［刺灸法］　直刺0.5～0.8寸,或点刺出血;可灸。

【孔最】

［定位］　在前臂掌面桡侧,当尺泽与太渊连线上,腕横纹上7寸处。

［功能］　润肺止血,解表清热。

［主治］　咳嗽,气喘,咳血,咽喉肿痛,失音,热病无汗,肘臂挛痛。

［刺灸法］　直刺0.5～0.8寸;可灸。

【列缺】

[定位]　桡骨茎突上方,腕横纹上1.5寸(当肱桡肌与拇长展肌之间)。或两手虎口交叉,一手食指按在桡骨茎突上,指尖下凹陷中。

[功能]　宣肺疏风,调理冲任。

[主治]　咳嗽,气喘,咽痛,头痛,项强,口眼㖞斜,齿痛,尿血,手腕无力,掌中热。

[刺灸法]　向上斜刺0.2～0.3寸;可灸。

【太渊】

[定位]　在腕横纹上,桡动脉桡侧凹陷处。

[功能]　调肺止咳,通脉理血。

[主治]　咳嗽,气喘,咳血,呕血,胸痛,腹胀,呕吐,腕臂痛,无脉症。

[刺灸法]　避开桡动脉,直刺0.2～0.3寸;可灸。

（二）手阳明大肠经

【合谷】

[定位]　手背第1、2掌骨间,当第2掌骨桡侧的中点处。或以一手拇指的指关节横纹正对另一手的拇、食指之间的指蹼缘上,当拇指尖所指处。

[功能]　疏风解表,镇痛通络。

[主治]　头痛,颈项痛,目赤肿痛,鼻衄,鼻塞,齿痛,牙关紧闭,口眼㖞斜,面肿,耳聋,痄腮,咽喉肿痛,热病,多汗,腹痛,痢疾,便秘,经闭,滞产,小儿惊风,上肢疼痛痿痹。

[刺灸法]　直刺0.5～1寸;可灸。孕妇禁针灸。

【手三里】

[定位]　当阳溪与曲池连线上,曲池下2寸。

[功能]　消肿止痛。

[主治]　齿痛颊肿,上肢不遂,肩背疼痛,腹痛,腹泻。

[刺灸法]　直刺0.8～1.2寸;可灸。

【曲池】

[定位]　屈肘,拱手体位,在肘横纹桡侧端凹陷处。

[功能]　调和营卫,疏风清热。

[主治]　热病,咽喉肿痛,齿痛,目赤肿痛,手臂肿痛,上肢不遂,腹痛吐泻,瘰疬,风疹,丹毒,头晕头疼,癫狂。

[刺灸法]　直刺0.8～1.2寸;可灸。

【迎香】

[定位]　在鼻翼外缘,当鼻唇沟中。

[功能]　疏风清热,宣通鼻窍。

[主治]　鼻塞,鼻衄,鼻渊,口眼㖞斜,面痒,面肿。

[刺灸法]　斜刺或平刺0.3～0.5寸;禁灸。

（三）足阳明胃经

【承泣】

[定位]　目正视,瞳孔直下,当眼球与眶下缘之间。

[功能]　散风泻火,镇痉明目。

［主治］　目赤肿痛,流泪,夜盲,眼睑𥆧动,口眼㖞斜。

［刺灸法］　以左手拇指向上轻推眼球,紧靠眶下缘缓慢直刺 0.3～0.7 寸,不做大幅度提插捻转,以防刺破血管引起血肿。

【地仓】

［定位］　口角外侧 0.4 寸处。

［功能］　通经活络,祛风。

［主治］　口眼㖞斜,流涎,眼睑𥆧动,齿痛颊肿。

［刺灸法］　平刺,针尖向颊车穴刺 1～1.5 寸;慎灸。

【颊车】

［定位］　下颌角前上方约一横指凹陷处,当咀嚼时咬肌隆起处。

［功能］　开闭活络,止痛消肿。

［主治］　口眼㖞斜,齿痛,颊肿,牙关紧闭,中风痰壅,面肿,颈项强痛。

［刺灸法］　直刺 0.3～0.5 寸,或向地仓穴透刺 0.5～1.5 寸;慎灸。

【下关】

［定位］　在面部耳前方,当颧弓与下颌切迹之间的凹陷中,闭口取穴。

［功能］　疏风清热,通关利窍。

［主治］　耳聋,耳鸣,聤耳,齿痛,口噤不语,口眼㖞斜,面痛。

［刺灸法］　直刺 0.5～1 寸;慎灸。

【头维】

［定位］　当额角发际直上 0.5 寸。

［功能］　清头明目。

［主治］　头痛,目眩,目痛,流泪,眼睑𥆧动。

［刺灸法］　向后平刺 0.5～1 寸;禁灸。

【梁门】

［定位］　当脐上 4 寸,距前正中线旁开 2 寸。

［功能］　消积滞,健脾胃。

［主治］　胃痛,呕吐,食欲不振,腹胀,泄泻。

［刺灸法］　直刺 0.5～1 寸;可灸。

【天枢】

［定位］　脐中旁开 2 寸。

［功能］　理气滞,调肠腑。

［主治］　腹胀肠鸣,绕脐痛,便秘,泄泻,痢疾,月经不调,癥瘕。

［刺灸法］　直刺 1～1.5 寸;可灸。

【梁丘】

［定位］　当髂前上棘与髌骨外侧端的连线上,在髌骨外上缘上 2 寸凹陷处。

［功能］　通利关节,和胃。

［主治］　膝胫痹痛,下肢不遂,胃痛,乳痈。

［刺灸法］　直刺 1～1.5 寸;可灸。

【足三里】

［定位］　在小腿前外侧,当犊鼻下 3 寸,距胫骨前缘一横指。

[功能]　调理脾胃,扶正培元,通经活络。

[主治]　胃痛,呕吐,呃逆,腹胀,肠鸣,泄泻,痢疾,便秘,疳积,完谷不化,肠痈;咳嗽,气喘;下肢麻痹,乳痈,水肿,脚气,虚劳羸弱;中风瘫痪,头晕,失眠,癫狂。

[刺灸法]　直刺1～2寸;可灸。

【下巨虚】

[定位]　在小腿前外侧,当犊鼻下9寸,距胫骨前缘一横指。

[功能]　调肠腑,理气滞。

[主治]　小腹痛,泄泻,痢疾,乳痈,下肢痿痹,腰脊痛。

[刺灸法]　直刺1～1.5寸;可灸。

【丰隆】

[定位]　在小腿前外侧,当外踝尖上8寸,距胫骨前缘二横指。

[功能]　祛痰平喘,镇静,通便。

[主治]　头痛,眩晕,痰多咳嗽,胸痛,梅核气,呕吐,便秘,水肿,癫狂痫,下肢痿痹。

[刺灸法]　直刺1～1.5寸;可灸。

【解溪】

[定位]　在足背踝关节处横纹中央,当拇长伸肌腱与趾长伸肌腱之间。

[功能]　清胃降逆,健脾化湿。

[主治]　头痛,眩晕,癫狂,腹胀,便秘,下肢痿痹,踝关节疼痛。

[刺灸法]　直刺0.5～1寸;可灸。

【内庭】

[定位]　足背第2、3趾间缝纹端。

[功能]　通调腑气,清胃止痛。

[主治]　齿痛,面痛,咽喉肿痛,口眼㖞斜,鼻衄,腹胀,泄泻,痢疾,热病,足背肿痛。

[刺灸法]　直刺0.5～1寸;可灸。

(四)足太阴脾经

【太白】

[定位]　在第1跖趾关节后缘赤白肉际处。

[功能]　健脾和中。

[主治]　胃痛,腹胀腹痛,肠鸣,呕吐,泄泻,便秘,痔疾,脚气,体重节痛。

[刺灸法]　直刺0.5～1寸;可灸。

【公孙】

[定位]　在第1跖骨基底的前下缘,赤白肉际处。

[功能]　理脾和胃,调肠。

[主治]　心胸胃痛,呕吐,腹痛,肠鸣,泄泻,痢疾,心烦,失眠,狂证,脚气。

[刺灸法]　直刺0.5～1寸;可灸。

【三阴交】

[定位]　当足内踝尖上3寸,胫骨内侧面后缘。

[功能]　调脾胃,益肝肾。

[主治]　肠鸣腹胀,泄泻;月经不调,痛经,崩漏,带下,阴挺,不孕,滞产,遗精,阳痿,遗尿,小便不利,疝气;水肿,下肢痿痹;头痛,眩晕,失眠;湿疹,荨麻疹。

［刺灸法］　直刺 1～1.5 寸;可灸。孕妇禁针。

【阴陵泉】

［定位］　当胫骨内侧髁后下缘凹陷处。

［功能］　通利三焦,健脾利水。

［主治］　腹胀,泄泻,痢疾,水肿,黄疸,小便不利或失禁,阴部痛,遗精,膝痛等。

［刺灸法］　直刺 1～2 寸;可灸。

【血海】

［定位］　屈膝,在髌骨内侧缘上 2 寸,当股四头肌内侧头的隆起处。

［功能］　理血调经,散风祛湿。

［主治］　月经不调,痛经,崩漏,闭经,风疹,湿疹,丹毒,股内侧痛。

［刺灸法］　直刺 1～1.2 寸;可灸。

【大包】

［定位］　在侧胸部,腋中线上腋下 6 寸,当第 6 肋间隙处。

［功能］　宽胸利胁。

［主治］　气喘,胸胁痛,全身疼痛,四肢无力。

［刺灸法］　斜刺 0.5～0.8 寸;可灸。

（五）手少阴心经

【少海】

［定位］　屈肘,在肘横纹尺侧端与肱骨内上髁连线的凹陷处。

［功能］　开心窍,安神志。

［主治］　心痛,癫狂痫,健忘,肘臂挛痛、麻木,手颤,头项痛,腋胁痛。

［刺灸法］　直刺 0.5～1 寸;可灸。

【通里】

［定位］　当尺侧腕屈肌腱的桡侧缘,腕横纹上 1 寸。

［功能］　养血安神,熄风开音。

［主治］　心悸,怔忡,头晕,目眩,咽喉肿痛,暴暗,舌强不语,腕臂痛。

［刺灸法］　直刺 0.3～0.5 寸;可灸。

【阴郄】

［定位］　当尺侧腕屈肌腱的桡侧缘,腕横纹上 0.5 寸。

［功能］　滋养阴血,宁心安神。

［主治］　心痛,惊悸,骨蒸盗汗,吐血,衄血,暴暗。

［刺灸法］　直刺 0.3～0.5 寸;可灸。

【神门】

［定位］　在腕横纹上,尺侧腕屈肌腱的桡侧凹陷处。

［功能］　宁心安神。

［主治］　心痛,心烦,惊悸,怔忡,健忘,失眠,癫狂痫,痴呆,掌中热,胸胁痛。

［刺灸法］　直刺 0.3～0.5 寸;可灸。

（六）手太阳小肠经

【后溪】

［定位］　握拳,当第 5 指掌关节后的尺侧掌横纹头赤白肉际处。

[功能] 通督脉,散风舒筋。

[主治] 头项强痛,耳鸣耳聋,目赤,肩背痛,癫狂痫,盗汗,热病,手指肘臂挛痛。

[刺灸法] 直刺 0.5～0.8 寸;可灸。

【腕骨】

[定位] 在手掌尺侧,当第 5 掌骨基底与三角骨之间的凹陷处。

[功能] 舒筋活络。

[主治] 头项强痛,耳鸣,目翳,黄疸,热病,疟疾,消渴,指挛腕痛。

[刺灸法] 直刺 0.3～0.5 寸;可灸。

【养老】

[定位] 掌心向胸,当尺骨茎突桡侧缘,凹陷骨缝中取穴。

[功能] 舒筋明目。

[主治] 目视不明,肩、背、肘、臂酸痛,急性腰痛。

[刺灸法] 直刺 0.5～0.8 寸;可灸。

【支正】

[定位] 当阳谷与小海的连线上,腕背横纹上 5 寸。

[功能] 解表清热,宁神。

[主治] 头痛,目眩,热病,癫狂,项强,肘臂挛痛,消渴,皮肤赘疣。

[刺灸法] 直刺 0.5～0.8 寸;可灸。

【小海】

[定位] 屈肘,当尺骨鹰嘴与肱骨内上髁之间取穴。

[功能] 通经活络,祛风。

[主治] 颊肿颈痛,癫痫,头痛,肩臂外后疼痛,耳鸣,耳聋。

[刺灸法] 直刺 0.5～1.0 寸;可灸。

【颧髎】

[定位] 正坐平视,当目外眦直下,颧骨下缘凹陷处。

[功能] 祛风消肿。

[主治] 口眼㖞斜,眼睑瞤动,面痛,齿痛,颊肿,目赤,唇肿。

[刺灸法] 直刺 0.3～0.5 寸。

【听宫】

[定位] 在面部,耳屏与下颌关节之间,张口呈凹陷处。

[功能] 开窍聪耳。

[主治] 耳鸣,耳聋,聤耳,失音。下颌关节肿痛,齿痛,癫疾、痫证。

[刺灸法] 张口,直刺 0.5～1 寸;慎灸。

(七)足太阳膀胱经

【睛明】

[定位] 在面部,目内眦旁 0.1 寸处。

[功能] 祛风明目。

[主治] 目赤肿痛,流泪,视物不明,目眩,头痛,近视,夜盲,色盲。

[刺灸法] 嘱患者闭目,左手轻推眼球向外侧固定,右手缓慢进针,紧靠眶缘直刺 0.3～0.5 寸,不做大幅度捻转、提插,出针后按揉针孔片刻,以防出血;禁灸。

【攒竹】

［定位］　当眉毛内侧端,眶上切迹处。

［功能］　清热明目。

［主治］　头痛,眉棱骨痛,面瘫,目视不明,流泪,目赤肿痛,眼睑下垂。

［刺灸法］　向下斜刺 0.3～0.5 寸,或透刺鱼腰穴 1～1.5 寸;可灸。

【风门】

［定位］　在背部,当第 2 胸椎棘突下,督脉旁开 1.5 寸。

［功能］　祛风解表,清热。

［主治］　伤风咳嗽,发热,头痛,恶风寒,鼻塞,项强,胸背痛,胸中热。

［刺灸法］　斜刺 0.5～0.8 寸;可灸。

【肺俞】

［定位］　在背部,当第 3 胸椎棘突下,督脉旁开 1.5 寸。

［功能］　宣肺平喘,利气。

［主治］　咳嗽,气喘,胸痛,吐血,喉痹,骨蒸,潮热,盗汗,腰脊痛。

［刺灸法］　斜刺 0.5～0.8 寸;可灸。

【心俞】

［定位］　当第 5 胸椎棘突下,督脉旁开 1.5 寸。

［功能］　宁心安神,调和营卫。

［主治］　心痛,心烦,失眠健忘,惊悸,胸引背痛,咳嗽,狂痫。

［刺灸法］　斜刺 0.5～0.8 寸;可灸。

【膈俞】

［定位］　当第 7 胸椎棘突下,督脉旁开 1.5 寸。

［功能］　理血,宽中,和胃。

［主治］　血虚,吐血,胃脘胀痛,呕吐,呃逆,饮食不下,胸满,气喘,咳嗽。

［刺灸法］　斜刺 0.5～0.8 寸;可灸。

【肝俞】

［定位］　在背部,当第 9 胸椎棘突下,督脉旁开 1.5 寸。

［功能］　疏肝利胆,明目。

［主治］　吐血,失眠,健忘,盗汗,梦遗,癫狂痫,吐血,潮热,盗汗,贫血,风疹。

［刺灸法］　斜刺 0.5～0.8 寸;可灸。

【胆俞】

［定位］　在背部,当第 10 胸椎棘突下,督脉旁开 1.5 寸。

［功能］　清肝利胆,清热利气。

［主治］　黄疸,口苦,咽干,胸胁痛,呕吐,肺痨,潮热,腋下肿。

［刺灸法］　斜刺 0.5～0.8 寸;可灸。

【脾俞】

［定位］　在背部,当第 11 胸椎棘突下,督脉旁开 1.5 寸。

［功能］　健脾,和胃,化湿。

［主治］　纳呆,腹胀,呕吐,黄疸,泄泻,痢疾,便血,月经过多,水肿。

［刺灸法］　斜刺 0.5～0.8 寸;可灸。

【胃俞】

[定位]　在背部,当第 12 胸椎棘突下,督脉旁开 1.5 寸。

[功能]　健脾,和胃,降逆。

[主治]　胸胁痛,胃脘痛,反胃,呕吐,腹胀,完谷不化。

[刺灸法]　斜刺 0.5～0.8 寸;可灸。

【肾俞】

[定位]　在腰部,当第 2 腰椎棘突下,督脉旁开 1.5 寸。

[功能]　调补肾气,通利腰脊。

[主治]　肾虚腰痛,遗尿,遗精,阳痿,月经不调,白带,耳聋耳鸣,小便不利等。

[刺灸法]　直刺 0.8～1.2 寸;可灸。

【大肠俞】

[定位]　在腰部,当第 4 腰椎棘突下,督脉旁开 1.5 寸。

[功能]　调肠腑,利腰脊。

[主治]　腹痛,腹胀,肠鸣,泄泻,便秘,腰腿痛。

[刺灸法]　直刺 0.8～1.2 寸;可灸。

【膀胱俞】

[定位]　在第 2 骶后孔,当骶后上嵴内缘下与骶骨间的凹陷处。

[功能]　利膀胱,强腰脊。

[主治]　小便不利,遗尿,遗精,泄泻,便秘,腰脊强痛。

[刺灸法]　直刺 0.8～1.2 寸;可灸。

【委中】

[定位]　在腘横纹中点,当股二头肌腱与半腱肌腱的中间,俯卧取穴。

[功能]　清热凉血,舒筋活络。

[主治]　腰痛,下肢痿痹,半身不遂,腘筋挛急,腹痛,吐泻,小便不利,丹毒,疔疮。

[刺灸法]　直刺 0.5～1 寸;或三棱针点刺出血。

【志室】

[定位]　在腰部,当第 2 腰椎棘突下,督脉旁开 3 寸。

[功能]　补腰肾,利小便。

[主治]　遗精,阳痿,小便不利,遗尿,尿频,水肿,月经不调,腰脊酸痛。

[刺灸法]　直刺 0.8～1 寸;可灸。

【承山】

[定位]　在小腿后面正中,当伸直小腿时,腓肠肌下出现人字纹处。

[功能]　舒筋脉,理肛疾。

[主治]　痔疾,脱肛,脚气,便秘,腰背疼痛,腿痛转筋。

[刺灸法]　直刺 0.5～2 寸;可灸。

【昆仑】

[定位]　在足部外踝尖与跟腱之间的凹陷处。

[功能]　清头明目,利腰催产。

[主治]　头痛,项强,目眩,鼻衄,癫痫,难产,腰腿疼痛,脚跟肿痛,小儿惊风。

[刺灸法]　直刺 0.5～1 寸;可灸。

【申脉】

［定位］ 在足外踝下缘凹陷中。

［功能］ 宁神,舒筋。

［主治］ 头痛,眩晕,癫狂痫,腰腿酸痛,失眠。

［刺灸法］ 直刺 0.3～0.5 寸;可灸。

【至阴】

［定位］ 在足小趾末节外侧,距趾甲角旁 0.1 寸。

［功能］ 上清头目,下调胎产。

［主治］ 头痛,目痛,鼻塞,鼻衄,胎位不正,难产,足心热,胞衣不下等。

［刺灸法］ 浅刺 0.1 寸;可灸。

(八) 足少阴肾经

【涌泉】

［定位］ 卷足时,足底前部 1/3 凹陷处。

［功能］ 开窍,清热,醒神。

［主治］ 头痛,头昏,目眩,小儿惊风,癫狂,转筋,二便不利,足心热,中风昏迷,心烦,舌干,咽喉痛,失音。

［刺灸法］ 直刺 0.5～1 寸;可灸。

【然谷】

［定位］ 在足舟骨粗隆前下缘凹陷处。

［功能］ 益肾调经,清热利湿。

［主治］ 阴痒,阴挺,月经不调,遗精,消渴,泄泻,黄疸,小儿脐风,咯血,喉痹,下肢痿软,足跗痛。

［刺灸法］ 直刺 0.5～1 寸;可灸。

【太溪】

［定位］ 在足内踝尖与跟腱之间的凹陷处,平内踝尖取穴。

［功能］ 调理冲任,滋阴补肾。

［主治］ 耳鸣,耳聋,消渴,月经不调,遗精,阳痿,小便频数,齿痛,头痛,眩晕,咳血,气喘,咽喉痛,健忘,失眠,腰痛,下肢厥冷,内踝肿痛。

［刺灸法］ 直刺 0.5～1 寸;可灸。

【照海】

［定位］ 在足内踝尖下缘凹陷处。

［功能］ 滋阴补肾,利咽安神。

［主治］ 月经不调,带下,阴挺,阴痒,小便频数,便秘,失眠,嗜睡,惊恐,咽喉干痛,梅核气,暴喑,癫痫,目赤肿痛。

［刺灸法］ 直刺 0.5～1 寸;可灸。

【俞府】

［定位］ 在胸部,当锁骨下缘,前正中线旁开 2 寸。

［功能］ 止咳,平喘,镇痛。

［主治］ 咳嗽,气喘,胸痛,呕吐,纳差。

［刺灸法］ 斜刺 0.5～0.8 寸;可灸。

（九）手厥阴心包经

【曲泽】

［定位］　在肘横纹中,当肱二头肌腱的尺侧缘。

［功能］　清热宁心,降逆止咳。

［主治］　心痛,心悸,身热烦躁,口渴,胃痛,呕吐,泄泻,肘臂痛,手臂震颤。

［刺灸法］　直刺1～1.5寸;或点刺出血;可灸。

【间使】

［定位］　前臂掌侧,腕横纹上3寸,当掌长肌腱与桡侧腕屈肌腱之间。

［功能］　宁心安神,和胃祛瘀。

［主治］　心痛,心悸,癫狂痫,烦躁,呕吐,胃痛,热病,疟疾,腋肿,肘挛,臂痛。

［刺灸法］　直刺0.5～1寸;可灸。

【内关】

［定位］　前臂掌侧,腕横纹上2寸,掌长肌腱与桡侧腕屈肌腱之间。

［功能］　宁心安神,理气止痛。

［主治］　胸痛,心痛,心悸,无脉症,癫狂痫,失眠,呕吐,胃痛,呃逆,郁证,眩晕,偏头痛,中风,咳喘,肘臂挛痛。

［刺灸法］　直刺0.5～1寸;可灸。

【大陵】

［定位］　在腕横纹的中点处,当掌长肌腱与桡侧腕屈肌腱之间。

［功能］　清心安神,宽胸和胃。

［主治］　心痛,心悸,癫狂痫,失眠,笑不休,胃痛,呕吐,胸胁痛,腕关节痛。

［刺灸法］　直刺0.3～0.5寸;可灸。

【劳宫】

［定位］　在手掌心,握拳屈指时中指尖处取穴。

［功能］　清心醒神,泻热止抽。

［主治］　中风昏迷,癫狂痫,脏躁,口疮,口臭,鹅掌风,心痛,呕吐,反胃。

［刺灸法］　直刺0.3～0.5寸;可灸。

（十）手少阳三焦经

【中渚】

［定位］　在手背部,第4、5掌指关节后掌骨间凹陷处,握拳取穴。

［功能］　聪耳明目,清热止痛。

［主治］　头痛,目赤,耳鸣,耳聋,咽喉肿痛,热病,肘臂痛,手指不能屈伸。

［刺灸法］　直刺0.3～0.5寸;可灸。

【阳池】

［定位］　在腕背横纹中,当指伸肌腱的尺侧缘凹陷处。

［功能］　清热散风,舒筋活络。

［主治］　耳聋,咽喉肿痛,疟疾,肩臂痛,腕痛,消渴。

［刺灸法］　直刺0.3～0.5寸;可灸。

【外关】

[定位]　在前臂背侧,腕背横纹上 2 寸,尺骨与桡骨之间。

[功能]　清热消肿,通经止痛。

[主治]　热病,头痛,颊痛,落枕,耳鸣耳聋,胁肋痛,肘臂屈伸不利,手痛,手颤。

[刺灸法]　直刺 0.5～1 寸;可灸。

【支沟】

[定位]　在前臂背侧,腕背横纹上 3 寸,尺骨与桡骨之间。

[功能]　疏理三焦,聪耳利胁。

[主治]　耳鸣,耳聋,暴喑,胁肋痛,呕吐,便秘,热病,肩背酸重。

[刺灸法]　直刺 1～1.5 寸;可灸。

【天井】

[定位]　在臂外侧,屈肘,当尺骨鹰嘴上 1 寸凹陷处。

[功能]　疏风清热,通络安神。

[主治]　偏头痛,颈项、肩臂痛,气瘿,瘰疬,癫痫。

[刺灸法]　直刺 0.5～1 寸;可灸。

【肩髎】

[定位]　当臂外展时,肩峰后下方呈现凹陷处。

[功能]　祛风湿,通经络。

[主治]　肩臂疼痛不举,上肢瘫痪。

[刺灸法]　直刺 0.8～1.2 寸;可灸。

【翳风】

[定位]　在耳垂后方,当乳突与下颌角之间的凹陷处。

[功能]　散风通络,聪耳启闭。

[主治]　耳鸣,耳聋,口眼㖞斜,牙关紧闭,齿痛,颊肿,瘰疬。

[刺灸法]　直刺 0.8～1.2 寸;可灸。

【耳门】

[定位]　耳屏上切迹的前方,下颌骨髁状突后缘,张口凹陷处。

[功能]　开窍聪耳,舒筋活络。

[主治]　耳鸣,耳聋,聤耳,齿痛,颈颌痛,唇吻强。

[刺灸法]　直刺 0.5～1 寸;可灸。

【丝竹空】

[定位]　在面部,当眉毛外端凹陷处。

[功能]　散风止痛,清头明目。

[主治]　头痛,目赤肿痛,眼睑瞤动,目眩,癫痫,口眼㖞斜。

[刺灸法]　平刺 0.5～1 寸。

(十一)足少阳胆经

【瞳子髎】

[定位]　在面部,目外眦旁,当眶外侧缘凹陷中。

[功能]　疏散风热,明目止痛。

[主治]　头痛,目赤肿痛,目翳,迎风流泪,视力减退,青盲,口㖞。

［刺灸法］　平刺 0.3～0.5 寸。

【听会】

［定位］　当耳屏间切迹的前方,听宫穴下方,下颌骨髁状突后缘,张口有凹陷处。

［功能］　益聪利耳,疏经活络。

［主治］　耳鸣,耳聋,口眼喎斜,齿痛,面痛,牙关不利,疟腮。

［刺灸法］　张口,直刺 0.5～0.8 寸;可灸。

【上关】

［定位］　当耳前颧骨弓上缘,在下关上方处。

［功能］　开阖启闭,清热安神。

［主治］　偏头痛,耳鸣耳聋,牙关紧闭,齿痛,口眼喎斜,惊痫等。

［刺灸法］　平刺 0.5～0.8 寸;可灸。

【头窍阴】

［定位］　在头部,耳后乳突根部,当天冲至完骨沿乳突所连弧线下 1/3 的折点处。

［功能］　清热散风,通关开窍。

［主治］　头痛,颈项强痛,眩晕,胸胁痛,耳痛,耳聋,齿痛,口苦,颊肿。

［刺灸法］　斜刺 0.5～0.8 寸;可灸。

【阳白】

［定位］　在前额部,当眉毛中点上 1 寸处。

［功能］　祛风泻火,利胆明目。

［主治］　前额痛,眉棱骨痛,面瘫、面痛,目痛,目眩,眼睑瞤动、下垂,流泪。

［刺灸法］　平刺 0.5～0.8 寸;可灸。

【头临泣】

［定位］　在头部,当眉毛中点直上 1.5 寸处。

［功能］　祛风泻热,清脑明目。

［主治］　头痛,目眩,目翳,流泪,目外眦痛,卒中,小儿惊风,热病,鼻塞,鼻渊。

［刺灸法］　平刺 0.5～0.8 寸;可灸。

【肩井】

［定位］　在肩上,当大椎与肩峰连线的中点处取穴。

［功能］　通经利气,豁痰开郁。

［主治］　头项强痛,肩背疼痛,上肢不举,中风,难产,乳痈,乳汁不下,瘰疬。

［刺灸法］　直刺 0.3～0.5 寸,忌深刺;可灸。

【京门】

［定位］　侧卧,在侧腹部,当第 12 肋骨游离端下际处。

［功能］　益肾利水。

［主治］　小便不利,水肿,腰痛,胁痛,腹胀,肠鸣,泄泻。

［刺灸法］　直刺 0.3～0.5 寸;可灸。

【带脉】

［定位］　侧卧,当第 11 肋骨游离端直下垂线与脐水平线的交点处。

［功能］　通调气血,温补肝肾。

［主治］　腹痛,闭经,月经不调,带下,疝气,腰胁痛。

〔刺灸法〕 直刺 0.5～1 寸;可灸。

【环跳】

〔定位〕 在股外侧部,侧卧屈股,当股骨大转子与骶管裂孔连线的外 1/3 折点处。

〔功能〕 祛风湿,利腰腿。

〔主治〕 下肢痿痹,腰腿痛,半身不遂。

〔刺灸法〕 直刺 2～3 寸;可灸。

【风市】

〔定位〕 大腿外侧中线上,直立垂手时,中指尖处。

〔功能〕 祛风除湿,通经活络。

〔主治〕 腰腿痛,下肢痿痹,遍身瘙痒,脚气。

〔刺灸法〕 直刺 1～1.5 寸;可灸。

【阳陵泉】

〔定位〕 在小腿外侧,当腓骨小头前下方凹陷处。

〔功能〕 清肝利胆,舒筋活络。

〔主治〕 胁痛,口苦,呕吐,半身不遂,下肢痿痹,膝髌肿痛,脚气,黄疸,小儿惊风。

〔刺灸法〕 直刺 1～1.5 寸;可灸。

【悬钟】

〔定位〕 当外踝尖上 3 寸,腓骨前缘和腓骨短肌腱之间凹陷处取穴。

〔功能〕 通经活络,坚筋壮骨。

〔主治〕 头痛,头晕,项强,胸胁胀痛,下肢痿痹,半身不遂,足胫挛痛,脚气。

〔刺灸法〕 直刺 1～1.5 寸;可灸。

【足临泣】

〔定位〕 在足背外侧,当足第 4 跖趾关节的前方,小趾伸肌腱的外侧凹陷处。

〔功能〕 疏肝利胆,聪耳明目。

〔主治〕 头痛,目眩,目外眦痛,胁肋痛,乳房胀痛,月经不调,瘰疬,足跗痛,足趾痛。

〔刺灸法〕 直刺 0.5～0.8 寸;可灸。

(十二) 足厥阴肝经

【行间】

〔定位〕 在足背侧,当第 1、2 趾间,趾蹼缘的后方赤白肉际处。

〔功能〕 疏肝理气,清热镇惊。

〔主治〕 头痛,失眠,目眩,口眼㖞斜,胁痛,腹胀,疝气,小便不利,月经不调,中风。

〔刺灸法〕 斜刺 0.5～0.8 寸;可灸。

【太冲】

〔定位〕 在足背侧,当第 1、2 跖骨结合部之前凹陷处。

〔功能〕 平肝镇惊,清热理血。

〔主治〕 头痛,眩晕,失眠,郁证,目赤肿痛,口眼㖞斜,胁痛,腹胀,呕逆,遗尿,疝气,崩漏,癫痫,小儿惊风,下肢痿痹。

〔刺灸法〕 直刺 0.5～0.8 寸;可灸。

【曲泉】

〔定位〕 屈膝,膝内侧横纹头上方凹陷处。

［功能］　调理下焦,清热利湿。

［主治］　小腹痛,小便不利,遗精,阴痒,阴挺,外阴疼痛,膝股内侧痛。

［刺灸法］　直刺 1～1.5 寸;可灸。

【期门】

［定位］　在胸部,乳头直下,第 6 肋间隙。

［功能］　调气活血,疏肝理脾。

［主治］　胸胁胀痛,腹胀,呕吐,乳痈,郁证,热病。

［刺灸法］　斜刺 0.5～0.8 寸;可灸。

(十三) 督脉

【长强】

［定位］　尾骨尖端下方的凹陷处,伏卧取穴。

［功能］　调理下焦,清热利湿。

［主治］　泄泻,便秘,便血,痔疾,脱肛,腰脊痛,尾骶部疼痛。

［刺灸法］　直刺 0.5～1 寸;可灸。

【腰阳关】

［定位］　在第 4 腰椎棘突下。

［功能］　壮腰补肾,疏利关节。

［主治］　月经不调,遗精,阳痿,腰骶痛,下肢痿痹。

［刺灸法］　直刺 0.5～1 寸;可灸。

【命门】

［定位］　在腰部,当后正中线上,第 2 腰椎棘突下凹陷中。

［功能］　扶元固本,强健腰膝。

［主治］　脊强腰痛,阳痿,遗精,月经不调,带下,泄泻,完谷不化。

［刺灸法］　直刺 0.5～1 寸;可灸。

【至阳】

［定位］　在第 7 胸椎棘突下。

［功能］　宽胸利气,健脾调胃。

［主治］　黄疸,咳喘,脊强,胸背痛,胃痛。

［刺灸法］　向上斜刺 0.5～1 寸;可灸。

【大椎】

［定位］　在第 7 颈椎棘突下。

［功能］　疏风解表,清热通里。

［主治］　头项强痛,疟疾,热病,癫痫,骨蒸潮热,咳嗽,气喘,感冒,脊背强急。

［刺灸法］　向上斜刺 0.5～1 寸;可灸。

【哑门】

［定位］　当后发际正中直上 0.5 寸,第 1 颈椎棘突下。

［功能］　疏风通络,开窍醒脑。

［主治］　癫狂痫,聋哑,暴喑,中风,舌强不语,后头痛,项强,鼻衄。

［刺灸法］　向下颌方向缓慢刺入 0.5～1 寸,不可做大幅度捻转;不可向上斜刺或深刺,深部接近延髓,必须严格掌握针刺的角度和深度。

【风府】

［定位］　在当后发际正中直上 1 寸,两侧斜方肌之间的凹陷中。

［功能］　通关开窍,清热散风。

［主治］　头痛,项强,目眩,鼻衄,咽喉肿痛,中风不语,半身不遂,癫狂。

［刺灸法］　直刺或向下斜刺 0.5～1 寸,针尖不可向上,不可深刺,以免刺入枕骨大孔,误伤延髓;禁灸。

【百会】

［定位］　头部正中线上,前发际直上 5 寸,约当两侧耳尖连线中点。

［功能］　开窍醒脑,回阳固脱。

［主治］　头痛,眩晕,失眠,耳鸣,鼻塞,中风失语,昏厥,癫狂,脱肛,阴挺。

［刺灸法］　平刺 0.5～1 寸;可灸。

【水沟】

［定位］　人中沟中央上 1/3 与 2/3 交界处。

［功能］　清热开窍,回阳救逆。

［主治］　癫狂痫,脏躁,小儿惊风,中风昏迷,昏厥,牙关紧闭,口眼㖞斜,面肿,腰脊强痛。

［刺灸法］　向上斜刺 0.3～0.5 寸;可灸。

(十四) 任脉

【中极】

［定位］　在下腹部,前正中线上,脐下 4 寸。

［功能］　补肾培元,清热利湿。

［主治］　遗尿,遗精,阳痿,疝气,月经不调,崩漏,痛经,带下,阴挺,阴痒,小便频数,小便不通,小腹痛。

［刺灸法］　针前排尿,直刺 1～1.5 寸,孕妇不宜针;可灸。

【关元】

［定位］　在下腹部,前正中线上,脐下 3 寸。

［功能］　补肾培元,清热利湿。

［主治］　遗尿,小便不通或频数,遗精,阳痿,疝气,月经不调,痛经,带下,崩漏,产后出血,小腹痛,完谷不化,泄泻,脱肛,中风脱证。

［刺灸法］　直刺 1～2 寸,需排尿后针刺;孕妇慎用;可灸。

【气海】

［定位］　在下腹部,前正中线上,当脐下 1.5 寸。

［功能］　补肾培元,益气和血。

［主治］　遗尿,遗精,阳痿,疝气,水肿,月经不调,痛经,闭经,带下,崩漏,产后出血,腹痛,便秘,泄泻,气喘,中风脱证。

［刺灸法］　直刺 1～2 寸;可灸。

【神阙】

［定位］　在脐窝正中。

［功能］　培元固本,开窍复苏。

［主治］　腹痛,肠鸣,泄泻不止,水肿鼓胀,妇女不孕,中风脱证,脱肛。

［刺灸法］　禁针,可隔盐灸,严禁起疱。

【中脘】

[定位]　在前正中线上,脐上 4 寸。

[功能]　调理中焦,行气活血,清热化滞。

[主治]　胃脘痛,腹胀,肠鸣,反胃,失眠,痢疾,黄疸,吐血,脏躁,癫狂痫,产后血晕。

[刺灸法]　直刺 1～2 寸;可灸。

【膻中】

[定位]　前正中线,平第 4 肋间隙,两乳头连线中点。

[功能]　宽胸利气,降逆化痰。

[主治]　胸痛,胸闷,气喘,心悸,呃逆,噎膈,乳汁少。

[刺灸法]　横刺 0.3～0.5 寸;可灸。

【天突】

[定位]　当前正中线上,胸骨上窝正中。

[功能]　宽胸利气,清热化痰。

[主治]　咳嗽,哮喘,咽喉肿痛,咽干,暴喑,呃逆,噎膈,瘿瘤。

[刺灸法]　先直刺 0.2 寸,然后将针尖转向下方,紧靠胸骨后刺入 0.5～1 寸;可灸。

【承浆】

[定位]　当颏唇沟正中凹陷中。

[功能]　开窍醒神,祛风通络。

[主治]　面肿,龈肿,齿肿,流涎,口眼㖞斜,癫狂。

[刺灸法]　斜刺 0.3～0.5 寸;可灸。

(十五) 经外奇穴

【四神聪】

[定位]　在头顶部,百会前后左右各 1 寸处。

[功能]　安神聪脑。

[主治]　头痛,眩晕,失眠,健忘,癫痫。

[刺灸法]　横刺 0.5～1 寸;可灸。

【鱼腰】

[定位]　在眉毛的中心处。

[功能]　清头明目。

[主治]　眉棱骨痛,眼睑瞤动、下垂,目翳,目赤肿痛。

[刺灸法]　横刺 0.3～0.5 寸,禁灸。

【印堂】

[定位]　在额部,两眉头连线的中点。

[功能]　清热散风,镇静安神。

[主治]　头痛,头重,鼻衄,鼻渊,小儿惊风,失眠。

[刺灸法]　向下平刺 0.3～0.5 寸,或点刺出血;可灸。

【太阳】

[定位]　在颞部,眉梢与目外眦之间,向后约 1 寸的凹陷中。

[功能]　清头明目。

[主治]　头痛,目疾,牙痛,口眼㖞斜。

［刺灸法］　直刺或斜刺 0.3～0.5 寸,或点刺出血;禁灸。

【耳尖】

［定位］　折耳向前,耳廓上方之尖端处。

［功能］　清热散风,活血明目。

［主治］　目赤肿痛,热病,目翳,喉痹。

［刺灸法］　直刺 0.1～0.2 寸;或点刺出血;可灸。

【金津、玉液】

［定位］　舌系带两侧静脉上,左为金津,右为玉液。

［功能］　清热开窍。

［主治］　口疮,消渴,腹泻,舌肿,舌强不语,呕吐不止。

［刺灸法］　点刺出血。

【百劳】

［定位］　在颈部,当大椎直上 2 寸,旁开 1 寸。

［功能］　清肺化痰。

［主治］　瘰疬,咳嗽,哮喘,顿咳,骨蒸潮热,盗汗自汗,颈肿,项背强痛,落枕。

［刺灸法］　直刺 0.5～1 寸;可灸。

【牵正】

［定位］　耳垂前 0.5～1 寸处。

［功能］　祛风通络。

［主治］　口眼㖞斜,牙痛,口舌生疮。

［刺灸法］　斜刺 0.5～1 寸。

【安眠】

［定位］　翳风穴与风池穴连线的中点。

［功能］　镇静安眠。

［主治］　头痛,眩晕,失眠,心悸,癫狂,癔病。

［刺灸法］　直刺 0.8～1.2 寸,可灸。

【子宫】

［定位］　在下腹部,中极穴旁开 3 寸。

［功能］　调经止痛,升提举陷。

［主治］　阴挺,月经不调,痛经,带下,不孕。

［刺灸法］　直刺 0.8～1.2 寸;可灸。

【定喘】

［定位］　在背部,大椎穴旁开 0.5 寸。

［功能］　宣肺定喘。

［主治］　咳嗽,哮喘,项强,肩背痛,风疹。

［刺灸法］　直刺 0.5～0.8 寸;可灸。

【夹脊】

［定位］　第 1 胸椎至第 5 腰椎棘突下旁开 0.5 寸,左右共 34 穴。

［功能］　通利关节,调理脏腑。

［主治］　上肢疾病,胸部疾病,腹部疾病,下肢疾病。

[刺灸法]　颈胸部直刺 0.5～1 寸,腰部直刺 1～1.5 寸,或梅花针扣刺出血;可灸。

【腰眼】

[定位]　当第 4 腰椎棘突下,旁开约 3.5 寸凹陷处。

[功能]　壮腰补肾。

[主治]　腰痛,尿频,月经不调,赤白带下。

[刺灸法]　直刺 1～1.5 寸;可灸。

【十七椎】

[定位]　在第 5 腰椎棘突下。

[功能]　通经散寒。

[主治]　腰痛,腿痛,下肢痿痹,月经不调,痛经。

[刺灸法]　向上斜刺 0.7～2 寸;可灸。

【腰痛点】

[定位]　在手背第 2、3 掌骨及第 4、5 掌骨之间,腕横纹下 1 寸,每手 2 穴。

[功能]　通经止痛。

[主治]　急性腰扭伤。

[刺灸法]　由两侧向掌中斜刺 0.5～0.8 寸。

【八邪】

[定位]　手背各指缝赤白肉际处,左右共 8 穴。

[功能]　清热解毒,止痛。

[主治]　烦热,手指麻木,手指拘挛,手背红肿,毒蛇咬伤。

[刺灸法]　斜刺 0.5～0.8 寸,或点刺出血;可灸。

【四缝】

[定位]　第 2、3、4、5 指掌面,近端指关节横纹中点。

[功能]　消积化痰。

[主治]　小儿疳积,纳差,百日咳。

[刺灸法]　点刺出血,或挤出少许黄白色透明黏液。

【十宣】

[定位]　手十指尖端,距指甲 0.1 寸。

[功能]　泻热醒神。

[主治]　中风,昏迷,痫证,高热,乳蛾,小儿惊风,指端麻木。

[刺灸法]　浅刺 0.1～0.2 寸,或点刺出血。

【膝眼】

[定位]　屈膝,髌骨尖两侧凹陷中。

[功能]　通利关节。

[主治]　膝痛,下肢无力。

[刺灸法]　直刺 0.5～1 寸;可灸。

【八风】

[定位]　足背,各趾缝趾蹼缘后方,左右共 8 穴。

[功能]　清热,解毒,止痛。

[主治]　脚气,趾痛,足背肿痛,牙痛,头痛,毒蛇咬伤等。

［刺灸法］　斜刺 0.5～0.8 寸；可灸。

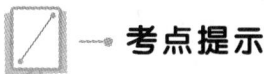考点提示　曲池、外关、内关、合谷、委中、足三里、三阴交、大椎的穴位定位。

五、耳针的基本知识

耳针是用针刺或其他方法刺激耳廓上的腧穴或反应点，以防治疾病的一种方法。具有操作简便、适应证广、副作用小、疗效确切、经济有效等特点。应用耳穴治病在我国具有悠久的历史，如《灵枢·厥病篇》曰：厥头痛，头痛甚，耳前后脉涌有热，泻出其血，后取足少阳。东汉张仲景曰：救卒中而目闭者，捣韭汁灌之于耳。说明耳有醒脑开窍的作用。唐代孙思邈在《千金方》中曰：取耳中孔上横梁，针灸之，治马黄黄疸，寒暑疫毒。说明耳穴可治传染病。明代杨继洲在《针灸大成》中曰：灸耳尖，治眼生翳膜。说明耳穴可治眼病。

（一）耳穴的定义

耳穴是指分布在耳廓上的一些特定区域的腧穴。当人体内脏或躯体患病时，往往会在耳廓的一定部位出现局部反应，如压痛、结节、变色等。耳与脏腑经络有着密切的关系。各脏腑组织在耳廓均有相应的反应区（耳穴）。刺激耳穴，对相应的脏腑有一定的调治作用。刺激耳穴的主要方法有针刺、埋针、放血、耳穴贴压、磁疗、按摩等。

（二）常用耳穴

【直肠】

［定位］　耳轮脚棘前上方的耳轮处，即耳轮 2 区。

［功能］　调理肠腑，止泻，通便。

［主治］　便秘，腹泻，脱肛，痢疾，痔疮。

【耳尖】

［定位］　将耳轮向耳屏对折时，耳廓上部尖端处，即耳轮 6、7 区交界处。

［功能］　清热解毒，凉血降压，明目止痛。

［主治］　发热，头痛头晕，麦粒肿，目赤肿痛，咽喉肿痛，牙痛，失眠，口眼㖞斜，痤疮、风疹等。

【风溪】

［定位］　耳轮结节前方，指区与腕区之间，即耳舟 1、2 区交界处。

［功能］　祛风止痒，止咳平喘。

［主治］　皮肤瘙痒，荨麻疹，湿疹，痤疮，咳嗽，气喘，鼻塞等。

【交感】

［定位］　在对耳轮下脚末端与耳轮内缘交界处，即对耳轮 6 区前端。

［功能］　镇静安神，解痉止痛。

［主治］　心烦，心悸，失眠，多梦，多汗，胃肠痉挛，心绞痛，泌尿结石等。

【内生殖器】

［定位］　在三角窝前 1/3 的凹陷处，即三角窝 2 区。

［功能］　补益肝肾,活血化瘀,调经止带,止痛止遗。

［主治］　月经不调,痛经,崩漏,白带过多,阳痿,遗精,早泄,性欲淡漠,围更年期综合征。

【神门】

［定位］　三角窝后1/3下部,即三角窝4区。

［功能］　醒脑开窍,清热解毒,祛风止痒。

［主治］　失眠,多梦,心烦,中风,昏厥,郁证,癫病,头痛,头晕,不孕,阳痿,早泄,戒断综合征。

【盆腔】

［定位］　在三角窝后1/3的下部,即三角窝5区。

［功能］　活血化瘀,调经止痛,止带止遗。

［主治］　带下病,痛经,闭经,不孕,阳痿,早泄,尿急,尿频,阴缩。

【肾上腺】

［定位］　在耳屏游离缘下部尖端,即耳屏2区后缘处。

［功能］　培元固本,回阳救逆,祛风止痛。

［主治］　肢节疼痛,眩晕,哮喘,昏厥,咽干咽痛,荨麻疹,皮肤瘙痒等。

【皮质下】

［定位］　对耳屏内侧面,即耳屏4区。

［功能］　醒脑开窍,镇静安神,回阳救逆。

［主治］　痛症,健忘,失眠多梦,癫病,郁证,癫狂,头痛,头晕,胸痛,心悸,惊风,抽搐,假性近视。

【对屏尖】

［定位］　对耳屏游离缘的尖端,即对耳屏1、2、4区交点处。

［功能］　宣肺止咳,化痰平喘。

［主治］　哮喘,皮肤瘙痒症,银屑病,睾丸坠痛,痄腮。

【口】

［定位］　在耳轮脚下方前1/3处,即耳甲1区。

［功能］　舒利关节,养阴生津。

［主治］　面瘫,口疮,舌痛,痤疮,胸胁疼痛,戒断综合征。

【胃】

［定位］　在耳轮脚消失处,即耳甲4区。

［功能］　健脾和胃,消积导滞,降逆止呕。

［主治］　纳差,恶心呕吐,食积,疳积,胃脘疼痛,牙痛,前额痛。

【大肠】

［定位］　在耳轮脚上缘及部分耳轮与AB线之间的前1/3处,即耳甲7区。

［功能］　理气止痛,消积导滞,清热凉血。

［主治］　便秘,腹泻,咳嗽,牙痛,痤疮,肥胖。

【肾】

［定位］　在耳甲艇部,对耳轮下脚下方后部,即耳甲10区。

［功能］　补肾益髓,强健腰脊,通利水道。

［主治］　腰痛,尿急尿频,耳鸣,失眠,多梦,健忘,遗尿,哮喘,月经不调,阳痿,遗精,早泄。

【肝】

〔定位〕 在耳甲艇的后下部,即耳甲 12 区。

〔功能〕 健脾和中,疏肝利胆,醒神明目。

〔主治〕 月经不调,痛经,眩晕,偏头痛,黄疸,青光眼,假性近视,更年期综合征,带状疱疹,黄褐斑,痤疮。

【脾】

〔定位〕 在 BD 线下方,耳甲腔的后下方,即耳甲 13 区。

〔功能〕 健脾和胃,补中益气。

〔主治〕 便秘,腹胀,腹泻,食欲不振,白带过多,崩漏,眩晕,水肿,痿证,失眠,内脏下垂。

【心】

〔定位〕 在耳甲腔正中凹陷处,即耳甲 15 区。

〔功能〕 宁心安神,镇静止痛,疏通心络。

〔主治〕 失眠,多梦,健忘,心悸,心痛,头痛头晕,口疮,声音嘶哑,癔病。

【肺】

〔定位〕 在耳甲腔内,心区和气管区周围,即耳甲 14 区。

〔功能〕 补益肺气,滋阴润燥,止咳平喘。

〔主治〕 咳嗽,哮喘,胸闷,声音嘶哑,咽喉肿痛,皮肤瘙痒,荨麻疹,痤疮,便秘,水肿,小便不利,戒断综合征。

【三焦】

〔定位〕 在耳甲腔底部,耳孔外,肺与内分泌两区之间,即耳甲 17 区。

〔功能〕 调理三焦,消肿利尿,通利水道。

〔主治〕 便秘,腹胀,水肿,耳鸣,耳聋,消渴,肥胖。

【内分泌】

〔定位〕 在屏间切迹内,耳甲腔底部,即耳甲 18 区。

〔功能〕 清热解毒,祛湿止痛,祛风止痒。

〔主治〕 月经不调,痛经,更年期综合征,肥胖,黄褐斑,痤疮,心悸,发热,泄泻,失眠,多梦。

【面颊】

〔定位〕 在耳垂正面,眼区与内耳区之间,即耳垂第 5、6 区交界处。

〔功能〕 祛风活络,消肿止痛。

〔主治〕 面瘫,面痛,面肌痉挛,痤疮,扁平疣,黄褐斑。

(三)耳穴的选穴原则

在临床上治疗疾病时,可根据下列方法选取耳穴。如按相应部位取穴,当机体患病时,在耳廓的相应部位上出现一定的敏感点,如胃病取"胃"穴。按脏腑辨证取穴,根据中医脏腑学说理论,按各脏腑的生理功能和病理反应进行辨证取穴,如脱发取"肾"穴。按经络辨证取穴,根据十二经脉循行和其所主病候选取穴位,如腰腿痛病取"膀胱"穴或"胰胆"穴。按西医学理论取穴,一些耳穴名称是根据西医学理论命名的,如"交感"、"肾上腺"、"内分泌"等。按临床经验取穴,如"神门"穴有较明显的止痛、镇静作用,"耳尖"穴对外感发热、血压偏高等有退热、降压效果。

（四）耳针的适应证

耳针临床适应证也较为广泛。疼痛性疾病，如神经性疼痛，各类扭挫伤，外科手术后的伤口痛，内脏器官的绞痛等。炎症性疾病及传染病，如急慢性咽喉炎、扁桃体炎、急性结膜炎、胆囊炎、腮腺炎等。功能紊乱和变态反应性疾病，如眩晕综合征、高血压、心律不齐、神经衰弱、荨麻疹、紫癜等。内分泌代谢紊乱性疾病，如甲状腺功能亢进症或低下症、糖尿病、肥胖症、更年期综合征等。耳针还有催乳、催产、预防和治疗输血、输液反应的功效，同时还有美容、戒烟、戒毒、延缓衰老、防病保健等作用。

知识链接 ⋯⋯⋯ 4-1 耳穴的分布及其原理 ⋯⋯⋯

（王　飞）

任务二　中医按摩护理

中医按摩，又称推拿，古称按跷、跷引等，是指通过各种手法作用于人体体表局部或穴位，对机体产生良性影响，从而驱病保健的一种非药物自然疗法。它的作用是疏通经络，行气活血，理筋整复，滑利关节，调整脏腑功能，增强抗病能力。从内容上可分为保健按摩、运动按摩、医疗按摩。

知识链接 ⋯⋯⋯ 4-2 按摩的基本原理 ⋯⋯⋯

一、按摩的适用范围

按摩的适用范围很广，涉及骨伤、神经、内、外、妇、儿、五官科疾病，同时亦用于保健、美容、减肥等方面。

1. 骨伤科疾病　如颈椎病、肩周炎、落枕、胸腰椎后关节紊乱、腰椎间盘突出症、急性腰扭伤、慢性腰肌劳损、梨状肌综合征、肱骨外上髁炎、腕管综合征、指部腱鞘炎、各部关节手术后功能康复等。

2. 内科疾病　如头痛、胃脘痛、胃下垂、胆绞痛、呃逆、便秘、腹泻、高血压、中风后遗症、眩晕、失眠、痹证、痿证、疲劳综合征等。

3. 外科疾病　如乳痈初期、手术后的肠粘连等。

4. 妇科疾病　如月经不调、痛经、闭经、产后缺乳、妇女绝经期综合征、产后耻骨联合分离症等。

5. 儿科疾病　如脑性瘫痪、小儿麻痹后遗症、小儿肌性斜颈、臂丛神经损伤、发热、咳嗽、泄泻、呕吐、疳积、佝偻病、夜啼、遗尿等。

6. 五官科疾病　如近视、视神经萎缩、鼻窦炎、咽喉炎、耳鸣、耳聋、颞颌关节功能紊乱症等。

二、按摩的用物准备

（一）按摩介质

按摩时,为了减少手法对皮肤的摩擦损伤,或者为了借助某些药物的辅助作用,可在施术皮肤上涂抹液体、膏剂或粉末,这种液体、膏剂或粉末统称为按摩介质,亦称按摩递质。

1. 常用介质的种类与作用

（1）食用淀粉:能润滑皮肤,无毒副作用,适用于各种小儿疾病,在小儿按摩中应用最多。

（2）爽身粉(滑石粉):有润滑皮肤吸水的作用,用处较广。

（3）葱姜汁:将葱白和生姜捣碎取汁,或将葱白和生姜片用75%的酒精溶液浸泡而成;能加强温热散寒的作用,常用于冬春季及小儿虚寒证。

（4）白酒:有活血祛风、散寒除湿、通经活络的作用,对发热患者尚有降温作用,一般用于急性扭挫伤,适用于成人按摩。

（5）鸡蛋清:用时将鸡蛋壳穿一小孔取鸡蛋清使用,有清凉解热、祛积消食作用,适用于小儿外感发热、消化不良等。

（6）外用药酒:取当归尾30 g,乳香20 g,没药20 g,血竭10 g,马钱子20 g,广木香10 g,生地黄10 g,桂枝30 g,川草乌20 g,冰片1 g,浸泡于1.5 kg高浓度白酒中,2周后使用;有行气活血、化瘀通络的功效,适用于骨和软骨退行性病变。

（7）麻油:运用擦法时涂上少许,可增强手法透热作用,提高疗效。

（8）凉水:食用洁净凉水,有清凉肌肤和解热作用,一般用于外感热证。

（9）红花油:由冬青油、红花、薄荷脑配制而成,有消肿止痛作用,常用于急性或慢性软组织损伤。

（10）传导油:由玉树油、甘油、松节油、酒精、蒸馏水等量配制而成,用时摇匀,有消肿止痛、祛风散寒的作用,适用于软组织慢性劳损和痹证。

（11）木香水:取少许木香,用开水浸泡,放凉去渣后使用,有行气、活血、止痛作用,常用于急性扭挫伤及肝气郁结所致的两胁疼痛等。

（12）冬青膏:由冬青油、薄荷脑、凡士林和少许麝香配制而成,具有温经散寒和润滑作用,常用于治疗软组织损伤及小儿虚寒性腹泻。

（13）薄荷水:取5%薄荷脑5 g,浸入75%酒精溶液100 mL内配制而成,具有温经散寒、清凉解表、清利头目和润滑作用,常用于治疗小儿虚寒性腹泻及软组织损伤,用按揉法、擦法可加强透热效果。

2. 介质的选择

（1）辨证选择:一般根据寒热虚实证型的不同选择相应的介质。寒证,用有温热散寒作用的介质,如葱姜水、冬青膏等;热证,用具有清凉解热作用的介质,如凉水、医用酒精等;虚证,用具有滋补作用的介质,如药酒、冬青膏等;实证,用具有清、泻作用的介质,如鸡蛋清、红花油、传导油等。其他证型可用一些中性介质,如淀粉、爽身粉等,取其润滑皮肤的作用。

（2）辨病选择:软组织损伤,如关节扭伤、腱鞘炎等选用活血化瘀、消肿止痛、透热性强的

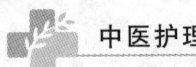

介质,如红花油、传导油、冬青膏等;小儿肌性斜颈选用润滑性较强的滑石粉、爽身粉等;小儿发热选用清热、散热性能较强的凉水、酒精等。

（3）根据年龄选择:成年人用水剂、油剂、粉剂。老年人常用油剂和酒剂;小儿主要用滑石粉、爽身粉、凉水、薄荷水、葱姜汁、鸡蛋清等。

（二）其他用物

按摩床、高低不等的凳子、靠背椅、各种规格的软垫或大小不等的枕头、大毛巾等,根据具体情况选用。

三、按摩的注意事项

（1）选择让患者舒适且便于医者操作的体位和手法。手法应熟练,时间一般为每次 15～30 min,1 个疗程以 10～15 次为宜,疗程间宜休息 2～3 日。

（2）医者仪表端庄,态度亲切,操作认真,禁止操作期间戏谑玩笑;经常修剪指甲,避免操作时损伤患者皮肤。

（3）除擦、推、掐等手法直接接触患者皮肤外,其他手法操作须用布巾或衣服覆盖患者的施术部位。

（4）在操作过程中,要随时注意患者对手法的反应,如有不适,应及时调整,防止意外事故的发生。

（5）对于过饱、酒后、暴怒后及大量运动后的患者,一般不立即施以按摩治疗。

（6）皮肤破损、出血性疾病、传染病、感染性疾病、急腹症,某些严重疾病如心脏病、肝病、恶性肿瘤,以及妇女妊娠期、月经期腰骶部和腹部均禁忌按摩。

四、常用按摩手法

（一）按摩手法操作基本要求

按摩师在手法操作过程中要做到持久、有力、均匀、柔和,从而达到"深透"。持久指能按需求持续运用手法一定的时间;有力指要具有一定的力量,且应根据患者的不同情况而增减;均匀指速度宜快慢一致,用力宜轻重一致;柔和指用力不生硬粗暴,动作变换自然;"深透"指力量要能达病位。

（二）按摩手法操作要领

按摩师在手法操作时,身体要放松,沉肩,垂肘,使身体的力节节贯通,直达手部,渗透至病所。沉肩是指肩关节放松,双肩松沉,不可僵硬、上耸,以减轻按摩师肩部疲劳,减少按摩师肩部劳损。垂肘是指肘部也要松垂、肘尖对着地面,保持下垂,不可抬肘。

（三）按摩手法

1. 一指禅推法　一指禅推法(图 4-1)是用大拇指指端螺纹面或偏锋着力于一定的部位或穴位上,通过前臂与腕部的来回摆动,带动拇指关节做屈伸活动,使之产生的力持续地作用于治疗部位上的一种方法。

【动作要领】　沉肩,垂肘,悬腕,掌虚指实,紧推慢移。以肘部为支点,前臂做主动摆动,带动腕部和拇指关节做屈伸运动。压力平稳,不可用蛮力,摆动幅度要均匀,动作要灵活。手法频率为每分钟 120～160 次。

【临床应用】　本手法接触面积小,深透度大。有调和营卫、舒筋活络、健脾和胃、祛瘀消

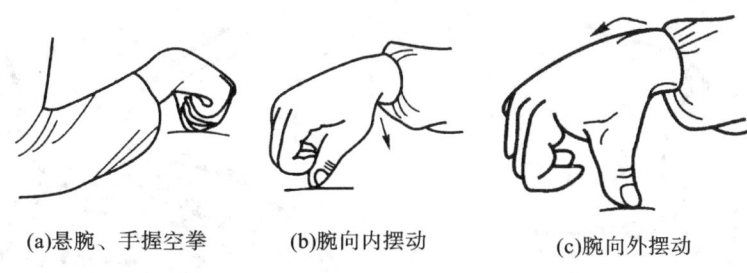

| (a)悬腕、手握空拳 | (b)腕向内摆动 | (c)腕向外摆动 |

图 4-1 一指禅推法

积、调和脏腑的功能。适用于全身各部位和穴位。临床上适用于内、外、妇、儿、骨伤各科疾病，如头痛、胃脘痛、关节酸痛等。

2. 㨰法 㨰法(图 4-2)是以手背小指掌指关节及部分小鱼际为着力部位，通过前臂的旋转摆动带动腕关节的伸屈运动，使着力部位在体表一定部位或穴位上做往返滚动的一种手法。

【动作要领】 㨰法的吸定点是小指掌指关节背侧，吸定部位要紧贴体表。沉肩，垂肘，肘关节微屈约 120°，置于身体侧前方。通过前臂做主动旋转摆动，带动腕部做伸屈运动。手背㨰动幅度控制在 120°左右。压力要均匀、柔和，有明显的㨰动感，动作要有节律、连续、协调，不可忽快忽慢，时轻时重。㨰动频率为每分钟 120～160 次。

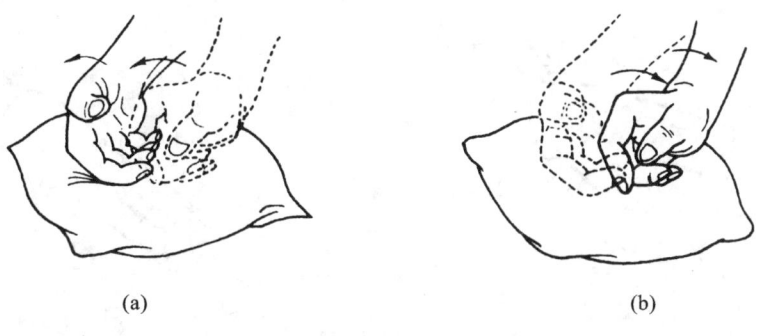

| (a) | (b) |

图 4-2 㨰法

【临床应用】 本法压力大，接触面也较大。有舒筋活血、缓解痉挛、滑利关节、消除疲劳的功能。适用于肌肉较丰富的颈项、肩背、腰臀与四肢等部位。临床多用于风湿痹痛、痿证、中风偏瘫、肢体麻木、腰肌劳损、运动功能障碍等疾病及养生保健按摩。

3. 揉法 揉法是用全掌，或掌根，或大鱼际，或手指指面部分着力，吸定于一定部位或穴位上，做轻柔缓和的回旋揉动或左右摆动的一类手法。

【动作要领】 沉肩，垂肘，手腕部放松。上肢或前臂做主动摆动或回旋揉动，着力点紧贴体表，压力要轻柔，带动皮下组织的揉动，动作要协调而有节律。揉动频率为每分钟 100～150 次。指揉法如图 4-3 所示，掌揉法如图 4-4 所示。

【临床应用】 本手法接触面积较大，轻柔缓和，刺激量小，老幼皆宜。有宽胸理气、活血祛瘀、舒筋活络、消积导滞、消肿止痛的功能。适用于全身各部位。临床多用于脘腹胀痛、便秘泄泻等胃肠疾病，外伤所致的红肿疼痛等，以及养生保健按摩。

4. 摩法 摩法是运用手掌掌面或食、中、无名指指面附着于一定穴位或部位上，以腕关节为中心，连同前臂或掌、指做节律性的环旋运动的一种手法。

【动作要领】 肘关节自然屈曲，腕部放松，指掌自然伸直。在着力部位做环旋抚摩动作而

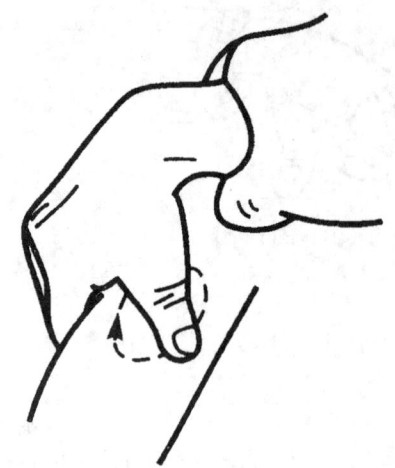

图 4-3 指揉法

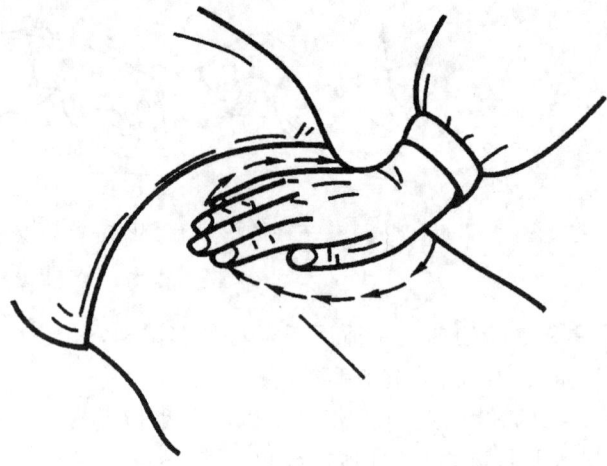

图 4-4 掌揉法

不带动皮下组织。动作要缓和而协调，指面或掌面要紧贴体表，做顺时针或逆时针方向均匀往返运动，以患者舒适为度。摩动频率为每分钟 80～120 次。掌摩法如图 4-5 所示，指摩法如图 4-6 所示。

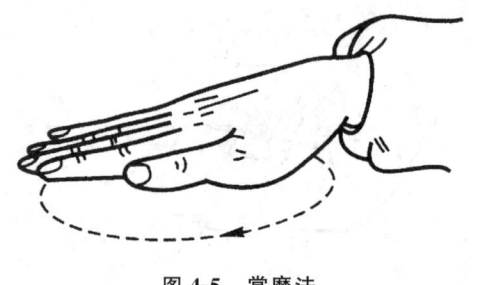

图 4-5 掌摩法

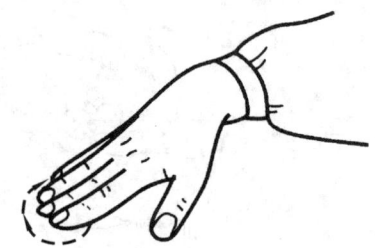

图 4-6 指摩法

【临床应用】 本手法轻柔和缓，具有理气止痛、调理脾胃、活血散瘀、消积导滞的功能。适用于胸腹、胁肋部疾病。临床常用于脘腹胀痛、食积胀满及胸胁损伤、气滞、月经不调、痛经等。

5. 推法 推法是将指、掌或肘部着力于一定的穴位或部位上，缓缓进行单方向的直线移动的一种手法。分掌推法（图 4-7）、指推法（图 4-8）、肘推法。

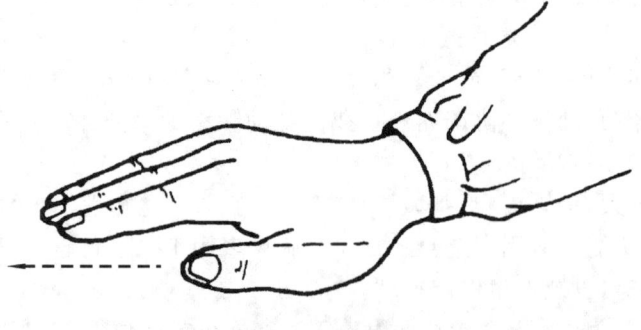

图 4-7 掌推法

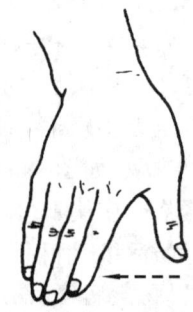

图 4-8 指推法

【动作要领】 沉肩，垂肘，肘关节微屈或屈曲。指、掌或肘部紧贴皮肤，压力要平稳，速度要均匀而缓慢。推法频率为每分钟 30～60 次。

【临床应用】　本法有行气活血、消肿止痛、舒筋活络、健脾和胃的功能。适用于全身各部。临床用于肝郁气滞证及脘腹胀满、肩臂酸痛、麻木不仁等病证。

6. 擦法　擦法是将手掌的掌根、大鱼际、小鱼际或掌面附着在一定部位上，进行直线来回摩擦的一种手法。

【动作要领】　腕关节伸直，手指自然伸开，整个手掌紧贴体表的治疗部位，以肩关节为支点，上臂带动手掌做上、下或前、后往返移动，使治疗部位产生一定热量。压力不宜太大，用力适中，但推动的幅度要大，动作要连续、均匀，不能有间隔停顿。擦法频率为每分钟 100～120 次。掌擦法如图 4-9 所示，大鱼际擦法如图 4-10 所示，小鱼际擦法如图 4-11 所示。

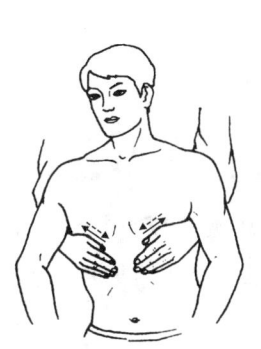
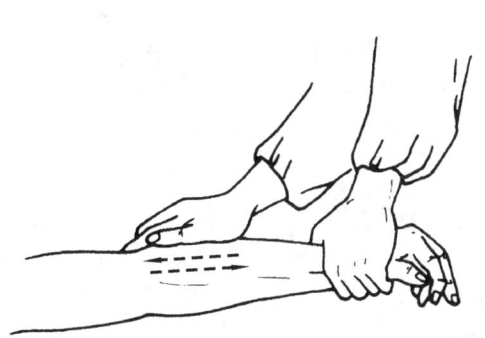
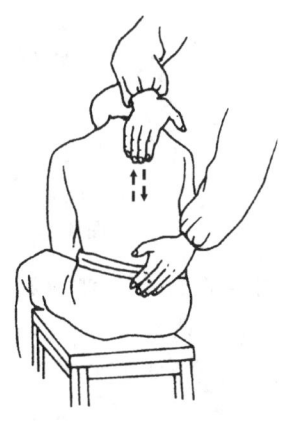

图 4-9　掌擦法　　　　图 4-10　大鱼际擦法　　　　图 4-11　小鱼际擦法

【临床应用】　本手法产生一种温热而柔和的刺激，小鱼际擦法较大鱼际产生的热量高。有活血化瘀、消肿止痛、温通经络、祛风散寒、健脾和胃的功能。适用于全身各部。临床用于内脏虚损、气血失常证、腰背酸痛、消化不良、肢体麻木等病证，以及养生保健。

7. 抹法　抹法（图 4-12）是以双手或单手拇指指面、掌面紧贴皮肤的一定部位，做左右或上下往返直线或曲线的抹动的一类手法。

【动作要领】　沉肩，垂肘，拇指指面着力紧贴皮肤，其余四指固定被操作的部位。用力要轻而不浮，重而不滞，移动轻快或缓慢。

【临床应用】　本手法轻快柔和，有开窍镇静、活血通络、醒脑明目、疏肝理气、解除痉挛的功能。适用于头面、颈项、胸腹及腰骶部。临床用于头痛、头晕、颈项强痛、脘腹胀痛、腰背酸痛等的治疗。常作为治疗时的开始或结束手法。

8. 搓法　搓法（图 4-13）是用双手掌面或小鱼际部分挟住一定的部位，相对用力做均匀快速搓揉，并做上下往返移动的一种手法。

【动作要领】　沉肩，垂肘，腕关节放松，动作要灵活，挟住部位要松紧适当，双手用力要对称，移动要慢，搓动要快，动作要连贯。搓法频率为每分钟 120～150 次。

【临床应用】　本手法轻快柔和。有疏通经络、调和气血、解痉止痛、疏肝理气、放松肌肉的功能。适用于胁肋、腰背及四肢部，最常用于上肢。临床用于肩背疼痛、腰背酸痛、胸胁胀闷、风湿痹痛及损伤性疾病等及养生保健。常作为按摩治疗的结束手法之一。

9. 按法　按法是以拇指端，或中指端，或手掌为着力点，按压一定部位或穴位的一种手法。分指按法和掌按法。

【动作要领】　沉肩，垂肘，着力部位要紧贴体表，不可移动。按压宜垂直向下用力。用力

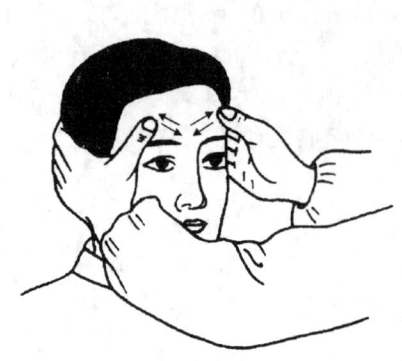

图 4-12   抹法

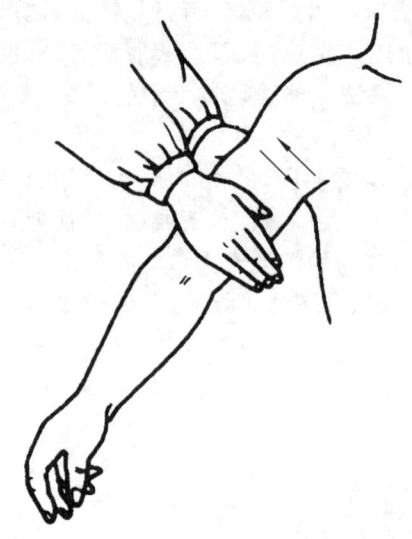

图 4-13   搓法

应由轻渐重,使刺激深透,以有"得气感"为度。不能用暴力猛然按压。按压胸背或脊柱时,患者不宜说话。按压时间为 20 s 至 2 min,一般按压力量大者时间宜短;按压力量小者时间可稍长。掌按法如图 4-14 所示,指按法如图 4-15 所示。

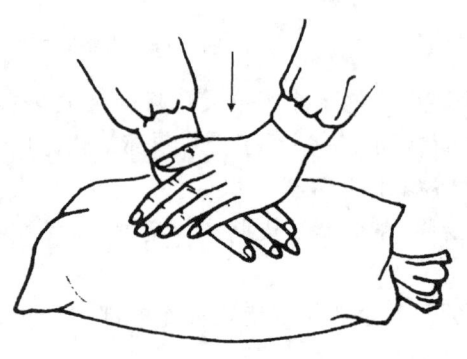

图 4-14   掌按法

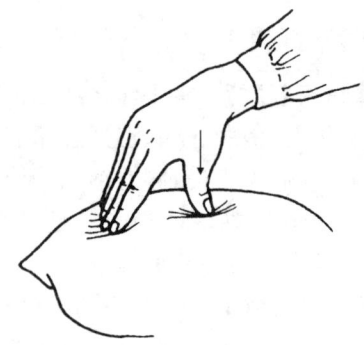

图 4-15   指按法

【临床应用】   指按法接触面积小,适用于全身各部位;掌按法接触面积大,压力重但刺激缓和,适用于腰背、腹部。有活血止痛、解痉散结、开通闭塞的功能。临床用于肢体酸痛麻木、胃脘痛、头痛等。常与揉法结合使用,组成"按揉"复合手法,即在按压达到一定力度时,再做小幅度的缓缓揉动,做到刚中兼柔。

10. 点法   点法是以指端或屈指骨突部为着力部位,在一定部位或穴位垂直下压的一种手法。分指点法(图 4-16)和屈指点法(图 4-17)。

【动作要领】   沉肩,垂肘,意念在着力部位。点压时要垂直向下用力。用力宜由轻渐重,再由重而轻,以"得气"或患者能耐受为度,不宜久点。

【临床应用】   本手法着力面小,刺激性强。有镇静止痛、开通闭塞、疏通经络、调整脏腑、解除痉挛的功能。适用于背、臀部腧穴及肌肉浅薄的骨缝处。临床用于腰腿麻木疼痛、脘腹挛痛等疾病。术后宜用拇指指腹揉、按局部,缓解点穴后不舒服之感。本手法多用于穴位或压痛点,故有"点穴疗法"和"指针"之说。

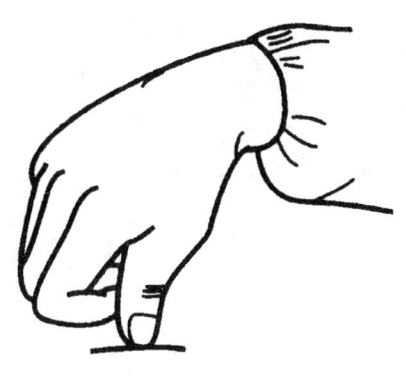

图 4-16　指点法

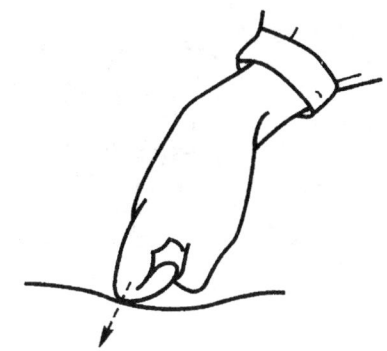

图 4-17　屈指点法

11. 拿法　拿,即捏而提起。拿法(图 4-18)是用大拇指与其他四指指面,或食、中两指指面相对用力,在一定穴位或部位进行节律性的提捏的一种手法。

【动作要领】　沉肩,垂肘,悬腕,以拇指的指面和指峰与其余四指相对着力于施术部位,对称用力,由轻而重,再由重而轻。动作要缓和而有连续性。不可突然用力,不可断断续续或忽轻忽重,指端微带揉捏动作。

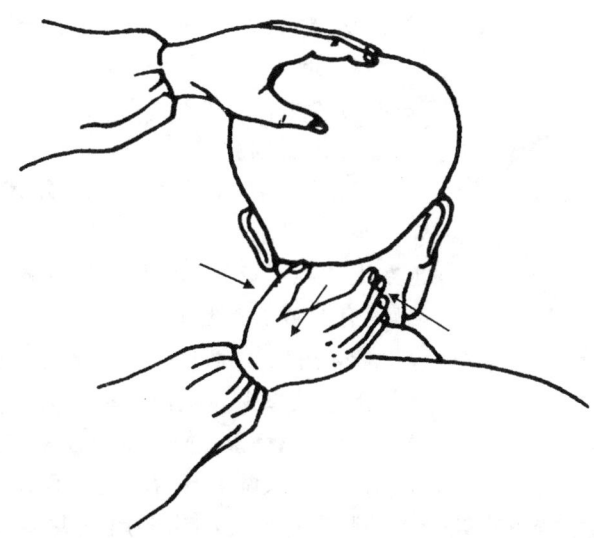

图 4-18　拿法

【临床应用】　本手法刺激性较强,有祛风散寒、舒筋通络、开窍止痛、解除痉挛的功能。适用于四肢、肩、颈项等部位。临床用于头痛、项强、漏肩风、腰腿疼痛、肌肉疲劳等症以及养生保健。拿后宜采用摩、搓、揉等手法,缓解因刺激引起的不适感,可作为按摩的结束手法之一。

12. 捏法　捏法(图 4-19)是用拇指与食、中、无名指捏住某一部位,相对用力,将皮肉捏起,做连续捻转挤捏的一种手法。

【动作要领】　沉肩,垂肘,指腹着力,腕关节放松,手指主动发力,连续不断并轻快灵活地捻转挤捏。在做相对用力挤压动作时,要柔和、均匀而有节律性,且循序渐进。频率可快可慢。捏法频率为每分钟 60～120 次。

【临床应用】　本手法柔和,有行气活血、舒筋通络、缓解痉挛、健脾和胃、调和阴阳的功效。适用于头部、颈部、背脊及四肢。临床用于腹痛腹泻、神经衰弱、月经不调、痛经等疾病以及养

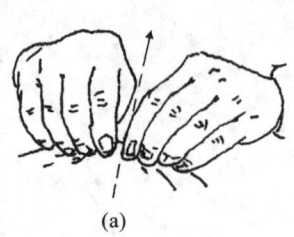
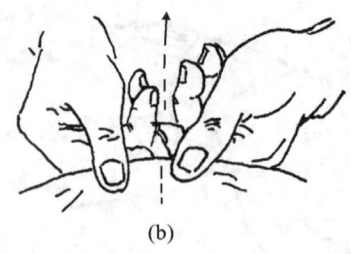

(a)   (b)

图 4-19　捏法

生保健。

13. 踩跷法　踩是足踏下，跷是足抬起，踩跷就是以单足或双足前部为着力部位，交替踩跷一定部位的一种方法。

【动作要领】　患者俯卧。医者单手或双手攀住固定在墙上的扶手，用以控制自身体重和踩跷时的力量。用双足踩踏患者的腰部，踩时以踝关节活动为主，双足前掌与足尖着力，踩、踏、揉、搓患者的一定部位，动作由轻而重，逐渐增加，要柔和、均匀而有节奏。踩踏的力量和次数，宜根据病情和患者的体质而定。

【临床应用】　本法刺激性大，有缓急止痛、舒筋活络、行气活血、矫正脊柱畸形的功能，适用于腰骶部及各大关节。临床用于腰部扭伤、腰肌劳损、风湿痹痛、腰椎间盘突出症等疾病。

14. 振法　以掌或指着力于施术部位，静止用力产生振动，称为振法（图 4-20）。

【动作要领】

（1）掌振法：以掌面着力于施术部位，肘关节伸直，身体前倾，两足跟略离地面，以肩关节为支点，前臂和手掌静止性主动施力，产生较快频率的振动波，使受术部位有振动感，有时或有温热感。

（2）指振法：以食、中指螺纹面着力于施术部位，肘关节为支点，掌、指静止性主动施力，其动作效果同掌振法。

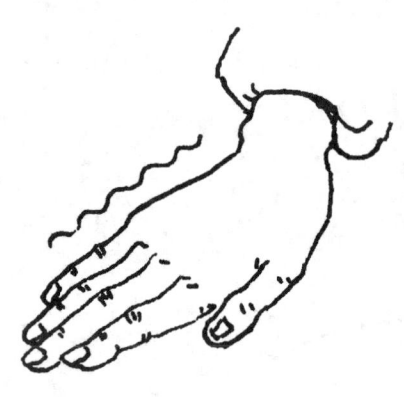

图 4-20　振法

【临床应用】　本法柔和轻松，舒适自然，具有和中理气、消食导滞、调节肠胃功能的作用。掌振法常在头顶部、胃脘部、小腹部操作；指掌法可在全身各部腧穴操作。临床多用于头痛、失眠、咳嗽、胃脘痛、脏器下垂、腰痛、痛经、月经不调等病证。

15. 抖法　以双手或单手握住并着力于患者肢体远端，做小幅度、快频率的连续抖动，称为抖法（图 4-21）。

【动作要领】　被抖动的肢体要自然伸直、放松。医者沉肩，垂肘，手握患者肢体的腕部或踝部，同时做快速小幅度的抖动，使被抖动的肢体有轻松感。动作要轻松、连续，幅度要小，频率要快。抖动的频率：抖下肢时每分钟约 100 次，抖上肢时每分钟约 200 次。

【临床应用】　本手法柔和、轻快，适用于四肢，常用于上肢。有舒筋活络、调和气血、解除痉挛、通利关节、消除疲劳的作用。临床用于肩、腕、肘及腰腿痛，肢体屈伸不利等。实际应用中常与搓法配合，作为按摩治疗的结束手法，使患者有一种舒松的感觉。

16. 拍法　拍法（图 4-22）是用虚掌或实掌平稳而有节奏地拍打体表一定部位的一种手法。

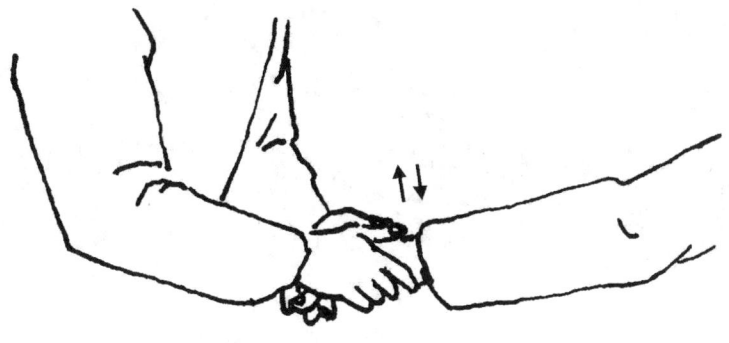

图 4-21　抖法

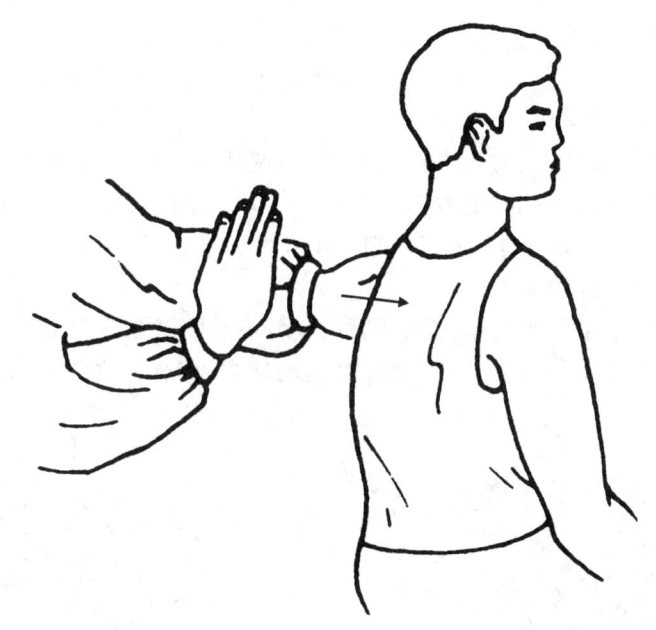

图 4-22　拍法

【动作要领】　沉肩，垂肘，五指自然并拢，掌指关节微屈，腕关节要自然放松。拍打时用力要均匀而有节律性，拍打后迅速提起。不要在被拍打处停顿，不可暴力拍打，不可忽快忽慢。拍打频率为每分钟 80～160 次。

【临床应用】　本法接触面大，具有调和气血、舒筋通络、通利关节、缓解痉挛、消除疲劳的功能，适用于肩背、腰骶及下肢部。临床用于肌肉痉挛、麻木、风湿痹痛、局部感觉迟钝、运动损伤症及养生保健。常用于运动前、后的准备与放松，也是按摩治疗的结束手法之一。

17. 击法　击法是用拳背、掌根、掌侧小鱼际、指尖或棒击打体表一定穴位或部位的一种手法。分拳击法、掌击法、侧击法、指尖击法和棒击法。

【动作要领】　沉肩，垂肘，以肘关节或肩关节活动带动腕关节的活动。动作要有节奏，用力快速而短暂，垂直叩击体表。叩击力量的大小与次数，应依据病情的需要和患者的体质与耐受情况而定，叩击要速度均匀而有节律。拳击法如图 4-23 所示，侧掌击法如图 4-24 所示，棒击法如图 4-25 所示。

【临床应用】　本手法刺激较强，有舒筋活络、宣通气血、解痉止痛的功能。拳击法适用于

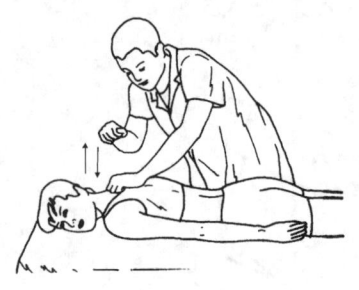

图 4-23　拳击法

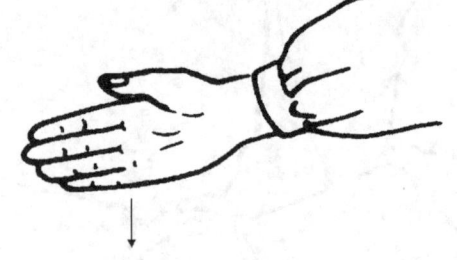

图 4-24　侧掌击法

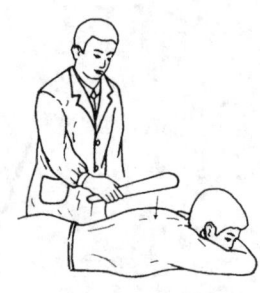

图 4-25　棒击法

腰背部;掌击法适用于头顶、臀及大腿部;侧击法适用于颈项、腰背及四肢部;指尖击法适用于头面部;棒击法适用于腰背、臀及四肢部。临床用于风湿痹痛、肌肉痉挛、头痛、腰腿疼痛、局部感觉迟钝及养生保健。

18. 摇法　摇法是用一手握住或挟住关节近端肢体,另一手握住关节远端的肢体,使关节做被动的环转活动的一种手法。

【动作要领】　肩部放松,屈肘,肩、肘、腕关节协调活动。动作和缓,用力平稳,摇动的幅度和方向须在患者生理功能许可的范围内,宜从小到大,切忌动作粗暴。常用摇法的要领如下。

(1)颈项部摇法:患者取坐位,医者站其侧位,用一手扶住患者头枕后部,另一手托住下颏,做左右、前后环转摇动(图 4-26)。

(2)肩关节摇法:患者取坐位,医者站其侧方,用一手按压在其肩部上方以固定,另一手握住腕部或托住肘部,以肩关节为支点,医者手臂主动施力,使患者肩关节做环转运动(图 4-27)。

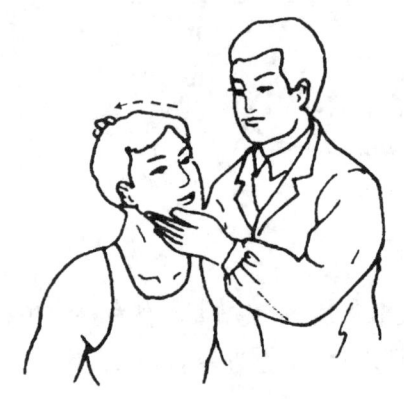

图 4-26　颈项部摇法

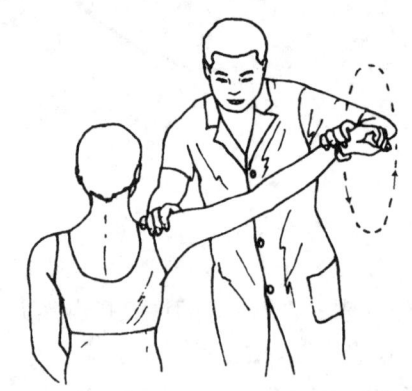

图 4-27　肩关节摇法

(3)髋关节摇法:患者取仰卧位,屈髋屈膝。医者一手托住患者同侧足跟,另一手按住其膝部,使其髋关节做环转摇动(图 4-28)。

(4)踝关节摇法:患者取仰卧位或坐位,下肢自然下垂。医者一手托住踝部固定,一手握住足趾部,做踝关节环转摇法(图 4-29)。

【临床应用】　本手法有滑利关节、通经活血、预防和解除粘连的功能。适用于四肢关节及颈项、腰部。临床用于关节强硬、屈伸不利、肌肉劳损、韧带损伤后功能障碍等及自我保健。

19. 背法　患者和医者背靠背站立,医者分别用两肘套住患者肘弯部,将患者反背起来做颤动或摇动的一种方法。

【动作要领】　两肩放松,弯腰、屈膝、挺臀,以臀部抵住患者第4、5腰椎或腰骶部。背起患

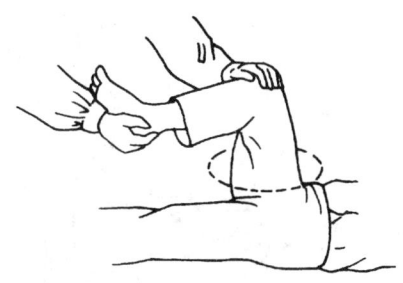

图 4-28　髋关节摇法

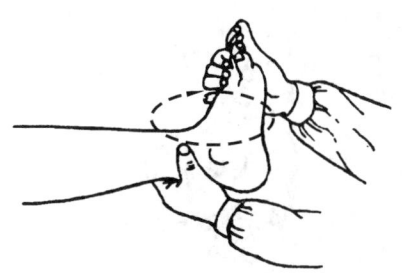

图 4-29　踝关节摇法

者,使其双足离地,做快速伸膝挺臀动作,同时以臀部着力来颤动或摇动患者腰部。幅度不宜过大,频率不宜过快,臀部的颤动要和两膝的屈伸协调(图 4-30)。

【临床应用】　本手法只适用于腰骶部。有缓解痉挛,帮助复位扭错的腰椎小关节及还纳椎间突出物的功能。临床用于腰部急性损伤及腰椎间盘突出症等。

20. 扳法　双手向同一方向或相反方向用力,使关节瞬间受力,做被动的旋转、屈伸、内收、外展运动的手法称为扳法。

扳法是临床常用按摩手法,也是一种正骨手法或整复手法。其操作难度较高,技巧性很强,需要通过严谨和较长时间的训练才能熟练掌握。临床上常用于治疗四肢关节功能障碍及纠正脊椎小关节错缝等疾病。

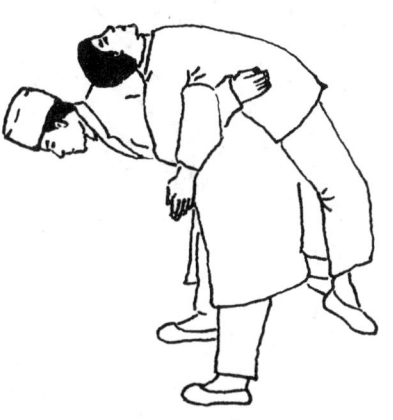

图 4-30　背法

【动作要领】

(1)颈项部扳法:患者取坐位,颈部略前屈,医者在背后用肘部托住其下颏部,手扶住枕部(向右扳用右手,向左扳用左手)。先向上牵引颈部,同时把头部被动旋转至最大限度后,略停片刻,以巧力寸劲做一突发快速扳动,有时可听到"喀喳"的弹响声(图 4-31)。

(2)胸背部扳法:患者取坐位,嘱患者两手交叉扣住,置于后脑部。医者两手托住患者两侧肘部,并用一侧膝部顶住患者背部,嘱患者做俯仰活动,配合深呼吸,做扩胸牵引扳动(图 4-32)。

(3)腰部扳法:

①腰部斜扳法:患者取侧卧位,医者用一侧肘部按住其肩前部,另一侧肘部抵住臀部,将腰被动旋转至最大限度后,两侧肘部同时用力做相反方向的扳动(图 4-33)。

②弯腰旋转扳法:患者取坐位,腰前屈到一定角度后,助手于患者前侧帮助固定其下肢,医者用一手拇指按住需扳动的脊柱的棘突,另一手按住对侧颈肩部,使其腰部在前屈位时再向患侧旋转,旋转至最大限度时,使其腰部向健侧侧弯方向扳(图 4-34)。

③腰部后伸扳法:患者取俯卧位。医者一手按住腰部患处,另一只手置于两膝上,缓缓向上提起,当腰后伸到最大限度时,两手同时用力做相反方向的扳动(图 4-35)。

【临床应用】　本手法适用于脊柱及四肢关节等部位。具有滑利关节、舒筋活络、松解粘连、恢复肢体功能的作用。临床用于关节错位或关节功能障碍、颈椎病、腰腿痛等疾病。

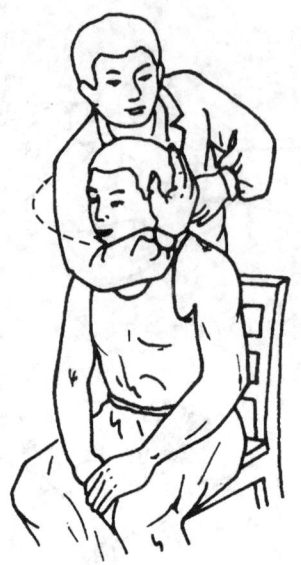

图 4-31　颈项部扳法

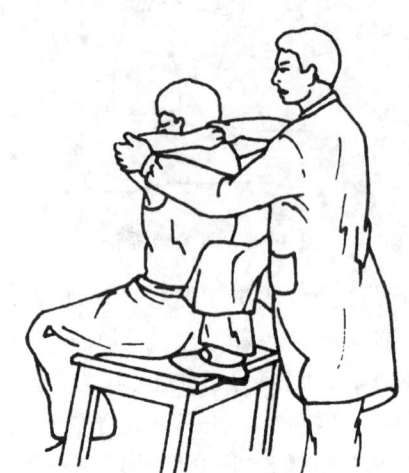

图 4-32　胸背部扳法

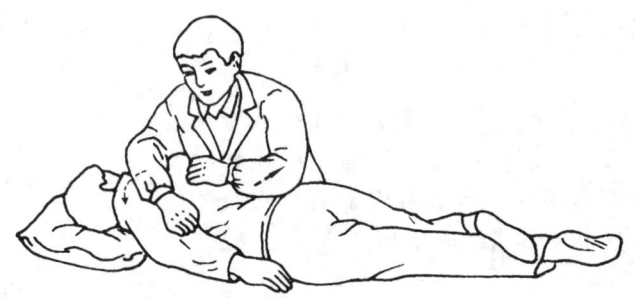

图 4-33　腰部斜扳法

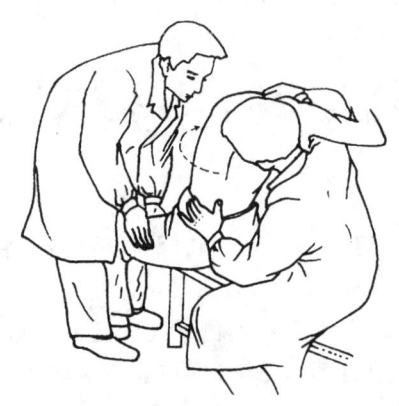

图 4-34　弯腰旋转扳法

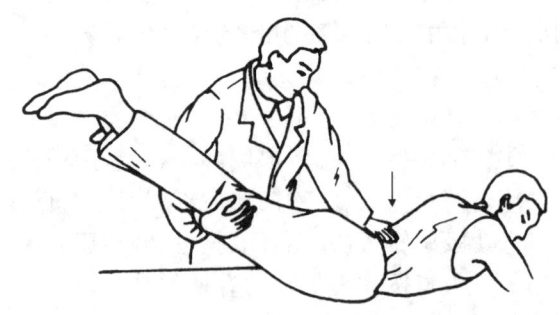

图 4-35　腰部后伸扳法

五、小儿按摩方法

　　小儿按摩具有方便易行、疗效显著等特点,其手法强调"轻快柔和、平稳着实",患儿可免除打针服药之痛苦,因此甚受患儿及其家属的欢迎,成为儿科治疗的一个颇具特色的绿色疗法。

其最常用的手法有按、摩、掐、揉、推、运、搓、摇,俗称"小儿推拿八法"。现在一些成人按摩手法如拿、捏、捻等也应用到小儿临床按摩中,更丰富了小儿按摩治疗的内容。

1. 推法 以拇指或食、中指的螺纹面着力,附着在患儿体表一定的穴位或部位上,做单方向的直线或环旋移动,称为推法。

【动作要领】

(1) 直推法:医者以一手握持患儿肢体,使其操作的部位或穴位固定向上,以另一手拇指螺纹面或其桡侧缘着力,或以食、中指指面着力,通过腕部发力,带动着力部做单方向的直线推动。频率为每分钟 160～200 次。拇指直推法如图 4-36 所示,食、中指直推法如图 4-37 所示。

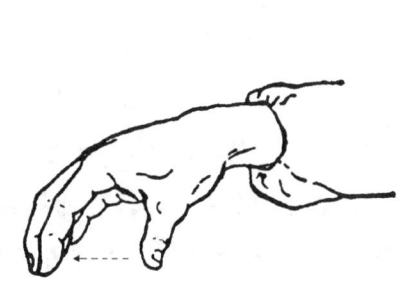

图 4-36 拇指直推法

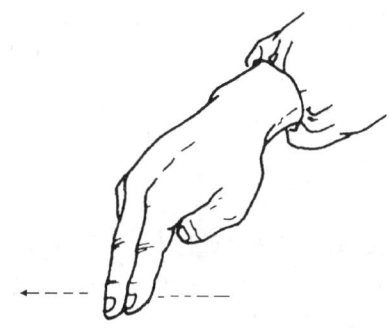

图 4-37 食、中指直推法

(2) 旋推法:医者以拇指螺纹面着力于一定的穴位上,拇指掌指关节主动运动,带动着力部做顺时针方向的环旋移动,频率为每分钟 160～200 次(图 4-38)。

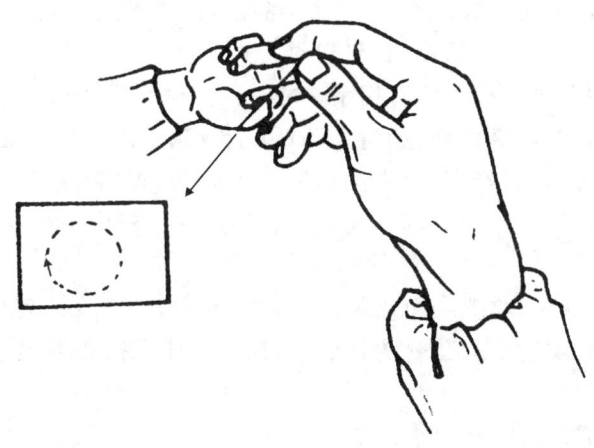

图 4-38 旋推法

(3) 分推法:医者以双手拇指螺纹面或其桡侧缘着力,通过腕部或前臂发力,带动着力部位自穴位或部位的中间向两侧做直线或"∧"形推动。一般可连续分推 20～50 次(图 4-39)。

(4) 合推法:操作方向与分推法相反,是用拇指指腹自穴位两旁向中间做相对方向的直线推动。一般可连续合推 20～50 次(图 4-40)。

【注意事项】

(1) 直推法操作时,主要通过腕部带动拇指掌指关节做主动的内收和外展活动,食、中指着力做直推时,主要通过肘部做适当的屈伸带动腕关节做左右摆动。操作时,动作要轻快连续,轻而不浮,一拂而过,如寻拂尘状。操作时必须直线进行,不可歪斜。

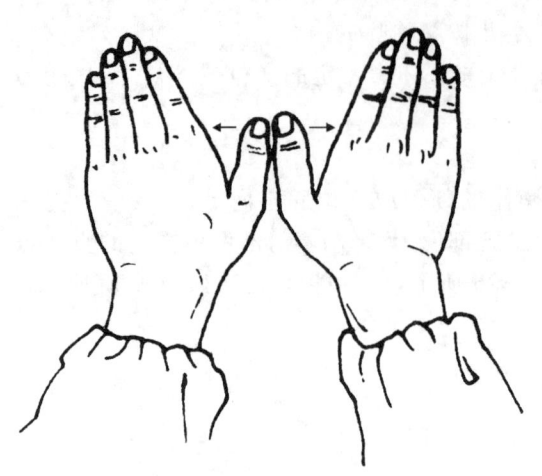

图 4-39　分推法

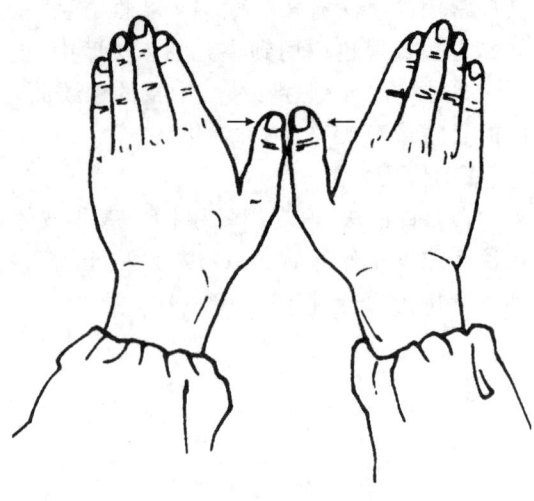

图 4-40　合推法

（2）旋推法主要通过拇指做主动的小幅度旋转推动，动作要轻快连续，犹如用拇指做摩法，仅在皮肤表面推动，不可带动皮下组织。要求速度较直推法稍缓慢，动作协调，均匀柔和。

（3）分推法操作时主要通过腕部和拇指掌指关节的内收、外展活动带动拇指着力部位做弧线分推；或通过肘关节的屈伸活动带动指、掌着力部位做横向直线分推。双手用力均匀，动作要柔和而协调，节奏要轻快而平稳。

（4）一般操作时，需辅以按摩介质，使手法不滞涩，以免推破皮肤。注意掌握手法的力度、方向、频率快慢，以达到手法的补泻作用，起到预期的疗效。

【临床应用】　推法是小儿推拿的常用手法之一。其中直推法适用于小儿推拿特定穴中的线状穴位，多用于头面、四肢、脊柱部；如清大肠、清小肠、清天河水等；旋推法主要用于面状穴位，如五经穴中的补脾经、补肾经等；分推法运用于头面、胸腹、腕掌部；如分推坎宫、分推腹阴阳等。本法的功能特点是推以通之，即开通关窍、疏通经络、祛除病邪、调节脏腑阴阳。临床适用于各种小儿疾病。

2. 按法　以拇指或中指的螺纹面或掌面（掌根）着力，着力在一定的穴位或部位上，逐渐用力，垂直向下按压，做到按而留之，称为按法，其操作与成人按法类同。

【动作要领】

（1）指按法：分为拇指按法和中指按法。

①拇指按法：拇指伸直，其余四指握空拳，食指中节桡侧轻贴拇指指间关节掌侧，起支持作用，以协同助力。用拇指螺纹面着力，吸定在患儿需要治疗的穴位上，垂直用力，向下按压，持续一定的时间，按而留之，然后放松，再逐渐用力向下按压，如此按轻→重→轻的原则反复操作。

②中指按法：中指指间关节、掌指关节略屈，稍悬腕，用中指螺纹面着力，吸定在患儿需要治疗的穴位上，垂直用力，向下按压。如果力度小，食指、无名指可以助力，增加力度。余同拇指按法。

（2）掌按法：腕关节略背伸，五指伸直放松，用掌面或掌根着力，附着在患儿需要治疗的部位上，垂直用力，向下按压，并持续一定时间，按而留之。余同拇指按法。

【注意事项】

（1）操作时，按压的力量要掌握轻→重→轻的使用原则，切忌用猛力、暴力，以免造成组织损伤。

（2）按法结束时，不宜突然撤力，而应逐渐减轻按压的力量。

【临床应用】　指按法适用于全身各部的经络和穴位。掌按法适用于面积大而又较为平坦的部位，如胸腹部、腰背部等。按法有止痛、止呕吐、止咳嗽、止泻等功能，往往与揉法组成复合手法。

3. 掐法　以拇指爪甲切掐患儿的穴位或特定的部位，称为掐法。又称"切法"、"爪法"。

【动作要领】　医者拇指伸直，其他手指指腹扶于其旁做助力，以拇指爪甲着力，着力于患儿需要治疗的穴位或部位上，逐渐用力进行切掐（图4-41）。

【注意事项】　掐法是强刺激手法之一，不宜反复长时间应用，更不能掐破皮肤。掐时要逐渐用力，以达深透为止，掐后常继用揉法，以缓和刺激，减轻局部的疼痛和不适感。

【临床运用】　本法适用于头面部和手足部的穴位。其功能特点是掐以醒之，即强心醒神。常用于高热、昏迷、抽搐等疾病。

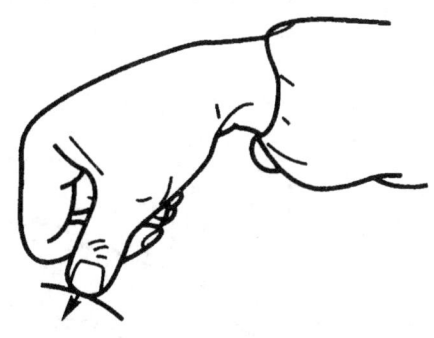

图4-41　掐法

4. 捏法　以拇指与食、中两指或拇指与其余四指的指面对称性地夹持住患儿的肌肤或肢体，做相对用力挤压，并一紧一松逐渐移动，称为捏法。捏法主要用于脊背部，故又称捏脊法。

【动作要领】

患儿俯卧，被捏部位裸露，医者双手呈半握拳状，拳心向下，拳眼相对，用两拇指指面吸定并顶住患儿龟尾穴两旁的肌肤，食、中指的指面前按，拇指、食指、中指三指同时用力将该处的皮肤夹持住并稍提起，然后双手交替用力，自下而上，一紧一松地挤压，同时向上移动至大椎穴处（图4-42）。

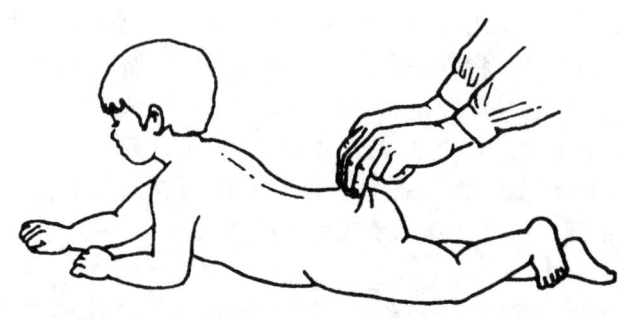

图4-42　捏脊法

【注意事项】

（1）捏时要用指面着力，不能以指端或爪甲着力挤压，更不能将肌肤拧转，或用指甲掐压肌肤，患儿皮肤娇嫩，容易引起疼痛或造成皮肤损伤。

（2）捏拿肌肤不可过紧，以防动作呆滞不易向前推进，过松则易滑脱，用力过重也易导致疼痛，过轻又不易得气。

（3）挤压向前推进移动时需走直线，不可歪斜。

（4）捏法靠慢工奏效，不可急于求成。

【临床应用】 小儿捏法主要为捏脊，其功能特点是捏以松之，即活络行气。临床主要用于胃肠道疾病。同时捏脊也是一种很好的保健法，可以提高患儿机体抵抗力。

5．揉法 以指端或螺纹面、大鱼际、掌根为着力点，着力于一定的治疗部位或穴位上，做轻柔和缓的环旋运动，并带动该处的皮下组织一起揉动，称为揉法。

【动作要领】 以拇指或中指的指面，或食、中、无名指指面着力于治疗部位或穴位上，指面不离开接触的皮肤，做轻柔和缓、小幅度、顺时针或逆时针方向的环旋揉动，带动该处的皮下组织一起揉动。中指揉法如图 4-43 所示，拇指揉法如图 4-44 所示。

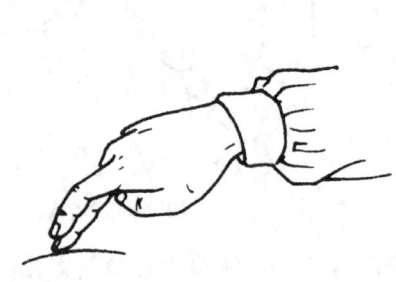
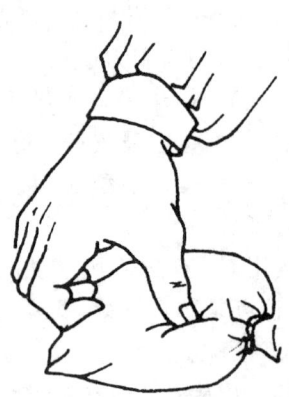

图 4-43　中指揉法　　　　　　　　　图 4-44　拇指揉法

【注意事项】

（1）揉法在操作时，着力部位不能与患儿皮肤发生摩擦运动，要做到轻而不浮、重而不滞。

（2）揉法的动作与摩法颇为相似，需注意区别，揉法着力相对较重，操作时要吸定治疗部位或穴位，并带动该处的皮下组织一起揉动；而摩法着力相对较轻，操作时仅在体表做抚摩，不带动该处的皮下组织。

【临床应用】 拇指与中指揉法适用于全身各部位或穴位，食、中指两指揉法适用于肺俞、脾俞、胃俞、肾俞、天枢等穴位，三指揉法适用于胸锁乳突肌及脐、双侧天枢穴。揉法的功能特点是揉以散之，即具有活血化瘀、消肿止痛、理气导滞、缓解疲劳等功能，多用于胸胁腹部胀满疼痛、食积、呕吐、泄泻、痢疾、发热、便秘，甚至昏迷、惊风等疾病。

6．摩法 用食指、中指、无名指、小指的指面或掌面为着力点，吸定于患儿体表一定的部位或穴位上，做有节律的环形抚摩运动的手法称为摩法。

【动作要领】

（1）掌摩法：掌自然伸直并略背伸，腕关节微背伸，用掌面着力，吸定于患儿体表一定的部位上，肩关节放松，前臂主动环旋运动，通过腕关节带动掌面着力部位做顺时针或逆时针方向的环形摩动（图 4-45）。

（2）指摩法：食指、中指、无名指、小指四指并拢，掌指关节伸直，自然放松，腕部略背屈，以指面着力，吸定于患儿体表一定的部位或穴位上，前臂主动环旋运动，通过腕关节带动指面做顺时针或逆时针方向的环形摩动（图 4-46）。

【注意事项】 同成人推拿手法中的摩法。但要注意小儿推拿摩法更强调轻巧、快捷，每分钟 120～150 次。

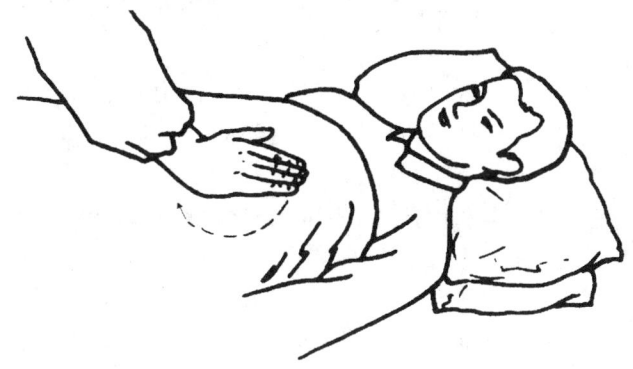

图 4-45　掌摩法

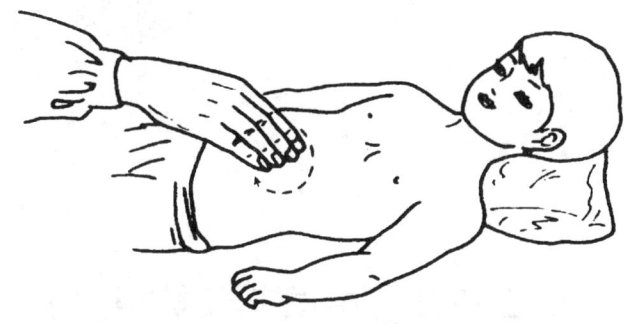

图 4-46　指摩法

【临床应用】　主要适用于胸腹部。其功能特点是摩以解之,即疏通气机、缓解疼痛、消食导滞。临床多用于气滞、食积、腹痛等消化系统疾病。

7. 运法　以拇指或中指的螺纹面在患儿体表一定穴位上由此往彼做弧形或环形推动称为运法(图 4-47)。常用运内八卦、运外八卦等方法,内八卦和外八卦分别为手掌和手背特定穴。

【动作要领】　以运内八卦为例(运外八卦类同):医者操作时,一手托握住患儿食指、中指、无名指、小指,使掌心平坦向上,另一手以拇指或中指的螺纹面着力,轻附着在手掌内八卦特定穴上,做弧形运动或在穴周做周而复始的环形运动。

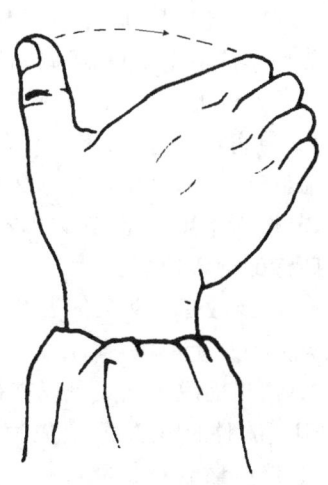

图 4-47　运法

【注意事项】

(1) 用力宜轻不宜重,作用力仅达皮肤表面,只在皮肤表面运动,不带动皮下组织,力度比摩法要轻。运法的操作较推法轻而缓慢,幅度较旋推法大。运法的方向常与补泻有关,操作时应视病情需要而选用。

(2) 操作频率宜缓不宜急,可配合使用润滑剂作为介质,以保护患儿皮肤。

【临床应用】　运法具有扶正祛邪作用。临床常用于脾肾不和或脾虚所致的泄泻、呕吐、便秘、遗尿等。

8. 搓法 以双手掌面对称性夹持住患儿肢体的一定部位,相对用力做方向相反的快速搓揉,称为搓法。

【动作要领】 患儿取坐位,医者以双手的指掌面着力,附着在肢体的两侧,相对用力夹持住患儿肢体,做方向相反的快速搓揉,并做上下往返移动,操作与成人搓法类同。

【注意事项】

操作时用力要对称而均匀,柔和而适中,不可用粗暴蛮力,以免搓伤皮肤。搓动要快,移动要慢,灵活而连续。

【临床应用】 主要用于四肢、胁肋部。具有调和气血、疏通经络、放松肌肉的作用。临床上常用于臂丛神经麻痹(产伤后遗症),一侧或两侧上、下肢肌肉萎缩等疾病。

知识链接 ———— 4-3 开天门与推坎宫

(崔剑平)

任务三 中医艾灸护理

中医艾灸法就是运用艾灸作用于人体经络腧穴,从而改善身体功能,扶正祛邪的一种治疗方法。其广泛应用于临床治疗和保健强身。

艾是一种多年生草本菊科植物,以陈久者为良。艾灸常用的是艾绒,即艾叶经炮制后所形成的柔软如绒的加工品。《本草汇言》曰:艾叶,暖血温经,行气开郁之药也。……若气血、痰饮、积聚为病,哮喘逆气,骨蒸痨结,瘫痪痛疽,瘰疬结核等疾,灸之立起沉疴。艾"灸之则透诸经而治百种病邪,起沉疴之人为康泰,其功亦大矣"(《本草纲目》)。艾的特点:气味芳香,辛温苦泄,易燃而不爆火星,热力温和、持久,具有温经通脉、行气活血、祛湿逐寒、消肿散瘀、回阳救逆及防病保健等功能。

1. 温经散寒 艾灸的温和热力可以直接温通经络,驱散寒邪。适用于风寒湿痹及寒邪所致的胃痛、腹痛、泄泻等。

2. 扶阳固脱 艾灸可以扶助阳气,举陷固脱。适用于中气下陷的脘腹坠胀、脱肛、阴挺,以及阳气欲脱的虚脱、滑泄失禁、崩漏淋漓等各种虚脱证、虚寒证。

3. 消瘀散结 艾灸可行气活血,化瘀散结。适用于瘀血痛经、月经不调、瘰疬、瘿瘤等病证。

4. 防病保健 艾灸可以活血行气,通经活络,扶助正气,抗病祛邪,故有强身健体、祛病延年之功效。如常灸足三里,能温养气血,使人精力充沛,体健不衰。

一、艾炷灸

艾炷灸即将艾绒制成大小如蚕豆至麦粒等的圆锥体(即艾炷),置于施灸部位进行灸治的方法。每燃一个艾炷,就称为"一壮"。艾炷灸分为直接灸和间接灸。

1. 直接灸 将艾炷直接置于皮肤或穴位上施灸的一种方法。一般每处可灸 3~5 壮,艾炷点燃后,患者有烧烫、微痛感时,应易炷再灸。根据皮肤对艾灸的反应程度,可分为无瘢痕灸和瘢痕灸。

(1)无瘢痕灸:适用于气血虚弱、小儿发育不良及虚寒轻证等。一般用中、小艾炷。在施灸部位涂凡士林,艾炷燃烧至患者感到烧烫时,即换炷再灸。一般灸 3~5 壮,以灸后局部皮肤充血、潮红,不留瘢痕为度。

(2)瘢痕灸:适用于哮喘、瘰疬、肺痨、虚寒性胃病、附骨疽、寒湿痹症等。临床上多用小艾炷。在施灸时,待艾炷燃尽除去灰烬,复加艾炷再灸。一般每处灸 5~7 壮,灸时疼痛较剧,可用手在施灸周围轻轻拍打,以缓解灼痛。灸后局部皮肤灼伤化脓,自愈后留下瘢痕。故施灸前必须向患者介绍本灸法的治疗作用,并征得患者同意。

2. 间接灸 艾炷与皮肤之间垫置某种物品而施灸的一种治疗方法。根据患者病证可选用生姜片、蒜片及盐,分别称为隔姜灸、隔蒜灸、隔盐灸等。均以局部皮肤充血红晕、肌肤深部感到温热为度。

(1)隔姜灸:将生姜切成厚约 0.3 cm 的薄片,在姜片上密扎小孔,然后置于施灸部位。然后将大、中型艾炷放在姜片中央点燃施灸。若患者有灼痛感,可将姜片移开片刻,旋即再灸,反复进行。每次灸 5~7 壮,以局部皮肤潮热红晕为度。常用于感冒、呕吐、腹痛、泄泻、遗精、早泄、阳痿、不孕不育、痛经、面瘫及风寒湿痹等,有温中止呕、祛寒解表作用。

(2)隔蒜灸:适用于治疗痈疽疮疖、肺痨、腹中积块及蛇蝎、毒虫所伤等病证。将独头蒜横切成厚约 0.3 cm 的薄片,用针密扎小孔后放在施灸部位,将大、中型艾炷放在蒜片中央施灸,每处灸 4~5 壮,反复更换蒜片,连续灸治;或将大蒜制成泥状,置施灸部位,在蒜泥上置艾炷施灸,每处灸 5~7 壮,以灸处皮肤泛红为度。具有消肿散结、拔毒止痛的作用。

(3)隔盐灸:将细盐填平神阙穴,上置艾炷施灸。如患者有灼痛感,即更换艾炷。亦可在盐上施隔姜灸,待患者有灼痛时,可将姜片与盐面保持一定距离,待艾炷燃完。一般可灸 5~7 壮。急性病如急性腹痛、吐泻、痢疾、四肢厥冷和脱证等,可反复施灸,不限壮数,本法具有回阳、救逆、固脱的作用。

(4)隔附子灸:将附子切成厚 0.3~0.5 cm 的薄片,密扎小孔后置于施灸部位(同隔姜灸法)。或将生附子切碎,用黄酒调和制成大小适度的饼,厚约 0.4 cm,饼上扎孔,置于穴位上,再以大艾炷施灸,待附子饼干焦后另换新饼,每日灸 1 次,直灸至患者感觉局部肌肤温热,且呈红晕状。附子辛温大热,有温肾壮阳的作用,与艾灸并用,适用于各种阳虚证,如阳痿、早泄、遗精、疮疡久溃不敛等。此外,还有豆豉饼灸、胡椒灸、巴豆灸等。

二、艾条灸

艾条灸就是点燃艾条,对准腧穴或患处施灸的一种方法。艾条由桑皮纸卷裹艾绒或艾绒加温阳散寒药物制成。艾条灸可分为温和灸、雀啄灸和回旋灸。

1. 温和灸 将点燃的艾条端,置于距穴位或患处皮肤上 2~3 cm 处,进行适当地熏灸,使患者局部皮肤有温热感,呈红晕为宜。一般每处灸 10~15 min。

2. 雀啄灸 将点燃的艾条像鸟雀啄食一般,在施灸腧穴或患病部位上做上下反复移动,使施灸部位皮肤出现温热感,局部潮红。

3. 回旋灸 将点燃的艾条在距施灸部位一定距离的平面上,沿左右方向做反复的螺旋运动的施灸方法。

三、护理事项

（一）体位选择和施灸顺序

1. 体位选择　一般可取卧位或坐位，以患者舒适自然、肌肉放松，施灸部位充分暴露，艾炷放置平稳、燃烧时热力易于深透肌肉为宜。

2. 施灸顺序　常规情况下，应先灸上部，后灸下部；先背部，后腹部；先头部，后四肢；先灸阳经，后灸阴经；壮数应先少后多，艾炷宜先小后大。如遇中气下陷之脱肛，可先灸长强穴以收肛，后灸百会穴以举陷，以提高临床疗效。

（二）注意事项及禁忌证

1. 注意事项　施灸前，应向患者说明艾灸治病的原理，消除患者恐惧害怕心理。根据患者的体质和病证施灸，取穴要准，灸穴勿多，热力应充足均匀，严禁取穴过多过滥，粗暴施灸。施灸时，应防止艾绒燃烧灼伤皮肤。若需瘢痕灸，必须征得患者同意。使用艾灸，应避免损坏衣物，灸后的艾条应及时熄灭，注意用火安全。

2. 禁忌证　实热及阴虚发热证，一般不宜灸治。颜面部、五官及关节处，禁止瘢痕灸。孕妇的腹部、腰骶部禁灸。

（三）灸疮的护理

施灸后，局部出现皮肤微红发热，属于正常现象。如施灸壮数偏多，灸治时间较长，局部皮肤会出现潮红、水疱，注意不要擦破水疱，待其自然吸收。如水疱较大，可无菌操作排出疱液。使用化脓灸者，在灸疮化脓期间，应处理好灸疮，保持局部清洁，促使感染早日愈合。

（崔剑平）

任务四　中医拔罐护理

拔罐，是采用燃烧、抽吸、挤压等形式排出罐内空气，使罐体内形成负压状态，使罐体吸附于局部皮肤上的一种治疗方法。

一、拔罐的适用范围

知识链接　　　4-4　中医拔罐风靡全球

拔罐可以对施术部位产生温热刺激并造成局部充血、瘀血等现象，具有通经活络、行气活

血、消肿止痛、祛风散寒等作用,可以防病治病、强身健体。其适用于风湿痹痛、各种神经麻痹,以及一些急、慢性疼痛如胃脘痛、腹痛、背腰痛、痛经、头痛等,还可用于感冒、咳嗽、哮喘、消化不良、眩晕等内科病证。此外,丹毒、红丝疔、毒蛇咬伤、疮疡初起未溃等外科疾病亦可用拔罐法。

二、拔罐的准备

(一)术前准备

1. 拔罐体位　合理安排患者体位,既能使患者感到舒适、肌肉放松,又能充分暴露施术部位。常用体位如下。

(1)仰卧位:适用于前额、胸腹、上下肢的前面拔罐。

(2)俯卧位:适用于肩部、腰背部、臀部及上下肢的后面拔罐。

(3)侧卧位:适用于侧头面部、侧胸、髋及下肢的侧面拔罐。

(4)坐位或俯伏坐位:适用于项部、肩背部、上肢拔罐。

2. 禁忌证　根据患者病情,选择合适的拔罐方法,避免禁忌证。

(二)罐具的准备

根据患者疾病部位面积、体质以及病情需要,选择一定大小和数量的竹罐、陶罐、玻璃罐、抽气罐等,要求罐口光滑、平整。检查所用物品是否齐全,所用罐具要擦拭干净,按次序排列。

1. 竹罐　一般竹罐直径 3~5 cm,罐高 6~8 cm 或 8~10 cm,罐口光滑、平整。竹罐的优点是价格低廉、易制轻便、不易摔碎。缺点是容易燥裂漏气、吸附力不大。多用于煮罐或药罐。(图 4-48)

2. 陶罐　陶罐优点是吸附力大,但质地较重,容易摔碎损坏,且不透明,不便观察罐内情况。多适用于火罐。(图 4-49)

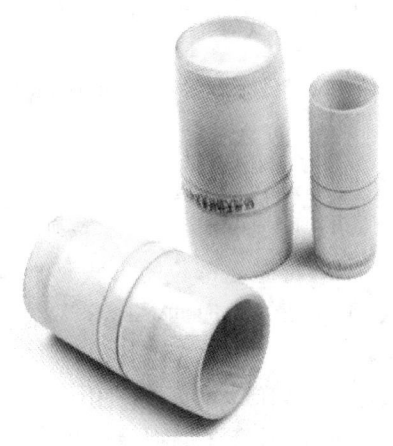
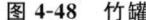

图 4-48　竹罐

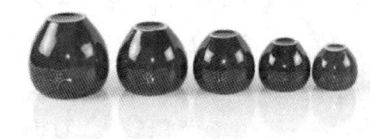

图 4-49　陶罐

3. 玻璃罐　玻璃罐口平滑,质地透明,可直接观察罐内皮肤变化,便于掌握拔罐持续时间,目前临床应用普遍。其缺点是易摔碎损坏。多用于火罐、刺络放血拔罐、走罐等。(图 4-50)

4. 抽气罐　抽气罐加置活塞,便于抽气,且罐体透明,不易破碎,罐内负压可根据患者的具体情况随意调整,便于观察罐口皮肤变化,易于掌握拔罐持续时间。适用于抽气拔罐。(图 4-51)

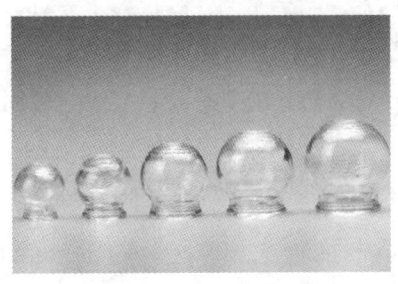

图 4-50　玻璃罐

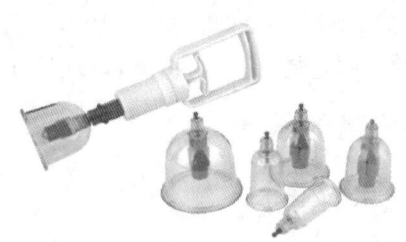

图 4-51　抽气罐

三、拔罐的操作方法

（一）拔罐方法

根据罐内产生负压的方式,拔罐方法可分为火罐法、煮罐法或药罐法、抽气罐法。

1. 火罐法　利用燃烧时产生的热力排出罐内空气,形成负压,将罐吸附在皮肤上。

（1）闪火法:将 95％酒精棉球点燃后,在罐内绕 1～2 圈后迅速抽出,然后立即将罐扣拔在皮肤上。该法比较安全,但须注意点燃的酒精棉球不可在罐口长时间停留,以免将罐口烧热、烫伤皮肤。

（2）投火法:将 95％酒精棉球点燃后投入罐内,趁火最旺时,迅速将火罐扣拔在穴位上。该法吸附力强,但罐内燃烧物落下易烫伤患者皮肤,故宜在侧面横拔时使用。

（3）贴棉法:将 95％酒精棉球压平,贴在罐内壁或罐底,用火柴点燃后,将罐体迅速扣在选定的部位上。该法棉球的酒精含量不宜过高,否则燃烧的酒精滴在皮肤上,容易造成烫伤。

2. 煮罐法、药罐法　将竹罐倒置在沸水或药液之中,煮沸 1～2 min,然后倒出罐内液体,甩去水液,迅速冷却罐口后,立即扣在应拔部位上,即能吸住。该法主要借助药液和吸附力,可发挥重要治疗作用。

3. 抽气罐法　先将抽气罐扣在应拔部位上,立即抽出空气,使罐内产生负压,即能吸住。

（二）拔罐的运用

根据患者的临床表现,可选择相应的拔罐部位和拔罐方式,以进一步提高拔罐的治疗效果。

1. 留罐　将罐体吸拔后,留置于施术部位 10～15 min,待施术部位的皮肤充血,甚至瘀血时,然后将罐取下。若罐体较大,吸拔力较强时,可适当缩短留罐的时间,以免产生水疱。此法具有较好的治疗效果,根据疾病表现,单罐、多罐皆可应用。

2. 走罐　一般用于面积较大、肌肉丰厚的部位,如腰背部、股部等。可选用口径较大的玻璃罐,罐口要平滑,先在罐口或欲拔罐部位涂一些凡士林或甘油等润滑剂,再将罐吸拔在相应部位,然后用手握罐体,上下往返推移,直至相应部位皮肤潮红、充血甚或瘀血时,将罐取下。

3. 闪罐　即将罐拔住后,又立即取下,再迅速拔住,如此反复多次地拔上取下,直至皮肤潮红为宜。

4. 留针拔罐　这是针刺和拔罐结合应用的一种方法。即先将毫针刺入相应腧穴,得气后留针,再以针为中心,将火罐拔上,留置 10～15 min,然后取罐拔针。

5. 刺络放血拔罐　局部皮肤消毒后,用三棱针点刺出血或用皮肤针叩刺,然后将火罐吸拔于点刺部位,使之出血,以加强刺血治疗的效果。一般针后拔罐留罐时间为 10 min 左右,亦可根据罐内出血情况,及时取罐。

(三)取罐

在取罐时,一般先用左手抓住火罐,略微向上提起,右手拇指或食指按压罐口边缘的皮肤,使空气进入罐内,即可将罐取下。取罐时禁止强行上提或旋转提拔,以免损伤皮肤。

(四)罐后反应及处理

1. 正常反应　拔罐后,施术部位可留有因负压吸附作用产生的印痕,局部组织可隆起于周围皮肤,患者可能会有局部发胀、牵拉、发紧感,或有热感或凉感,大多有舒适之感,一般不须特殊处理。对局部酸胀感明显者,可以对施术部位略施按摩。正常罐印一般多为潮红色,或有紫红色,一般 3～7 天后会自然消退,若出现烫伤或拔罐后出现水疱等,可做相应处理。

2. 病理反应　拔罐后,罐印的色泽、状态可以反映病情性质。若罐印呈明显水疱、水肿,多代表湿盛或寒湿;若罐印色黄,多代表湿热;若罐印色深紫,多代表血瘀;若罐印有痒感或出现皮纹,多代表风邪;若罐印无皮色变化、触之不温,多为虚寒证;若罐印色深紫黑,伴身热,多为热毒瘀结。

3. 晕罐　拔罐时,患者出现头晕目眩、面色苍白、恶心呕吐、呼吸急促,甚至出现心慌心悸、四肢发凉或冷汗淋漓、神志不清、猝然昏倒、脉微欲绝等表现者为晕罐。一般多因患者精神过度紧张,或空腹饥饿,或过度疲劳,或体质极虚,或因医者手法过重,刺激强度过大,拔罐时间过长等。一旦发生晕罐,应立即起罐,使患者平卧休息,即可迅速恢复;重者应及时急救。为防止晕罐,医者应掌握熟练的拔罐技巧,消除患者顾虑和紧张情绪;随时观察拔罐后患者的反应,及时采取相应措施。

四、拔罐的注意事项

(1)拔罐时要选择适当的体位和肌肉丰满的部位。若体位不当或有所移动,及骨骼凹凸不平、毛发较多的部位,均不可用。

(2)皮肤有过敏、溃疡、水肿者,及大血管分布部位,不宜拔罐。高热抽搐者,以及孕妇的腹部、腰骶部,禁止拔罐。

(3)精神紧张、饭后半小时内或饥饿疲劳者均不宜拔罐,在拔罐前半小时内禁止吸烟、喝酒,避免晕罐的发生。

(4)拔罐时要根据所拔部位的面积大小而选择适宜的罐具。操作时必须迅速才能使罐体拔紧,吸附有力。

(5)当施术部位需要同时拔多个罐时,罐和罐之间的距离一般不超过 3 cm。

(6)拔罐过程中,应密切观察患者的各种反应,若有不适,应及时处理。如罐的吸附力过大造成疼痛时,应按起罐方式让少量空气进入罐体,以减少吸力。

(7)拔罐时应避免灼伤或烫伤患者皮肤。若发生烫伤,或留罐时间过长而致皮肤出现水疱,可将水疱刺破排出疱液,进行必要消毒处理,以防感染。

(8)刺络放血拔罐时,应严格无菌操作。施术部位、罐体、罐口及所需针具等都须消毒处理。留罐时,注意观察罐内出血情况和患者反应,防止患者晕罐。

(安素红)

任务五 中医刮痧护理

刮痧是以中医经络理论为指导,结合使用相应的介质,用刮痧板在体表相应部位进行反复刮动、摩擦,使皮肤局部出现红色粟粒状皮损,或暗红色出血点等"出痧"现象的一种中医疗法。

出痧是疾病在发展过程中,在皮肤上出现的一种反应。一般认为"痧"是病邪的排泄产物,"出痧"意味着"给邪以出路",从而达到治病防病的目的。刮痧具有发散行气、活血润养、清热解毒、活血化瘀、除烦止渴、定喘安神等作用。

一、刮痧的适用范围

刮痧已广泛用于内科、外科、妇科、儿科、骨科、五官科等疾病的治疗,如痧证、中暑、感冒、哮喘、咳嗽、呕吐、泄泻、胃痛、腹痛、月经不调、痛经、子宫脱垂、小儿惊风、疳疾、遗尿、痄腮、痔疮、湿疹、目赤肿痛、咽喉肿痛等。

知识链接 　　4-5　古代痧证介绍

二、刮痧的用物准备

刮痧所需物品包括刮痧板和润滑剂。这些工具取材便利、价格低廉。刮痧具有治疗作用强、副作用小等特点。

(一) 刮痧板

目前临床使用的刮痧板、刮痧梳在质地上有水牛角制品、玉制品(图 4-52)。

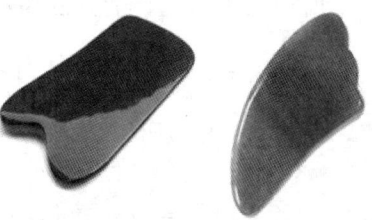

图 4-52　刮痧板

(二) 润滑剂

刮痧的润滑剂多兼有药物治疗作用。一般采用没有毒副作用且具有清热解毒、活血化瘀、消肿止痛等作用的物品。刮痧时涂以润滑剂不但可以减轻疼痛,加速病邪外排,还可以保护皮肤,预防感染,使刮痧安全有效。目前常用润滑剂有固体类(如凡士林、霜、乳膏等)和液体类

（如刮痧活血油）两种。

三、刮痧的操作方法

刮痧治疗前,刮痧板应进行适当消毒。应从颈到背、腹,从上肢到下肢,从上向下刮拭,胸部从内向外刮拭。刮板与刮拭方向一般保持成 45°～90°角。刮痧时间一般为每个部位刮 3～5 min,最长不超过 20 min。对于一些不出痧或出痧少的患者,不可强求出痧。出痧后 1～2 日,皮肤可能轻度疼痛、瘙痒,这些反应属正常现象。刮痧治疗后,一般宜间隔 5～7 日,再进行第二次刮痧。

（一）持板方法

医者手持刮痧板,使刮痧板的一边紧靠在掌心,四指和拇指分别放在刮痧板两侧,自然弯曲并紧握住刮痧板。

（二）操作方法

1. 直接刮痧法　医者用刮痧板直接刮人体某部位的皮肤,使皮肤发红、充血,呈现出紫红色或暗黑色的斑点。该法对人体造成的刺激性较大,适用于体质强壮或实证患者。该刮痧法分为平刮、斜刮及角刮。

（1）平刮:用刮板的平边,在刮拭部位按一定方向进行大面积的平行刮拭。此法适用于较平坦部位的刮痧。

（2）斜刮:用刮板的平边,在刮拭部位上进行斜向刮拭。本法适用于某些不能进行平刮的部位。

（3）角刮:用刮板的棱角或边角,在刮拭部位进行较小面积或沟、窝、凹陷地方的刮拭。

2. 间接刮痧法　在刮痧时,将一块毛巾或布单等,覆盖于患者施术部位,然后在毛巾或布单上进行刮摩,使皮肤潮红、充血,呈现出斑点来。该法多用于婴幼儿、年老体弱患者,以及患有某些皮肤病的患者。

3. 揪痧　医者将中指和食指弯曲如钩状,蘸取润滑剂夹揪皮肤,然后急速放开还原,依上述手法连续向一定方向拧扯,重复往返数次,以所扯皮肤处潮红或呈紫色、黑色（发痧的严重表现）,但不造成皮肤破损为度。本法适用于皮肤张力不大的头面、腹、颈、肩、背部等处。

4. 拍痧　用手掌或借助工具,反复拍打患处,直至出"痧"。出痧快慢因人而异,故同一部位拍打次数因人而异,一般不超过 200 次（每分钟 50～60 次）。

（三）特殊部位的刮痧方法

刮痧时的顺序一般由上而下,由中间刮向两侧,刮时应取单一方向,不宜来回刮,每处约刮20 次。

1. 头部　刮痧时,可拨开刮痧部位的头发。一般顺序是从前到后,从上到下,从中央向两边进行。头部刮痧有改善头部血液循环、疏通全身阳气的作用。可预防和治疗中风及中风后遗症、头痛、脱发、失眠、感冒等病证。

2. 面部　刮痧手法应轻柔,一般不宜出痧太重,以免影响美观。刮拭方向应按照面部肌肉走向进行刮拭。面部刮痧具有养颜、祛斑、美容功效。主治颜面五官的病证,如眼病、鼻病、耳病、面瘫、雀斑、痤疮等。

3. 颈项部　刮督脉颈项部分,从哑门穴刮到大椎穴;刮拭颈部两侧到肩,从风池穴开始经肩井穴、巨骨穴至肩髃穴。前颈部因有喉结,不适合大面积刮拭,可采用揪痧的方法进行。颈

项部刮痧具有育阴潜阳、补益正气的作用,可主治颈项病变,如颈椎病、感冒、头痛、近视、咽炎等。

4. 胸部　胸部刮痧一般从中部开始,从任脉的天突穴到膻中穴;胸部两侧应以任脉为界分别向左右刮拭。刮拭胸部主治心、肺、乳房疾病,如冠心病、慢性支气管炎、支气管哮喘、肺气肿、乳腺炎、乳腺增生等。

5. 肩背部　由上向下刮拭。一般先刮后背的督脉,再刮两侧的膀胱经脉和夹脊穴。肩部可沿着肩胛骨轮廓刮拭,并点刮天宗穴。因背部有五脏六腑的背俞穴,故刮拭背部可以治疗全身五脏六腑的病证。

6. 腹部　刮拭腹部任脉,从鸠尾穴经中脘穴、关元穴刮至曲骨穴;刮拭腹部两侧,从幽门穴刮至日月穴。急腹症忌刮,神阙穴禁刮。刮拭腹部可治疗肝胆、脾胃、膀胱、肾、大肠、小肠等脏腑病变。

7. 四肢部　刮拭四肢时,关节部位不可强力重刮。对下肢静脉曲张、水肿患者应从下向上刮拭。应避开皮肤感染、破溃、痣瘤等。急性骨关节创伤、挫伤等患者,在康复阶段可做保健刮痧。四肢刮痧可主治全身病证,如手少阴心经主治心脏疾病,足阳明胃经主治消化系统病证,四肢肘膝以下五输穴可主治全身疾病等。

（四）刮痧补泻手法

刮痧疗法分为补法、泻法和平补平泻法。补和泻两种手法,与刮拭力量的轻重、速度的快慢、时间的长短、刮拭的方向等因素有关。

1. 补法　刺激时间短、作用浅,对皮肤、肌肉、细胞有兴奋作用。补法为作用时间较长的轻刺激,可活跃器官的生理机能。刮拭速度较慢,所出痧痕点数较少。刮拭顺经脉循行方向,刮拭后可温灸。

2. 泻法　刺激时间长、作用深,对皮肤、肌肉、细胞有抑制作用。泻法为作用时间较短的重刺激,能抑制器官的生理机能。刮拭速度较快,所出痧痕点数多。刮拭逆经脉循行方向,刮拭后可拔罐。

3. 平补平泻法　介于补法和泻法之间,具体有 3 种形式:①刮拭按压力大,速度慢。②刮拭按压力小,速度快。③刮拭按压力及速度适中。

（五）晕刮的防治

晕刮,即在刮痧治疗时出现晕厥的现象。晕刮一般很少出现。发生晕刮时,患者可出现精神疲倦、头晕目眩、面色苍白、恶心欲吐、出冷汗、心慌、四肢发凉等症状,严重者出现血压下降、神志昏迷、不省人事等。一旦出现晕刮现象,医者应立即使患者平卧,注意保暖,对于意识清楚者可让其服用温开水或糖水。严重者可点按人中穴、百会穴等,必要时立即采取急救治疗。

四、刮痧的注意事项

（1）应选择在温度、湿度适宜的环境中进行刮痧,避免空调、风扇等将冷空气直接吹患处;注意适当遮挡,保护患者隐私。刮痧后应擦净油渍或水渍,让患者休息片刻,保持情绪稳定,不可立即洗澡。

（2）刮痧板应边缘光滑,无破损之处;刮痧时宜涂抹适宜的润滑剂,不可干刮,尽量使患者感到舒适。正常刮拭后也可不出痧,因此不能强求出痧。

（3）刮痧时,应用力适度。尤其是对于首次刮痧者或老年人、身体虚弱者,应注意刮痧面积不宜过大,手法不宜过重,以免造成患者的不适感。

(4) 空腹状态或饭后不宜刮痧,刮痧应在饭后 1~2 h 后进行。关节部位、脊柱、头面部禁止用重手法,刮痧时间应相对较短。较大动脉血管、淋巴结等处慎用刮痧。

(5) 孕妇的腹部、腰骶部,妇女的乳头部位禁刮;皮肤高度过敏,有痣、疮肿、伤口破溃部位禁刮。白血病、血小板减少、严重贫血者慎刮。

(6) 对于下肢静脉曲张患者,刮拭方向应从下向上刮,手法宜轻。刮痧的过程中应注意了解患者的感受,尽量使患者感到舒适为宜。

(7) 刮痧后皮肤表面出现红、紫、黑斑或黑疱的现象,为"出痧"表现,是刮痧后出现的正常反应,数日后可自行消退,无须任何处理。

(安素红)

任务六　中药热熨及熏洗护理

热熨及熏洗属于中医外治法,是在中医理论指导下,采用中药、手法或配合适当的器械,作用于体表或官窍等处,以治疗、护理临床各科疾病的方法。

中药热熨是将药物或其他物体加热热熨患处或相应腧穴,借助药性及温度等物理作用,使气血流通,以达到治疗目的的一种方法。热熨实际属于灸法的扩展,也称作热疗,具有行气活血、散寒止痛、活血化瘀等功用,包括药物热熨、暖水袋热熨法、盐熨法等。

中药熏洗是在中医理论指导下,选配适当中药煎汤对患部进行熏蒸、淋洗、浸浴(一般先用药汤蒸气熏,待药液降温时再洗)以达到内病外治的一种疗法。该法历史悠久,源远流长,古代文献中称之为"气熨"、"溻渍"或"淋洗"等。早在《金匮要略》中已有记载:狐惑之为病,……蚀于下部则咽干,苦参汤洗之。可谓是熏洗法的最早记载。中药熏洗疗法的操作步骤为以药物加水煮沸或用散剂冲泡,先熏后洗,具有活血通络、温经散寒等作用。

一、热熨及熏洗的适用范围

1. 热熨法　常用于虚寒性脘腹疼痛、跌打损伤、寒湿痹痛、泄泻、呕吐等。

2. 熏洗法　可以运用于肢体麻木或疼痛性疾病,皮肤、官窍等相应疾病;亦可运用于类风湿性关节炎、强直性脊柱炎、腰椎间盘突出症、骨性关节炎、肩周炎等病证。

二、热熨及熏洗的用物准备

1. 热熨物品准备　药物(遵医嘱)、治疗盘、大毛巾、双层纱布袋或布袋、凡士林、棉签、炒锅、竹铲或竹筷、电磁炉、屏风等。

2. 熏洗物品准备　熏洗药物、熏洗浴具、热水、木凳、毛巾、水温计、屏风等。

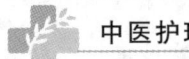

三、热熨及熏洗的注意事项

（1）中药热熨法主要用于各种寒证，所以各种实热证当属禁忌。

（2）皮肤溃烂、出血性疾病及孕妇腹部不宜使用热熨法；妇女月经和妊娠期、高血压患者不宜使用熏洗和坐浴；伴有急性传染病、重症心脑血管疾病者慎用。

（3）寒冷季节进行热熨治疗时，应注意室内温度，预防受冷感冒。

（4）对高血压、心脏病的患者，应当逐渐加温，观察患者的耐受度，防止温度过高造成病情恶化。

（5）根据病情需要选择合适的体位。如热熨头面部、颈部、肩部，可取坐位；热熨胸腹部可取仰卧位；热熨颈肩部、背部、臀部可采取俯卧位。

（6）操作过程中，医者应经常检查所用药物的温度是否适宜，温度不宜过低，也不可过高，小心烫伤。

（7）治疗过程中，密切观察患者反应，如有头痛、头晕、心慌、气短、恶心等症状时，应立即停止治疗。

（8）治疗后应当避风保暖，适当休息。

四、热熨及熏洗的操作方法

1. 热熨法　在热熨前嘱患者排空小便。热熨期间要注意保暖，室内温度要适宜，以免感受风寒。掌握热熨温度，成人一般不可超过 70℃，年老者和婴幼儿不宜超过 50℃。热熨过程中要注意随时观察患者对热感的反应，观察局部情况，如有无潮红、水疱，以免烫伤皮肤，必要时可随时停止热熨，局部涂以治疗烫伤的药物。热熨常用的方法如下。

（1）药物热熨法：这是最常用的热熨方法。药物热熨时遵医嘱备好热熨所需药物，将药物加热（烤热、炒热等）后装入双层纱布袋或布袋中，温度要适宜，在需热熨部位涂上少许凡士林，将热熨袋放置于相应部位，来回推熨，用力均匀，速度适中，以患者能耐受为宜。操作过程30～50 min，每天 1～2 次，热熨袋温度不足时可加热后再用。

（2）暖水袋热熨法：本法操作简单，使用方便，多用于保暖、解痉和镇痛。将热水灌入暖水袋中（一般患者使用时，水温可达 60～70 ℃；老人、小孩、昏迷患者使用时，水温不宜超过50℃），拧紧盖子，检查是否漏水，然后将暖水袋装入布套或用毛巾包好，放到所熨部位即可。可以在施术部位移动暖水袋，以达到最佳治疗效果。热熨过程中注意询问患者感觉，并观察施术部位的皮肤颜色变化，如发现皮肤潮红或被灼伤，应立即取下暖水袋停止热熨，可在局部涂抹烫伤药物进行保护。

（3）盐熨法：一般选用颗粒大小均匀的大青盐或海盐，取盐 500～1000 g，放于炒锅或砂锅中炒热，然后装入纱布袋内，待温度适宜时置于患处或特定部位，适时或来回移动。本法具有温通经络、温运脾胃、理气止痛等功效。

2. 熏洗法　患者进餐前后半小时或空腹不宜熏洗，熏洗前可以让患者喝适量糖水或淡盐水，以防汗出太多出现虚脱。熏洗前备齐用物至床边，核对患者信息、解释操作流程，取得患者配合。协助患者取舒适体位，充分暴露治疗部位，注意保暖，必要时遮挡。常用的熏洗法有局部熏洗和全身熏洗。

（1）局部熏洗：针对身体的某一部位进行熏洗，如手部、足部、面部、外阴部等。局部熏洗时应根据需要垫好一次性中单，然后将药液倒入熏洗盆内，加热水至所需用量，测量水温至所需温度(50～70 ℃),先熏蒸患处,至水温降至适宜温度(40℃左右)时,再用药液淋洗患处或浸泡患处,熏洗过程中注意水温不可过低,防止受凉。观察患者病情变化及局部皮肤情况,注意观察患者有无恶心、呕吐、胸闷、气促、心跳加快、汗出虚脱或头晕等不适,若有不适,立即停止熏蒸,及时请医生诊治。及时检查药液的温度,温度过低时应给予加热。熏洗完毕,协助患者清洁并擦干皮肤。妥善安置患者,协助衣着,安置舒适体位,整理床单位,进行必要的健康指导。每日2次,每次20～30 min。以7～10天为1个疗程。病情较重者可酌情增加熏洗次数。

(2)全身熏洗:常用于周身性疾病或大面积的皮肤病,如银屑病、湿疹,以及关节肌肉疼痛等病证。利用药液蒸气进行全身熏蒸时可以借助中药熏蒸机。先将药物浸泡半小时,然后放入中药熏蒸机,预热机身,调好机身温度(夏天32℃左右,冬天35℃左右)。患者脱去衣服,坐在椅上或卧于治疗床上进行熏蒸,每次熏蒸20～30 min,每日1～2次。

在进行全身洗浴时,须将药液加热至适宜温度,然后将身体全部浸泡在药液里;身体在药液中浸泡的时间一般为20～30 min,每日1～2次。根据不同疾病可选用相应的药物,如皮肤病常用苦参、白鲜皮、黄柏等药配制药液;关节疼痛常用羌活、独活、桃仁、红花、透骨草、刘寄奴等药配制药液。注意药液温度不宜过高,以免发生晕厥,有心脏病者不宜进行;应避风保暖,以免感冒;洗后不必用清水洗净,待其自干,保持药效。

护理应用　　4-1　阴道炎的中药外治方法

3. 应急处理　在治疗过程中如出现皮疹、瘙痒等过敏症状,应立即停止使用,必要时可外涂抗过敏药膏,口服抗过敏药物。对于烫伤后皮肤出现水疱或溃烂的患者,应避免搔抓,保护疮面或涂烫伤软膏、红霉素软膏等。

(安素红)

任务七　穴位贴敷护理

穴位贴敷疗法是以中医理论为指导,将药物贴敷在一定的穴位或患部,利用药物、腧穴及经络的作用,达到治疗目的的一种中医治疗方法。运用穴位贴敷疗法,对体表腧穴产生相应的刺激作用,通过经络的传导,调整脏腑阴阳,改善经络气血的运行,从而产生良好的治疗效果。其中,某些芳香走窜且具有刺激性的药物贴敷穴位,可以引起局部发疱化脓形成"灸疮",称之为"天灸",目前称为发疱疗法;将药物贴敷于神阙穴,通过脐部吸收或刺激脐部以治疗疾病的方法,称"敷脐疗法"或"脐疗"。穴位贴敷疗法具有适应证广、操作简便、疗效确切、副作用小、价格低廉等特点。

一、穴位贴敷的适用范围

目前穴位贴敷法已应用于临床各科,治疗病种涉及呼吸内科、心血管内科、消化内科、肾内科、神经内科等的疾病,妇、儿科疾病及五官科疾病。

二、穴位贴敷的用物准备

(一)贴敷药物的准备

1. 药物的选择

(1)辛香开窍、通经活络类药物:如冰片、麝香、丁香、乳香、没药、花椒、肉桂、细辛、薄荷、樟脑、皂角、白芷、葱白、韭菜籽等。此类药物易耗伤人体气血,不宜过度使用。

(2)刺激发疱类药物:此类药物对皮肤具有一定的刺激作用,可使局部皮肤充血、起疱,能够较好地发挥刺激腧穴的作用,以达到调节经络脏腑功能的效果,如白芥子、毛茛、甘遂、威灵仙、蒜泥、生姜等。

(3)气味俱厚类药物:清代吴师机曰,膏中用药味,必得气味俱厚者方能得力。此类药物多为味厚力猛、有毒之品,且多为生用,如附子、川乌、草乌、生半夏、生南星、甘遂、巴豆、斑蝥等。

(4)补益类药物:多为血肉有情之物,如动物内脏、鳖甲、鲫鱼等。

2. 赋形剂的选择 赋形剂能够帮助药物附着于患部或穴位,促进药物的渗透吸收,赋形剂的选用直接关系保健治疗的效果。常用赋形剂为水、盐水、白酒或黄酒、蜂蜜、醋、生姜汁、蒜泥、凡士林、植物油(如麻油)、透皮剂等。此外,还可针对病情应用药物的浸剂作赋形剂。

(1)水:水既能使贴敷的药物保持一定的湿度,又有利于药物附着和渗透。

(2)盐水:盐性寒味咸,能软坚散结、清热凉血、解毒矫味,防腐持久。

(3)酒:酒性大热、味甘辛。能活血通络、祛风散寒、矫味矫臭。用酒调和贴敷药,可起到行气通络、消肿止痛等作用,促使药物更好地渗透吸收以发挥作用。

(4)蜂蜜:蜂蜜性凉味甘,具有促进药物吸收的作用,有"天然吸收剂"之称,不易蒸发,能使药物保持一定的湿度,对皮肤无刺激性,具有缓急止痛、解毒化瘀、收敛生肌等作用。

(5)醋:醋性温味酸苦,具有引药入肝、理气行水、止血、消肿解毒、散瘀止痛、矫味矫臭的作用。

(6)生姜汁:生姜性温味辛,具有发表散寒、温中止呕、解毒等作用。

(7)蒜汁:蒜性温味辛,能行滞气、暖脾胃、消癥积、解毒、杀虫。

(8)凡士林:医用凡士林主要用作配制各种软膏、眼膏的基质,还可用作皮肤保护油膏。凡士林黏稠度适宜,穿透性较好,能促进药物的渗透,可与药粉调和为软膏外敷。

(9)植物油:植物油如麻油等调和贴敷药,能增强药物的黏附性,有润肤生肌的作用。

(10)透皮剂:透皮剂是近年来新兴的一种制剂,可增加皮肤的通透性,促进药物透皮吸收,增强贴敷药物的疗效。目前临床上常用的透皮剂为氮酮类,为无色至微黄色、透明、油状液体,性质稳定、无毒无味、无刺激性,且促透效率相当高,是较为理想的促透剂之一。

3. 药物制备

(1)药物制备要求在无菌、清洁、常温环境下进行。

(2)药物的制备方法:取洁净药材,将药物烘干、粉碎,过80~120目筛后备用。

(3)将药粉与赋形剂充分混合。因贴敷药物多为辛香之品,为防止气味挥发,药粉配制后,宜装入玻璃瓶或瓷瓶密封保存备用。

4. 常用剂型

目前临床常用的穴位贴敷剂型有散剂、糊剂、饼剂、软膏剂、涂膜剂、贴膏剂、药袋等。

护理应用　　4-2　常见药物的贴敷应用

(二)其他物品准备

遵医嘱准备贴敷用药、治疗盘、75%医用酒精、棉签、镊子、剪刀、药勺、药碗、油纸、胶布、纱布、治疗椅、治疗床等。环境要求:温度适宜,男女分开或使用屏风以保护患者隐私。

三、穴位贴敷的注意事项

(1)治疗前清洁皮肤,以防感染。根据病情选择穴位,尽量少选关节或其他活动度较大部位的穴位,以免贴敷药物脱落。

(2)刺激性强、毒性大的药物,应注意用药量、贴敷面积、贴敷时间,尽量减轻刺激,或预防药物毒性反应发生。

(3)孕妇、幼儿、久病体弱者,禁止贴敷刺激性强、毒性大的药物。贴敷期间,注意观察患者有无不良反应。

(4)对于皮肤过敏者,可选用绷带固定或其他贴敷方式。面部不宜贴敷可能引起皮肤发疱的药物。

(5)对于残留在皮肤的药膏,可用植物油或石蜡油清除,保持患者皮肤清洁。

(6)膏药须随配随用,外敷药物须妥善保管。

护理应用　　4-3　"三伏贴"的临床应用

四、穴位贴敷的操作方法

(一)腧穴选择

1. 辨证选穴　以脏腑经络学说为指导,通过辨证论治选取贴敷的腧穴,选穴宜少而精,一般为2~4穴。如风寒咳嗽选肺俞、风门等;腹泻选神阙、足三里等。

2. 选择阿是穴　阿是穴为病变局部或内脏病理变化在体表的反应点,用药物贴敷作用直接,药用效果良好。

3. 近端选穴　选择距离病变组织器官较近的穴位贴敷,如胃脘痛选中脘、胃俞等。

4. 远端选穴　根据经络传导、脏腑表里相合的原则,上病下取,下病上取,如鼻衄、口疮取涌泉,脱肛取百会等。

5. 经验选穴　根据临床经验选取穴位,如吴茱萸贴敷涌泉穴,调理小儿流涎;威灵仙贴敷身柱穴,调治百日咳等。

（二）贴敷方法

1. 贴法　清洁穴位局部皮肤，将药物贴压于穴位，然后外敷胶布粘贴；或先将药物置于胶布上，再粘贴于腧穴。适用于膏药、巴布剂、丸剂、饼剂、磁片等的腧穴贴敷。

2. 敷法　将制备好的药物敷在穴位上，外覆医用防渗敷料贴，并以纱布、医用胶布固定。适用于散剂、糊剂、泥剂、浸膏剂的腧穴贴敷。

3. 填法　将药膏或药粉填塞于脐中，外覆纱布，再以医用胶布固定。

4. 熨贴法　将熨贴剂加热，趁热外敷于穴位；或先将贴剂贴敷穴位上，再用艾火或其他热源在药物上温熨。

（三）贴敷时间

根据疾病情况、药物特性等确定贴敷时间。一般情况下，老年人、儿童、病情较轻、体质偏虚者贴敷时间宜短；皮肤过敏如瘙痒、疼痛者，应立即停止贴敷。

（1）刺激性小的药物，每次贴敷 4～8 h，可间隔 1～3 日贴治一次。

（2）刺激性较大的药物，如蒜泥、白芥子等，应视发疱程度确定贴敷时间；如局部皮肤发疱，待恢复正常后再贴敷，或改选其他腧穴贴敷。

（3）敷脐疗法可以每次贴敷 3～24 h，隔日 1 次，所选药物不应为刺激性较大或有发疱性的药物。

（4）"三伏贴"应从每年的初伏到末伏贴敷，一般贴敷 1 次，每次贴敷 3～6 h，1 年为 1 个疗程，连续贴敷 3 年。

（四）贴敷反应及处理

（1）使用本疗法后局部皮肤易出现色素沉着、潮红、微痒、烧灼感、疼痛、轻微红肿等反应，一般无须特殊处理。应注意保持局部皮肤干爽，禁止搔抓，防止对局部皮肤的进一步刺激。

（2）对于较大的水疱，应及时排除疱内液体，用碘伏等消毒，防止感染。

（3）对于皮肤过敏者，若出现红斑、水疱、瘙痒、烧灼或针刺痛等现象，应停药并对症处理。

（范文杰）

任务八　中药灌肠护理

中药灌肠是将中药液从肛门灌入，并保留在结肠内，通过肠黏膜吸收以治疗疾病的一种方法。中药灌肠法历史悠久，如《伤寒论》曰：大猪胆汁一枚，泻汁，和少许醋，以灌谷道内，如一食顷，当大便出宿食恶物，甚效。这是用猪胆汁灌肠以治疗便秘的最早记载，开创了中药肠道给药的先河。该法具有润肠通腑、清热解毒、凉血活血、消癥散结等作用。

由于肺与大肠相表里，药物自大肠吸收入体内后，通过经脉上归于肺，肺朝百脉，宣发通降，将药物输布于五脏六腑、四肢百骸，从而达到整体的治疗作用。西医学认为：首先，直肠的肠壁组织是一种具有选择性吸收和排泄功能的半透膜；其次，直肠拥有丰富的静脉循环，一条是经门静脉进入肝脏,再进入体循环,另一条是经下腔静脉进入体循环;其三,肠系淋巴组织也参与药物的吸收。

一、中药灌肠的适用范围

护理应用　　　　　4-4　直肠滴注法

中药灌肠的适用范围较广,多用于控制肠道感染,如结肠炎、直肠周围脓肿、肠易激综合征等肠道疾病;镇静或治疗高热症;控制慢性炎症,如慢性盆腔炎、慢性前列腺炎等;减轻外科术后并发症;治疗中医急证、中风闭症等。近年来,灌肠疗法已开始用于一些癌症和免疫疾病等。中药灌肠在治疗各科疾病中发挥着越来越重要的作用。

中药灌肠不经过上消化道吸收,可避免胃酸和酶对药物的影响,同时避免对胃肠黏膜的刺激。大部分药物不经过肝脏代谢,减少了对肝脏的副作用;部分药物直达盆腔,使病所药物浓度高,作用强。直肠给药比口服药生物利用度高,同样剂量的药物直肠给药的作用大于口服药物的作用。

二、中药灌肠的常用方药

（一）常用灌肠药物

常用灌肠药物为解表药、泻下药、清热解毒药、行气活血药、活血化瘀药等。

1. 解表药　如薄荷、桑叶、菊花、荆芥、防风等。

2. 泻下药　如大黄、芒硝、枳实、厚朴、番泻叶等。

3. 清热解毒药　如黄连、黄芩、黄柏、蒲公英、紫花地丁、金银花、大青叶、白头翁、苦参、连翘等。

4. 行气活血药　如柴胡、木香、香附、当归、白芍、丹参等。

5. 活血化瘀药　如桃仁、红花、赤芍、乳香、没药、三棱、莪术等。

（二）常用灌肠方剂

1. 大承气汤加减应用　用于肠梗阻的治疗。药用大黄、芒硝、枳实、厚朴等,水煎取药液2000 mL,每次给予1000 mL。可反复灌洗,每次以间隔1 h为宜,每次插入肛管的深度应较前一次适当加深。

2. 血府逐瘀汤加减应用　用于盆腔炎的治疗。药用桃仁、红花、当归、生地黄、牛膝、川芎、桔梗、赤芍、枳壳、甘草、柴胡等,浓煎取药液200~300 mL,保留灌肠。按月经周期,每次月经前8天开始,每日1次,7日为1个疗程。

3. 白虎汤合承气汤加减　用于外感性高热的治疗。药用生石膏、生大黄、知母、生地黄、芒硝、枳实、生甘草等,浓煎取药液200~500 mL,待温后直肠给药,每日1次。

4. 葛根芩连汤加减应用　用于急性肠炎、细菌性痢疾、急性腹膜炎、急性胰腺炎的治疗。药用葛根、甘草、黄芩、黄连等,水煎取药液300 mL,保留灌肠,每日1~3次。

（三）物品准备

治疗盘、灌肠筒或输液器一套、弯盘、消毒肛管（14~16号）、温开水、水温计、石蜡油、橡胶单、治疗巾、一次性医用手套、棉签、卫生纸、便盆、血管钳、输液架等,遵医嘱准备中药汤剂。关好门窗,调节室温,必要时屏风遮挡。

三、中药灌肠的操作方法

(一)体位选择及肛管置入

根据病情选择左侧或右侧卧位,暴露臀部并移至床沿,上腿弯曲,下腿伸直微弯,垫橡胶单与治疗巾于臀下,小枕垫于橡胶单下以抬高臀部 10 cm。肛管插入深度根据疾病种类和病变部位而定,一般成人插入 10～30 cm;儿童插入 5～7.5 cm,婴儿插入 2.5～3.5 cm。如慢性痢疾,病变多在直肠和乙状结肠,宜采取左侧卧位,插入深度以 15～20 cm 为宜;溃疡性结肠炎,病变多在乙状结肠或降结肠,插入深度应达 18～25 cm;阿米巴痢疾,病变多在回盲部,插入深度应达 10～20 cm,应采取右侧卧位。

(二)药液温度

药液温度一般应保持在 39～41 ℃,过低或过高会引起肠道异常蠕动,或造成肠黏膜损伤,影响药液在肠道内的吸收。药液温度可根据药物性质、患者年龄及季节而确定。清热解毒药物温度宜偏低,以 10～20 ℃ 为宜;清热利湿药物则稍低于体温,以 20～30 ℃ 为宜;补气温阳、温中散寒药物温度以 38～40 ℃ 为宜。对于老年人,药温宜偏高;冬季药温宜偏高,夏季药温可偏低。

(三)操作方法

(1)在患者臀部下铺橡胶单和治疗巾后,用小枕垫高臀部 10 cm,暴露臀部,注意保暖。

(2)将温度适宜的药液倒入灌肠筒内,挂于输液架上,取少量石蜡油润滑肛管前端,肛管连接输液管,排气后夹紧肛管,轻轻插入肛门(深度视病情而定)。松开血管钳,调节滴液速度(80～100 滴/分)。

(3)药液滴毕,夹紧输液管,抽出肛管,用卫生纸轻揉肛门片刻。整理床单,嘱患者静卧 1 h以上,以利于药物吸收。

(四)灌肠异常反应及处理

(1)药物滴入时,如出现闭塞而液体进不去,可转动橡胶管或将橡胶管稍拉出一段,或摇动灌肠液以免药渣堵塞导管。若灌肠液滴入不畅,可能是橡胶管出口被粪块堵塞或紧贴肠壁,可挤压或移动橡胶管。

(2)灌肠过程中,应密切观察患者的反应,如出现腹痛、心慌、气急,应立即停止操作,并报告医师处理。

(3)患者灌肠后,如有腹胀感或排便感,嘱其侧卧休息,尽量不要运动,以利于药物的吸收。

(4)患者灌肠后第一次排便,须观察大便色、质、量,如有特殊腥臭味,或夹有血液、脓液等,应及时留取标本送检,并做记录,报告医师。

四、中药灌肠的注意事项

(1)患者须在灌肠前排空大小便,必要时可先行清洁灌肠。插管前排净肛管内空气,防止空气灌入肠道而引起腹胀。配制灌肠液时,应避免使用对肠黏膜有刺激性作用的药物。

(2)为促进药物吸收,插管不宜太浅,以免引起排便反射达不到保留药物的目的。为确保药液保留时间,一次性灌肠不宜超过 200 mL;一般应在晚上睡前灌肠,灌肠后不要下床活动,以提高疗效。

(3) 对某些颅脑、心脏病患者及老年、小儿患者,灌肠时应慎重,压力要小,速度要慢。肝昏迷患者忌用肥皂水灌肠,以减少氨的产生和吸收;充血性心力衰竭和水、钠潴留患者,禁用生理盐水灌肠。急腹症、消化道出血、妊娠、严重心血管疾病患者,禁忌灌肠。

(范文杰)

直通护考

1. 以下不属于经络生理功能的是( )。

A. 沟通表里,联络脏腑　　　　B. 运行气血,营养周身　　　　C. 抗御外邪,反应病候

D. 平衡阴阳,调整虚实　　　　E. 增强体质,提高疗效

2. 足三里位于外膝眼下( )。

A. 2 寸　　　　B. 3 寸　　　　C. 4 寸　　　　D. 5 寸　　　　E. 6 寸

3. 不属于按摩作用的是( )。

A. 行气活血　　　B. 滑利关节　　　C. 疏通经络　　　D. 止血消肿　　　E. 理筋整复

4. 哪项不是一指禅推法的动作要领?( )

A. 大拇指着力于一定部位　　　B. 频率为 220~250 次/分　　　C. 腕部紧张

D. 沉肩垂肘　　　　E. 悬腕

5. 按摩手法的基本要求是( )。

A. 轻快柔和,平稳着实　　　　　　　　B. 持久、有力、均匀、柔和、深透

C. 持久、有力、平稳、深透　　　　　　D. 柔和、平稳

E. 不浮不滞、重而不滞

6. 不属于按摩适用范围的是( )。

A. 腰椎间盘突出症　　　　B. 失眠　　　　C. 痛经

D. 皮肤湿疹　　　　E. 小儿脑瘫

7. 下列按摩手法操作要领中不正确的是( )。

A. 沉肩　　　　B. 垂肘　　　　C. 身体放松

D. 力量节节贯通直达手部　　　E. 以上说法都不对

8. 拔火罐的方法有( )。

A. 闪火法　　　B. 煮罐法　　　C. 抽气罐法　　　D. 药罐法　　　E. 玻璃罐

9. 以下刮痧要点不正确的是( )。

A. 刮板与刮拭方向一般保持在 45°~90°

B. 刮痧时间一般为每个部位刮 3~5 min

C. 刮痧频率一般是第一次刮完后 3~5 天,痧退后再进行第二次刮治

D. 刮痧时要在一个部位来回刮拭

E. 对于一些不出痧或出痧少的患者,不可强求出痧

10. 中药热熨的适应证为( )。

A. 阴虚证　　　B. 实热证　　　C. 虚寒证　　　D. 火热证　　　E. 阳亢证

11. 下列哪项属于穴位贴敷注意事项?(　　)

A. 贴敷不分老少,时间均限制在 10 min 内

B. 孕妇、幼儿、久病体弱者禁止贴敷刺激性强、毒性大的药物

C. 贴敷起疱效果较差,需紧急就医

D. 贴敷后若皮肤无反应,可持续贴敷 12 h

E. 残留药物可用肥皂水洗净

12. 行大量不保留灌肠时,如溶液流入受阻,应采取的措施是(　　)。

A. 拔出灌肠管　　　　　B. 可稍转动灌肠管　　　　C. 将灌肠管往前插入少许

D. 嘱患者转换体位　　　E. 嘱患者深呼吸

13. 为阿米巴痢疾患者行保留灌肠时,取右侧卧位的目的是(　　)。

A. 减轻不良反应　　　　B. 促进患者舒适　　　　　C. 提高治疗效果

D. 便于护士操作　　　　E. 促进药物排出

扫码看答案

附录　方剂名录

一画

一贯煎（《续名医类案》）　北沙参　麦冬　当归身　生地黄　枸杞子　川楝子

二画

二仙汤（经验方）　仙茅　仙灵脾　当归　巴戟天　黄柏　知母

二至丸（《证治准绳》）　女贞子　旱莲草

二妙丸（《丹溪心法》）　苍术（米泔水浸）　黄柏（酒炒）

二陈汤（《太平惠民和剂局方》）　陈皮　半夏　白茯苓　甘草

二母散（经验方）　贝母（去心，童尿洗）　知母　生姜

十全大补汤（《医学发明》）　当归　白术　茯苓　甘草　熟地　白芍　人参　川芎　黄芪　肉桂

丁桂散（《外科传薪集》）　丁香　肉桂

七宝美髯丹（《本草纲目》）　何首乌　牛膝　补骨脂　赤茯苓　菟丝子　当归　枸杞子

八正散（《太平惠民和剂局方》）　车前子　木通　瞿麦　扁蓄　滑石　甘草　山栀子仁　大黄

八珍汤（《正体类要》）　人参　白术　茯苓　甘草　当归　白芍　熟地黄　川芎

人参养荣汤（《太平惠民和剂局方》）　党参　白术　炙黄芪　炙甘草　陈皮　肉桂心　当归　熟地黄　五味子　茯苓　远志　白芍　大枣　生姜

三画

三妙丸（《医学正传》）　苍术（米泔水浸）　黄柏（酒拌）　川牛膝

三金排石汤（经验方）　海金沙　金钱草　鸡内金　石韦　冬葵子　滑石　车前子

三拗汤（《太平惠民和剂局方》）　麻黄　杏仁　甘草

三子养亲汤（《韩氏医通》）　苏子　白芥子　莱菔子

三仁汤（《温病条辨》）　杏仁　飞滑石　白通草　白蔻仁　竹叶　厚朴　生薏苡仁　半夏

大补阴丸（《丹溪心法》）　熟地黄　龟板　黄柏　知母

大分清饮（《类证治裁》）　茯苓　猪苓　泽泻　木通　山栀　车前子　枳壳

大承气汤（《伤寒论》）　大黄　枳实　厚朴　芒硝

大黄牡丹汤（《金匮要略》）　大黄　牡丹皮　桃仁　冬瓜子　芒硝

小陷胸汤（《伤寒论》）　黄连　半夏　瓜蒌实

大青龙汤（《伤寒论》）　麻黄（去节）　石膏　杏仁（去皮尖）　炙甘草　桂枝　大枣　生姜

千金苇茎汤(《备急千金要方》)　苇茎　薏苡仁　冬瓜仁　桃仁

大柴胡汤(《伤寒论》)　柴胡　黄芩　芍药　半夏　生姜　枳实　大枣　大黄

川芎茶调散(《太平惠民和剂局方》)　薄荷　川芎　荆芥　细辛　防风　白芷　羌活　炙甘草

小青龙汤(《伤寒论》)　麻黄　芍药　细辛　干姜　炙甘草　桂枝　五味子　半夏

小柴胡汤(《伤寒论》)　柴胡　黄芩　人参　甘草　半夏　生姜　大枣

小蓟饮子(《济生方》)　生地黄　小蓟　滑石　木通　蒲黄　藕节　淡竹叶　当归　栀子　炙甘草

小儿化湿汤(经验方)　苍术　陈皮　茯苓　泽泻　炒麦芽　六一散

四画

开郁散(《外科秘录》)　柴胡　当归　白芍　白芥子　白术　全蝎　郁金　茯苓　香附　天葵子　炙甘草

天麻钩藤饮(《杂病证治新义》)　天麻　钩藤　石决明　桑寄生　杜仲　川牛膝　栀子　黄芩　益母草　夜交藤　朱茯神

五仁丸(《世医得效方》)　郁李仁　柏子仁　杏仁　桃仁　松子仁　陈皮

五虎汤(《霉疮秘录》)　全蝎　僵蚕　穿山甲　蜈蚣　斑蝥　生大黄

五苓散(《伤寒论》)　猪苓　泽泻　白术　茯苓　桂枝

五神汤(《外科真诠》)　茯苓　金银花　牛膝　车前子　紫花地丁

五倍子汤(《疡科选粹》)　五倍子　朴硝　桑寄生　莲房　荆芥

五子衍宗丸(《摄生众妙方》)　枸杞子　菟丝子　五味子　覆盆子　车前子

五味消毒饮(《医宗金鉴》)　金银花　野菊花　紫花地丁　紫背天葵子　蒲公英

五虎追风散(《晋南史全恩家传方》)　蝉蜕　天南星　天麻　全蝎　僵蚕

止痛如神汤(《外科启玄》)　秦艽　桃仁　皂角子　苍术　防风　黄柏　当归尾　泽泻　槟榔　熟大黄

内消瘰疬丸(《疡医大全》)　夏枯草　玄参　青盐　海藻　川贝母　薄荷叶　天花粉　海粉　白蔹　连翘　熟大黄　生甘草　生地　桔梗　枳壳　当归　硝石

内疏黄连汤(《医宗金鉴》)　黄连　栀子　黄芩　桔梗　木香　槟榔　连翘　芍药　薄荷　甘草　当归身　大黄

牛黄解毒丸(《中国药典》一部)　牛黄　雄黄　石膏　冰片　大黄　黄芩　桔梗　甘草

牛蒡解肌汤(《疡疬心得集》)　牛蒡子　薄荷　荆芥　连翘　栀子　牡丹　石斛　玄参　夏枯草

化岩汤(《疡医大全》)　人参　黄芪　忍冬藤　当归　白术　茜草根　白芥子　茯苓

化斑汤(《温病条辨》)　石膏　知母　玄参　犀角(水牛角代)　粳米　甘草

化坚二陈丸(《医宗金鉴》)　陈皮　半夏　茯苓　生甘草　黄连　炒僵蚕

六一散(《伤寒标本》)　滑石　甘草

六味地黄丸(《小儿药证直诀》)　熟地黄　山茱萸　干山药　牡丹皮　白茯苓　泽泻

双柏散(经验方)　侧柏叶　大黄　黄柏　薄荷　泽兰

牛黄清心丸(《太平惠民和剂局方》)　牛黄　当归　川芎　甘草　干山药　黄芩　杏仁(炒)　大豆黄卷　大枣(去核)　白术(炒)　白茯苓　桔梗　防风　柴胡　阿胶　干姜　白芍

人参　神曲（炒）　肉桂　麦冬　白蔹　蒲黄（炒）　麝香　犀角末　羚羊角末　雄黄

丹栀逍遥散（《薛氏医案》）　柴胡　当归　白芍　白术　茯苓　炙甘草　生姜　薄荷　牡丹皮　栀子

化斑解毒汤（《医宗金鉴》）　升麻　石膏　连翘（去心）　牛蒡子（研炒）　人中黄　黄连　知母　玄参

水疝汤（《房芝萱外科经验》）　肉桂　当归尾　赤芍　红花　小茴香　橘核　木香　牵牛子　乌药　甘草　牛膝　桂枝　生槟榔

王氏连朴饮（《随息居重订霍乱论》）　黄连　厚朴　石菖蒲　法半夏　淡豆豉　栀子　芦根

天王补心丹（《校注妇人良方》）　人参　白茯苓　玄参　丹参　桔梗　远志　当归身　五味子　麦门冬　天门冬　柏子仁　酸枣仁　生地

止嗽散（《医学心悟》）　桔梗（炒）　荆芥　紫菀（蒸）　百部　白前　甘草　陈皮

五画

玉枢丹（即紫金锭《鹤亭集》）　山慈菇　五倍子　大戟　朱砂　雄黄　麝香

玉真散（《外科正宗》）　白附子　防风　白芷　南星　天麻　羌活

玉女煎（《景岳全书》）　生石膏　熟地　麦冬　知母　牛膝

玉屏风散（《医方类聚》）　防风　黄芪　白术

平胃散（《太平惠民和剂局方》）　苍术　厚朴　陈皮　甘草

甘露消毒丹（《温热经纬》）　滑石　茵陈　黄芩　石菖蒲　川贝母　木通　藿香　射干　连翘　薄荷　白豆蔻

左归丸（《景岳全书》）　熟地　山药　山茱萸　菟丝子　枸杞　川牛膝　鹿角胶　龟胶

右归丸（《景岳全书》）　熟地　山药　山茱萸　枸杞　杜仲　菟丝子　制附子　肉桂　当归　鹿角胶

右归饮（《景岳全书》）　熟地　山药　山茱萸　枸杞　甘草　杜仲　肉桂　制附子

石韦散（《外台秘要》引《集验方》）　石韦　瞿麦　滑石　车前子　冬葵子

龙胆泻肝汤（《兰室秘藏》）　龙胆草　黄芩　栀子　泽泻　木通　车前子　当归　生地　柴胡　生甘草

四妙汤（《外科说约》）　黄芪　当归　金银花　甘草

四苓散（《明医指掌》）　茯苓　泽泻　猪苓　白术

四物汤（《太平惠民和剂局方》）　熟地　当归　白芍　川芎

四逆汤（《伤寒论》）　附子　干姜　炙甘草

四逆加人参汤（《伤寒论》）　炙甘草　附子　干姜　人参

四神丸（《内科摘要》）　肉豆蔻　补骨脂　五味子　吴茱萸　生姜　红枣

四黄散（经验方）　黄连　黄柏　黄芩　大黄　乳香　没药

四君子汤（《太平惠民和剂局方》）　人参　茯苓　白术　甘草

四磨汤（《丹溪心法》）　人参　槟榔　沉香　乌药

四妙勇安汤（《验方新编》）　玄参　当归　金银花　甘草

四物消风饮（《医宗金鉴》）　生地黄　当归　荆芥　防风　赤芍　川芎　白鲜皮　蝉蜕　薄荷　独活　柴胡　红枣

四海舒郁丸(《疡医大全》)　青木香　陈皮　海蛤粉　海带　海藻　昆布　海螵蛸

归脾汤(《济生方》)　人参　白术　黄芪　当归身　炙甘草　茯神　远志　枣仁　木香　龙眼肉　生姜　大枣

生脉散(饮)(《内外伤辨惑论》)　人参　麦冬　五味子

失笑散(《太平惠民和剂局方》)　五灵脂　蒲黄

代抵当丸(《证治准绳》)　大黄　当归尾　炮穿山甲　芒硝　桃仁　肉桂

白虎汤(《伤寒论》)　石膏　知母　甘草　粳米

白头翁汤(《伤寒论》)　白头翁　黄柏　黄连　秦皮

瓜蒌贝母汤(《增订胎产心法》)　瓜蒌仁　土贝母　甘草

瓜蒌牛蒡汤(《医宗金鉴》)　瓜蒌仁　牛蒡子(炒研)　天花粉　黄芩　陈皮　生栀子(研)　连翘(去心)　皂角刺　金银花　生甘草　青皮　柴胡

半夏白术天麻汤(《医学心悟》)　半夏　天麻　茯苓　橘红　白术　甘草　生姜　大枣

半夏泻心汤(《伤寒论》)　半夏　黄芩　干姜　人参　黄连　大枣　甘草

半夏厚朴汤(《金匮要略》)　半夏　厚朴　茯苓　生姜　苏叶

加减导气汤(《实用中医男科学》)　川楝子　小茴香　吴茱萸　橘核　荔枝核　薏苡仁　泽泻

六画

地黄饮子(《宣明论方》)　熟地　巴戟天　山茱萸　石斛　肉苁蓉　附子　五味子　肉桂　茯苓　麦门冬　石菖蒲　远志

百合固金汤(《慎斋遗书》)　熟地　生地　当归身　白芍　甘草　桔梗　玄参　贝母　麦门冬　百合

至宝丹(《太平惠民和剂局方》)　人参　朱砂　麝香　制南星　天竺黄　犀角屑(水牛角代)　冰片　牛黄　琥珀　雄黄　玳瑁

当归饮子(《济生方》)　当归　白芍　川芎　生地　白蒺藜　防风　荆芥穗　何首乌　黄芪　甘草

当归四逆汤(《伤寒论》)　当归　桂枝　白芍　细辛　甘草　通草　大枣

当归龙荟丸(《丹溪心法》)　当归　龙胆草　栀子仁　黄连　黄柏　黄芩　大黄　芦荟　青黛　木香　麝香

竹叶黄芪汤(《医宗金鉴》)　人参　黄芪　石膏　半夏　麦门冬　白芍　川芎　当归　黄芩　生地　甘草　竹叶　生姜　灯心草

血府逐瘀汤(《医林改错》)　当归　生地　桃仁　红花　枳壳　赤芍　柴胡　甘草　桔梗　川芎　牛膝

安宫牛黄丸(《温病条辨》)　牛黄　郁金　犀角　黄芩　黄连　山栀　雄黄　朱砂　梅片　麝香　珍珠粉

异功散(《太平惠民和剂局方》)　人参　白术　茯苓　炙甘草　陈皮

导赤散(《小儿药证直诀》)　木通　生地　生甘草　竹叶

芍药汤(《素问病机气宜保命集》)　芍药　当归　黄连　槟榔　木香　甘草　大黄　黄芩　官桂

当归六黄汤(《兰室秘藏》)　当归　生地　熟地　黄芩　黄连　黄柏　黄芪

交泰丸(《韩氏医通》) 黄连 肉桂

防风通圣散(《宣明论方》) 防风 荆芥 连翘 麻黄 薄荷叶 川芎 当归 芍药 白术 栀子 大黄(酒蒸) 芒硝 石膏 黄芩 桔梗 甘草 滑石

红藤煎(经验方) 红藤 地丁 乳香 没药 连翘 大黄 玄胡 牡丹皮 甘草 金银花

七画

芩连二母丸(《外科正宗》) 黄芩 黄连 知母 贝母(去心) 当归(酒炒) 白芍(酒炒) 羚羊角(镑) 生地 熟地 蒲黄 地骨皮 川芎 生甘草

苏合香丸(《太平惠民和剂局方》) 白术 青木香 犀角 香附 朱砂 诃子 白檀香 安息香 沉香 麝香 丁香 荜茇 龙脑 苏合香油 乳香

苍附导痰汤(《叶氏女科》) 苍术 香附 枳壳 陈皮 茯苓 天南星 甘草

辛夷清肺饮(《外科正宗》) 辛夷 生甘草 石膏(煅) 知母 栀子(生研) 黄芩 枇杷叶 升麻 百合 麦冬

沉香散(《阎氏小儿方论》) 沉香 石韦 滑石 王不留行 当归 冬葵子 白芍 甘草 陈皮

补中益气汤(《脾胃论》) 黄芪 人参 炙甘草 当归身 橘皮 升麻 柴胡 白术

补阳还五汤(《医林改错》) 黄芪 当归尾 赤芍 地龙 川芎 桃仁 红花

附子理中汤(《阎氏小儿方论》) 附子 人参 干姜 白术 炙甘草

陈苓汤(《实用中医男科学》) 陈皮 茯苓 法半夏 白术 泽泻 猪苓 肉桂 川楝子 小茴香 橘核 怀牛膝 薏苡仁

苏子降气汤(《太平惠民和剂局方》) 紫苏子 半夏 当归 甘草 前胡 厚朴 肉桂 生姜 大枣 薄荷

吴茱萸汤(《伤寒论》) 吴茱萸 人参 生姜 大枣

杏苏散(《温病条辨》) 苏叶 半夏 茯苓 前胡 桔梗 枳壳 甘草 大枣 杏仁 橘皮

沙参麦冬汤(《温病条辨》) 沙参 玉竹 生甘草 冬桑叶 麦冬 生扁豆 天花粉

八画

青蒿鳖甲汤(《温病条辨》) 青蒿 鳖甲 生地 知母 牡丹皮

苦参汤(《疡科心得集》) 苦参 蛇床子 白芷 金银花 菊花 黄柏 地肤子 石菖蒲

苓桂术甘汤(《伤寒论》) 茯苓 桂枝 白术 炙甘草

枇杷清肺饮(《医宗金鉴》) 人参 枇杷叶 生甘草 黄连 桑白皮 黄柏

知柏地黄丸(《医宗金鉴》) 熟地 山茱萸 山药 泽泻 茯苓 牡丹皮 知母 黄柏

和荣散坚丸(《医宗金鉴》) 川芎 白芍 当归 茯苓 熟地 陈皮 桔梗 香附 白术 人参 甘草 海粉 昆布 贝母 升麻 红花 夏枯草

金黄散(《医宗金鉴》) 大黄 黄柏 姜黄 白芷 天南星 陈皮 苍术 厚朴 甘草 天花粉

金铃子散(《圣惠方》) 川楝子 延胡索

金锁固精丸(《医方集解》) 沙苑蒺藜 芡实 莲须 莲子 龙骨 牡蛎

泻热汤（《外科证治全生集》） 黄连 黄芩 连翘 甘草 木通 当归尾

参附汤（《世医得效方》） 人参 附子

参苓白术散（《太平惠民和剂局方》） 白扁豆 人参 白术 白茯苓 炙甘草 山药 莲子肉 桔梗 薏苡仁 砂仁

金匮肾气丸（《金匮要略》） 熟地 山药 山茱萸 茯苓 牡丹皮 泽泻 附子 桂枝

炙甘草汤（《伤寒论》） 炙甘草 生姜 桂枝 人参 生地 阿胶 麦门冬 麻仁 大枣

泻白散（《小儿药证直诀》） 地骨皮 桑白皮 甘草 梗米

实脾饮（《重订严氏济生方》） 厚朴 白术 木瓜 木香 草果仁 大腹子 附子 茯苓 干姜（炮） 炙甘草 生姜 大枣

定喘汤（《摄生众妙方》） 白果 麻黄 苏子 款冬花 杏仁 炙桑白皮 黄芩 制半夏 甘草

羌活胜湿汤（《脾胃论》） 羌活 独活 藁本 防风 甘草 蔓荆子 川芎

九画

荆防败毒散（《医宗金鉴》） 荆芥 防风 柴胡 前胡 羌活 独活 枳壳 炒桔梗 茯苓 川芎 甘草 人参 生姜 薄荷

茵陈蒿汤（《伤寒论》） 茵陈 栀子 大黄

顺气归脾丸（《外科正宗》） 陈皮 贝母 香附 乌药 当归 白术 茯神 黄芪 酸枣仁 远志 人参 木香 炙甘草

香贝养荣汤（《医宗金鉴》） 香附 贝母 人参 茯苓 陈皮 熟地 川芎 当归 白芍 白术 桔梗 甘草 生姜 大枣

香砂六君子汤（《杏苑生春》） 人参 白术 茯苓 炙甘草 陈皮 半夏 木香 砂仁

复元活血汤（《医学发明》） 柴胡 天花粉 当归 红花 甘草 穿山甲（炮） 大黄（酒浸） 桃仁

复方大柴胡汤（《医学资料选编》） 柴胡 黄芩 枳壳 川楝子 大黄 延胡索 白芍 蒲公英 木香 丹参 甘草

保元汤（《外科正宗》） 人参 黄芪 白术 甘草 生姜 红枣

独活寄生汤（《备急千金要方》） 独活 桑寄生 人参 茯苓 川芎 防风 桂心 杜仲 牛膝 秦艽 细辛 当归 白芍 地黄 甘草

前列腺汤（经验方） 丹参 泽兰 桃仁 红花 赤芍 乳香 没药 王不留行 青皮 川楝子 小茴香 白芷 败酱草 蒲公英

养阴清肺汤（《重楼玉钥》） 生地黄 玄参 麦冬 贝母 牡丹皮 白芍 生甘草 薄荷

活血散瘀汤（《外科正宗》） 当归尾 赤芍 桃仁（去皮尖） 大黄（酒炒） 川芎 苏木 牡丹皮 枳壳（麸炒） 瓜蒌仁 槟榔

活血通脉汤（经验方） 丹参 鸡血藤 生黄芪 蒲公英 赤芍 天葵子 天花粉 地丁 乳香 没药

济生肾气丸（《济生方》） 干地黄 山药 山茱萸 泽泻 茯苓 牡丹皮 桂枝 炮附子 牛膝 车前子

神应养真丹（《外科正宗》） 羌活 木瓜 天麻 当归 白芍 菟丝子 熟地（酒蒸捣膏） 川芎

神效瓜蒌散（《外科大成》）　瓜蒌　当归　甘草　没药　乳香

除湿胃苓汤（《医宗金鉴》）　苍术（炒）　厚朴（姜炒）　陈皮　猪苓　泽泻　赤茯苓　白术（土炒）　滑石　防风　栀子（生研）　木通　肉桂　生甘草　灯心草

枳实导滞丸（《内外伤辨惑论》）　大黄　枳实　神曲　茯苓　黄芩　黄连　白术　泽泻

胃苓汤（《医方集解》引《丹溪心法》）　苍术　厚朴　陈皮　白术　茯苓　泽泻　猪苓　甘草　肉桂　生姜　大枣

保和丸（《丹溪心法》）　山楂　神曲　半夏　茯苓　陈皮　连翘　莱菔子

十画

真武汤（《伤寒论》）　茯苓　芍药　生姜　白术　炮附子

桂枝汤（《伤寒论》）　桂枝　芍药　甘草　生姜　大枣

桂枝合白虎汤（《医宗金鉴》）　桂枝　芍药　石膏（煅）　知母（生）　生甘草　粳米　生姜　大枣

桂枝加当归汤（经验方）　桂枝　芍药　甘草　生姜　大枣　当归

桂枝麻黄各半汤（《伤寒论》）　桂枝　芍药　生姜　甘草　麻黄　大枣　杏仁

桃红四物汤（《医宗金鉴》）　当归　赤芍　生地　川芎　桃仁　红花

顾步汤（《外科真诠》）　黄芪　石斛　当归　牛膝　紫花地丁　人参　甘草　金银花　蒲公英　菊花

柴胡清肝汤（《医宗金鉴》）　生地　当归　白芍　川芎　柴胡　黄芩　栀子　天花粉　防风　牛蒡子　连翘　甘草

柴胡疏肝散（《景岳全书》）　柴胡　陈皮　川芎　芍药　枳壳　甘草　香附

逍遥散（《太平圣惠和剂局方》）　柴胡　白芍　当归　白术　茯苓　炙甘草　生姜　薄荷

逍遥蒌贝散（经验方）　柴胡　当归　白芍　茯苓　白术　瓜蒌　贝母　半夏　天南星　生牡蛎　山慈菇

透脓散（《外科正宗》）　当归　生黄芪　炒穿山甲　川芎　皂角刺

益胃汤（《温病条辨》）　沙参　麦冬　细生地　玉竹　冰糖

凉膈散（《太平圣惠和剂局方》）　连翘　大黄（酒浸）　芒硝　甘草　栀子（炒黑）　黄芩（酒炒）　薄荷

凉血四物汤（《医宗金鉴》）　当归　生地　川芎　赤芍　黄芩（酒炒）　赤茯苓　陈皮　红花（酒洗）　生甘草

凉血地黄汤（《外科大成》）　生地　当归尾　地榆　槐角　黄连　天花粉　生甘草　升麻　赤芍　枳壳　黄芩　荆芥

凉血消风散（《朱仁康临床经验集》）　生地　当归　荆芥　蝉蜕　苦参　白蒺藜　知母　生石膏　生甘草

消风散（《医宗金鉴》）　荆芥　防风　当归　生地　苦参　苍术（炒）　蝉蜕　胡麻仁　牛蒡子（炒研）　知母（生）　石膏（煅）　生甘草　木通

消疬丸（《外科真诠》）　玄参　牡蛎（煅）　川贝母

消风导赤汤（经验方）　生地　赤芍　牛蒡子　白鲜皮　金银花　薄荷　木通　黄连　甘草

海藻玉壶汤（《医宗金鉴》）　海藻　陈皮　贝母　连翘（去心）　昆布　半夏（制）　青皮

独活　川芎　当归　甘草　海带

润肠汤（《证治准绳》）　当归　甘草　生地　麻子仁　桃仁泥

桑菊饮（《温病条辨》）　桑叶　菊花　杏仁　连翘　薄荷　甘草　桔梗　芦根

通气散坚丸（《外科正宗》）　人参　桔梗　川芎　当归　天花粉　黄芩（酒炒）　枳壳（麸炒）　陈皮　半夏（制）　白茯苓　胆南星　贝母（去心）　海藻　香附　石菖蒲　生甘草　荷叶

通窍活血汤（《医林改错》）　赤芍　川芎　桃仁　老葱　生姜　红枣　麝香

通络活血方（《朱仁康临床经验集》）　当归尾　赤芍　桃仁　红花　香附　青皮　王不留行　茜草　泽兰　牛膝

射干麻黄汤（《金匮要略》）　射干　麻黄　生姜　细辛　紫菀　款冬花　大枣　半夏　五味子

涤痰汤（《济生方》）　半夏　胆南星　橘红　枳实　茯苓　人参　石菖蒲　竹茹　甘草　生姜　大枣

十一画

黄芪六一汤（《外科正宗》）　黄芪　甘草　人参

黄芪鳖甲汤（《医学入门》）　人参　肉桂　桔梗　干地黄　半夏　紫菀　知母　赤芍　黄芪　炙甘草　桑白皮　天门冬　鳖甲　秦艽　白茯苓　地骨皮　柴胡

黄连解毒汤（《外台秘要》）　黄连　黄芩　黄柏　栀子

萆薢化毒汤（《疡科心得集》）　萆薢　当归尾　牡丹皮　牛膝　防己　木瓜　薏苡仁　秦艽

萆薢分清饮（《医学心悟》）　萆薢　石菖蒲　黄柏　茯苓　车前子　莲子心　白术

萆薢渗湿汤（《疡科心得集》）　萆薢　薏苡仁　黄柏　赤茯苓　牡丹皮　泽泻　滑石　通草

理中丸（《伤寒论》）　党参　干姜　白术　炙甘草

银翘散（《温病条辨》）　银花　连翘　牛蒡子　桔梗　薄荷　鲜竹叶　荆芥　淡豆豉　生甘草　鲜芦根

麻子仁丸（《伤寒论》）　麻子仁　芍药　枳实　大黄　厚朴　杏仁

麻黄汤（《伤寒论》）　麻黄　桂枝　杏仁　炙甘草

麻黄桂枝各半汤（《伤寒论》）　桂枝　白芍　生姜　大枣　甘草　麻黄　杏仁

麻黄连翘赤小豆汤（《伤寒论》）　麻黄　连翘　杏仁　赤小豆　大枣　生梓白皮　生姜　炙甘草

清胃散（《脾胃论》）　生地　当归　牡丹皮　黄连　升麻

清骨散（《证治准绳》）　银柴胡　鳖甲　炙甘草　秦艽　青蒿　地骨皮　胡黄连　知母

清营汤（《温病条辨》）　犀角（水牛角，磨粉冲服）　生地　玄参　竹叶心　金银花　连翘　黄连　丹参　麦冬

清暑汤（《外科全生集》）　连翘　天花粉　赤芍　甘草　滑石　车前子　金银花　泽泻　淡竹叶

清肝芦荟丸（《外科正宗》）　当归　生地（酒浸捣膏）　白芍（酒炒）　川芎　黄连　海粉　牙皂　甘草　昆布（酒洗）　芦荟

清肝解郁汤(《外科正宗》) 当归 白芍 茯苓 白术 贝母 熟地 栀子 半夏 人参 柴胡 牡丹皮 陈皮 香附 川芎 甘草

清咽利膈汤(《证治准绳》) 玄参 升麻 桔梗(炒) 甘草(炒) 茯苓 黄连(炒) 黄芩(炒) 牛蒡子(炒) 防风 芍药(炒)

清凉甘露饮(《外科正宗》) 水牛角 银柴胡 茵陈 石斛 枳壳 麦冬 甘草 生地 黄芩 知母 枇杷叶

清瘟败毒饮(《疫疹一得》) 生石膏 生地黄 犀角 川黄连 生栀子 桔梗 黄芩 知母 赤芍 玄参 连翘 竹叶 甘草 牡丹皮

清解片(经验方) 大黄 黄芩 黄柏 苍术

清利通络汤(经验方) 金银花 蒲公英 地丁 鸡血藤 炮穿山甲 车前子 生薏苡仁 茯苓 白花蛇舌草

清燥救肺汤(《医门法律》) 桑叶 石膏 甘草 人参 胡麻仁 阿胶 麦门冬 杏仁 枇杷叶

黄芩滑石汤(《温病条辨》) 黄芩 滑石 茯苓皮 大腹皮 白蔻仁 通草 猪苓

黄连阿胶汤(《重订通俗伤寒论》) 黄连 阿胶 黄芩 鸡子黄 白芍

麻杏石甘汤(《伤寒论》) 麻黄 杏仁 甘草 石膏

旋覆代赭汤(《伤寒论》) 旋覆花 人参 生姜 代赭石 甘草 大枣

羚角钩藤汤(《通俗伤寒论》) 羚羊角 霜桑叶 川贝 生地 钩藤 滁菊花 茯神 生白芍 生甘草 淡竹茹

十二画

散肿溃坚汤(《薛氏医案》) 柴胡 升麻 龙胆草 黄芩 甘草 桔梗 昆布 当归尾 白芍 黄柏 葛根 黄连 三棱 木香 天花粉 连翘 知母

葱归溻肿汤(《医宗金鉴》) 独活 白芷 当归 甘草 葱头

紫雪丹(《太平惠民和剂局方》) 黄金 寒水石 石膏 滑石 磁石 升麻 玄参 炙甘草 犀角(水牛角代) 羚羊角 沉香 丁香 朴硝 硝石 朱砂 青木香 麝香

紫苏散(《太平圣惠方》) 紫苏叶 桑白皮 青皮 五味子 杏仁 麻黄 甘草

普济消毒饮(《东垣试效方》) 黄芩(酒炒) 黄连(酒炒) 陈皮(去白) 生甘草 玄参 连翘 板蓝根 马勃 苍耳子 薄荷 僵蚕 升麻 柴胡 桔梗

滋阴除湿汤(《外科正宗》) 川芎 当归 白芍 熟地 柴胡 黄芩 陈皮 知母 贝母 泽泻 地骨皮 甘草 生姜

犀角地黄汤(《备急千金要方》) 犀角(水牛角代) 生地(捣烂) 牡丹皮 赤芍

痛泻要方(《丹溪心法》) 白术 白芍药 陈皮 防风

温胆汤(《备急千金要方》) 半夏 竹茹 枳实 橘皮 炙甘草 白茯苓 生姜 大枣

蒿芩清胆汤(《重订通俗伤寒论》) 青蒿 淡竹茹 半夏 赤茯苓 黄芩 生枳壳 陈皮 碧玉散(滑石 甘草 青黛)

十三画

槐角丸(《疡医大全》) 槐角 槐花 槟榔 黄芩 刺猬皮

槐角地榆丸(《外科大成》) 槐角 白芍 枳壳 荆芥 地榆炭 椿树皮 栀子 黄芩

生地黄

暖肝煎(《景岳全书》) 当归 枸杞子 沉香 肉桂 乌药 小茴香 茯苓

十四画以上

增液汤(《温病条辨》) 玄参 麦冬 细生地

薏苡附子败酱散(《金匮要略》) 薏苡仁 附子 败酱草

撮风散(《证治准绳》) 蜈蚣(炙) 白僵蚕 朱砂 麝香 川乌(炮) 半夏(姜制) 天南星(姜制) 钩藤 天麻(炮) 荆芥穗

橘叶散(《外科正宗》) 柴胡 陈皮 川芎 栀子 青皮 石膏 黄芩 连翘 甘草 橘叶

橘核丸(《济生方》) 橘核(炒) 海藻 昆布 海带 川楝子(炒) 桃仁 厚朴(姜汁炒) 木通 枳实(麸炒) 延胡索(炒) 肉桂心 木香

醒消丸(《太平圣惠和剂局方》) 制乳香 制没药 麝香 雄黄

熨风散(《疡科选粹》) 羌活 防风 白芷 当归 细辛 芫花 白芍药 吴茱萸 肉桂

藿朴夏苓汤(《医原》) 藿香 厚朴 半夏 茯苓 杏仁 薏苡仁 白蔻仁 猪苓 淡豆豉 泽泻

藿香正气散(《太平圣惠和剂局方》) 大腹皮 白芷 紫苏 茯苓 半夏曲 白术 陈皮 厚朴 桔梗 藿香 甘草 生姜 大枣

References | ————— **主要参考文献**

[1] 郭翔.推拿学[M].3 版.北京:人民卫生出版社,2014.

[2] 王之虹,于天源.推拿学[M].北京:中国中医药出版社,2012.

[3] 范炳华.推拿学[M].北京:中国中医药出版社,2008.

[4] 杨舟,何亚敏.刮痧疗法[M].北京:中国医药科技出版社,2012.

[5] 梅雨霖,梅微微,袁宏军.家庭保健敷疗[M].北京:东方出版社,2010.

[6] 刘冰,马国红.中医护理学[M].3 版.西安:第四军医大学出版社,2015.

[7] 侯志英.中医护理学[M].2 版.西安:第四军医大学出版社,2012.

[8] 何晓晖.中医基础理论[M].北京:人民卫生出版社,2010.

[9] 温茂兴.中医护理学[M].2 版.北京:高等教育出版社,2010.

[10] 张俊平.中医护理学[M].北京:科学出版社,2014.

[11] 孙治安,李兵.中医药学基础[M].北京:人民卫生出版社,2015.

[12] 封银曼,马秋平.中医护理[M].3 版.北京:人民卫生出版社,2015.

[13] 张波,刘冰.中医护理[M].郑州:河南科学技术出版社,2014.

[14] 孙治安.中医外科学[M].北京:中国中医药出版社,2015.

[15] 谢鸣.方剂学[M].北京:人民卫生出版社,2006.